医師が診た
パレスチナとアフガニスタン

平和的生存権の理念と実践

猫塚 義夫

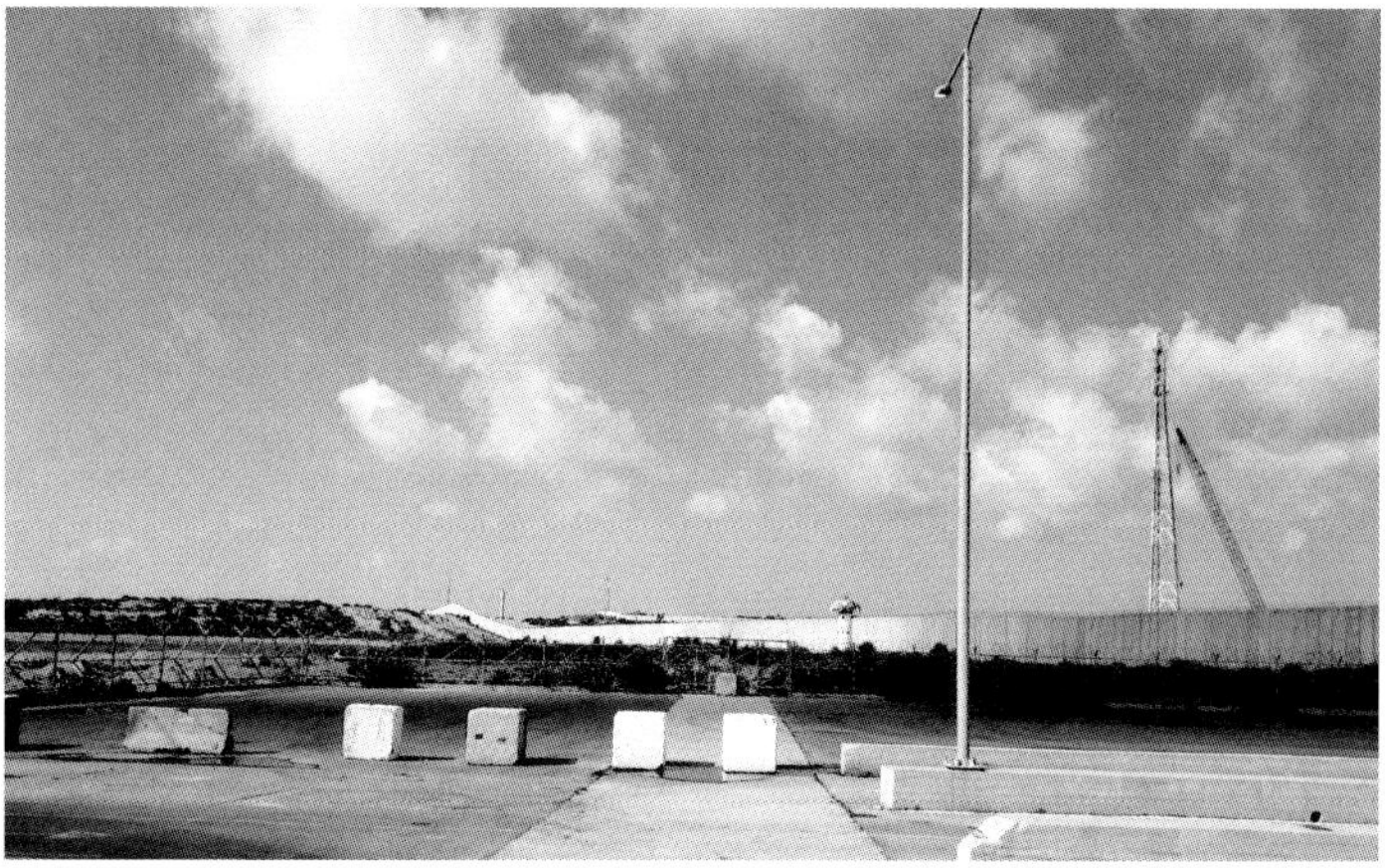

まえがき

２０２３年10月7日、パレスチナ・ガザでイスラム組織「ハマース」によるイスラエルへの越境攻撃を「口実」にしたイスラエルによるガザへの軍事攻撃は、深刻さの一途をたどっています。

本書は、「北海道パレスチナ医療奉仕団」（https://hms4p.com/）の活動として、パレスチナでの現地支援活動を概括しつつ、その目的や実際の活動について書かれたものです。その基軸は、日本国憲法の理念を貫く前文に記載されている「平和的生存権」です。同時に、難民支援活動・人間の尊厳を守ることを共通項として、２０２３年2月にアフガニスタンでの視察と診療活動での経験を報告するものです。

２００８年12月から翌年1月にかけて行われたガザへの軍事攻撃に反対するキャンドルデモが雪の札幌で行われていました。そこへ参加した初対面だった宮島豊氏（現副団長）らと病院職員とともに6名で２０１０年7月12日に札幌で「北海道パレスチナ医療奉仕団」を結成しました。２０１１年から第１回目の支援活動に入り、２０１３年の第４次支援活動からＵＮＲＷＡ（国連パレスチナ難民救済事業機関）保健局長である清田明宏先生のご指導でガザでの活動を開始することができ、今日に至っています。また、２０１５年からは、子ども支援活動へと活動のウイングを広げ今日に至っています。

目的は、パレスチナ現地での医療支援活動を行い、そこでの経験や現地の状況を北海道の皆様にお届けすることでした。とくに、今年で17年間の「完全封鎖」が続くガザへの入域は、清田先生のご援助で継続されています。自己負担と募金のみで運営さているＮＧＯとしてはまったく小さな針の穴と形容されますが、毎年の定期的なガザでの支援活動は、ガザの人々のどんな小さな希望でもその実現のために誠意を尽くす」ことをモットーにすでに15回の出入域を行っていました。

ガザでの支援活動中にもイスラエルからのミサイル攻撃があります。その都度、在パレスチナ日本代表部からガザからの退避を要請されますが、私たちは、予定してあるガザでの活動を誠実に実行してから出域してきました。空爆下のガザの人々を封鎖下のガザにおいて私たちだけが安全なところに退避することができなかったのです。もちろん、「奉仕団」の活動には絶対的な安全が要求されており、現地の皆さんの協力でこれまでの支援活動が遂行されてきたのです。

また、1967年第3次中東戦争以降、イスラエルの軍事支配下におかれているヨルダン川西岸と東エルサレムは、パレスチナ人は軍政・軍法下に置かれ、国際法違反のイスラエルの入植地拡大政策により自らの土地を削り取られ続けています。入植者は71万人を超え、2022年12月のタニヤフ極右政権の成立後は、特にその凶暴性が増悪しています。23年10月7日以降、パレスチナ人の死者は300人を超え、拘束者は5000人となっています。西岸の住民の中には「ガザの後は西岸と東エルサレムがガザ化するのでは?」との心配する声が聞かれるのです。

一方、「北海道パレスチナ医療奉仕団」の設立時、札幌に講演でお招きしたアフガニスタンで活躍する中村哲先生から「思い立ったらすぐ始めなさい」「動かなければ何も始まりませんよ」との指摘をいただき、私たちの活動に大きなはげましをいただきました。

しかし、その中村哲先生が、2019年12月4日に現地アフガニスタンで凶弾に倒れ、私たちも大きな衝撃を受けました。中村先生の偉業の足取りをたどり、事件真相を知るためにも、カレーズの会理事長のレシャード・カレッド先生のお誘いで2023年2月にアフガニスタン行を実行し、ジャジャラバードでの中村哲先生の偉業を確認し、南部カンダハールでレシャード先生が運営するカレーズ診療所で診療のお手伝いをさせていただきました。

これらパレスチナとアフガニスタンとを結ぶ共通性は、人間の尊厳をどのように考え、守り抜くかということです。

活動の場と対象は、パレスチナとアフガニスタンという、いっけん日本に住む私たちの社会とは離れていると感じます。しかし、本書を通して「人間の尊厳」を共通項として私たちの身の回りにある「人間の尊厳」への思いを共に考え行動しいただけることを心から願っています。

２０２３年１月７日　ガザ軍事侵攻３か月目の日に　猫塚義夫

『医師が診たパレスチナとアフガニスタン　平和的生存権の理念と実践』●目次

第3章　医師のタリバーン政権下アフガン紀行――2023年――

序　章

2023年10月7日からの
ガザ侵攻の現状

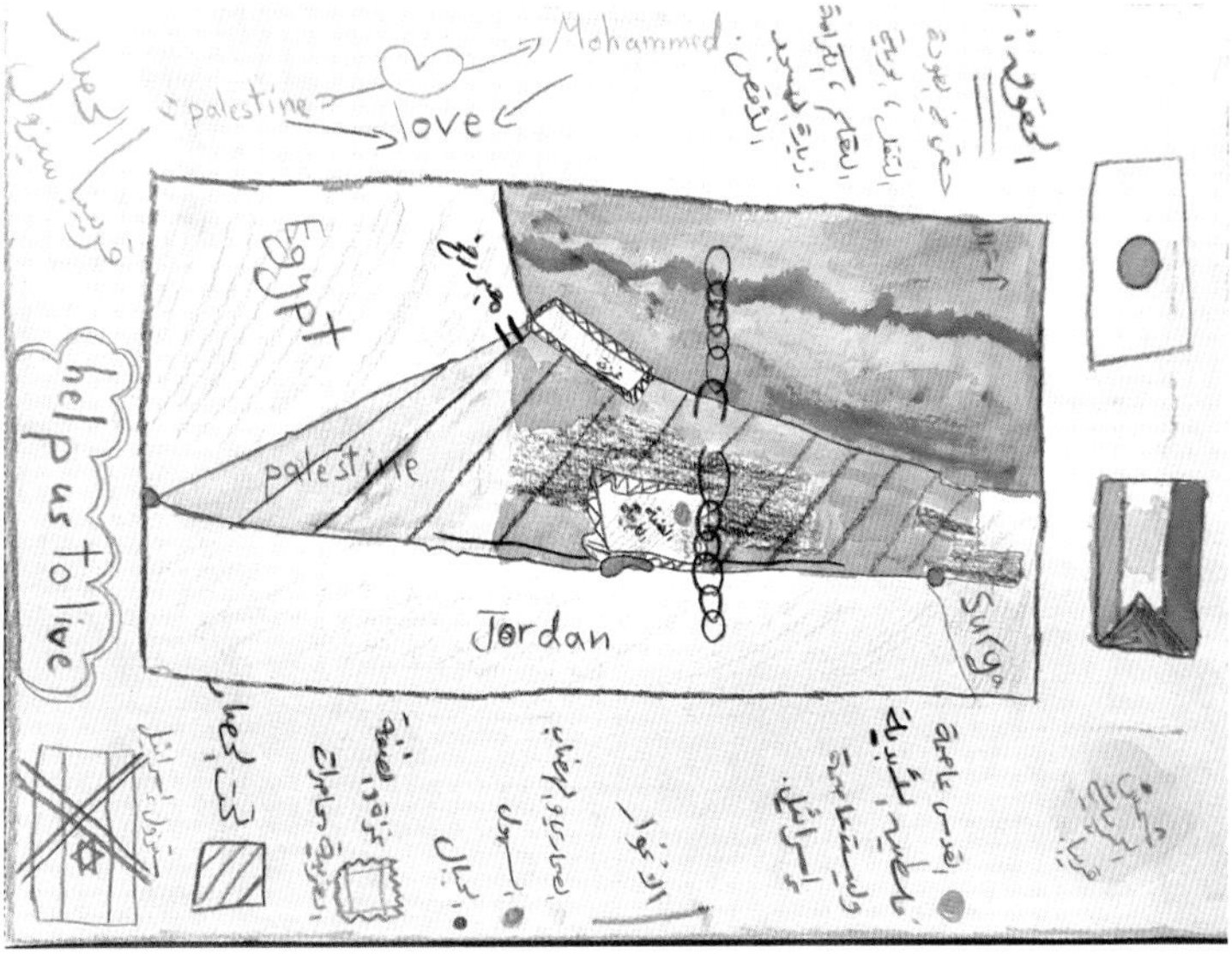

ガザも西岸も軍事占領下にあることを子どもが描く

2023・10・7以降のガザの状況

2023年10月7日、イスラム組織ハマス（イスラム抵抗運動）がガザを封鎖している分離壁やフェンスを壊してイスラエル領内に侵入し、イスラエル人1400人の殺害と200人以上の人質をとらえたことに直接的に端を発した今回のガザ軍事衝突は、すでに4か月を過ぎようとしています。

ハマスの軍事攻撃に対するイスラエルからの軍事攻撃は、欧米5か国が発した「自衛権」（これ自体、国際法からみても不適当ですが）などをとっくに超えた、史上最大のガザへの軍事侵攻となっています。現地のNGOであるEURO-MED. Human Rights Monitorの2024年2月3日のデータによれば、パレスチナ側では死者3万5096人（うち民間人3万571人、子どもが1万5642人）、実に4割以上が子どもで占められています。すでにガザ地区の人口約220万人の1・5%を超えてしまったのです。

イスラエルの侵攻時には、妊婦さんが5万人、うち臨月を迎えている人が5500人にもなっていました。さらに、瓦礫の下で行方不明になっている人が約1万人となっています。一方、けが人が5万2000人、医療スタッフの死者が222人、126か所医療施設が破壊を受け、学校破壊が２９１か所、ジャーナリスの犠牲者が89人、マスメディア施設が１４７か所、工場施設の破壊が１４４１か所、家屋破壊（完全６万３４００戸、部分破壊17万３０００戸）に及んでいます。現在なんとか稼働している病院は、36か所中６か所ですが、ほとんど閉鎖されるのは時間の問題です。

これで飽きたらず、イスラエル軍は子どもにも容赦なく殺害行為を拡大しているのです。「あるイスラエル兵士は、ガザで殺すための赤ん坊を探していたが、赤ん坊がいなかったため、イスラエルによるガザ侵攻中に12歳のパレスチナ人の少女を殺害したと嘲笑的に語った」との報告さえあるのです。彼らは、パレスチナの将来を担う子どもたちを容赦なく撃ち殺し、ガザやパレスチナの未来への希望を打ち砕こうとしている

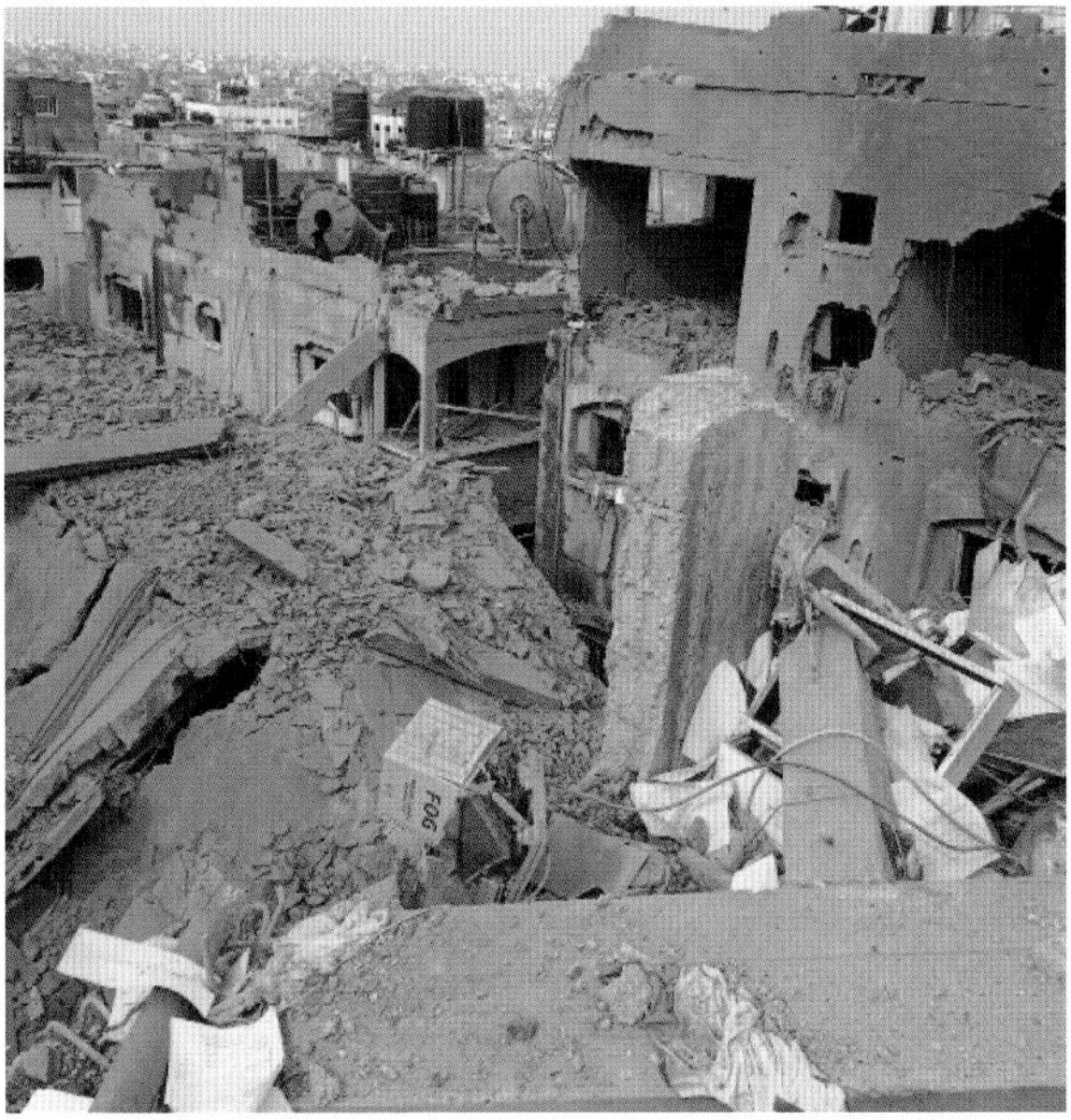

イスラエルの軍事攻撃で破壊されたガザ住宅地
（2023 年 10 月　画像：Sameh Ahmed En 氏より提供）

かのようです（学校破壊の意味は後述いたします）。

ちなみにイスラエルでの死者は１４００人でしたが、そこにも犠牲者それぞれに生活があり、人生があったことを考えるとハマスが行った民間人の殺害は肯定できるものではありません。

さらに11月14日には、ハマスの司令部の存在を口実に、イスラエル軍はガザ最大の病院であるシファ病院へ軍事侵入を図りました。院内には６５０人の患者さんとともに２５００人の医療従事者・避難民がいるのにもかかわらずでした。ここでは、生まれてきた新生児65人中45人が死亡させられてしまいました。まさに、「死の領域」となり、赤ちゃんもまでもがイスラエルからの虐殺の犠牲になっているのです。その実態は、声を大にして国際人道法違反だと指摘いたします。

シファ病院は、約７００の病床数を有するガザ最大の歴史ある総合病院です。私たちは、ガザでの医療支援活動に際しこの病院を訪れ、ガザの医療状況について意見交換をしてきました。その中でも、救急部門や手術部門は軍事侵攻時の外傷患者さんの激増に備えて充実に力を注いでいました。

また、整形外科病棟では医師同士のカンファレンスや入院患者さんの回診を行い、症例検討を行いました。看護師さんも含めた医療チームの協力体制は、私たちのような外部からの医療従事者を温かく迎える懐の深さを感じさせるものでした。

病院の広い前庭は、美しく整備されていますが、これまでの軍事侵攻時には、この前庭に1000人にも及ぶ外傷患者さんが運ばれ、トリアージ（外傷の程度により、救命可能かどうかを判断して治療の優先順位を決めること）を行わざるを得ず、その場で命を落とす場面が多数ありました。

しかし、今回の軍事侵攻ではその苛烈さから、より多くの外傷患者さんと住民が数千人が避難し治療と安全を求めて避難していました。そこにイスラエル軍が地下にあるというハマスの司令部破壊を口実に11月15日に全面攻撃を加えたのでした。

イスラエル軍は、ハマス司令部存在の確認は曖昧（イスラエルは都合の悪い時には、いつもこの曖昧作戦をとります）にもかかわらず、入院患者さんを追い出し、病院の前庭に避難していた子どもを含めた住民を攻撃・虐殺し、犠牲をまぬがれた成年男子を下着一枚にして連行していったのです。

人々の命を守り、救う病院への直接攻撃と軍事侵入は、国際人権法上も許されず、占領者イスラエルの非人道性を如実に示しているのです。

その後の様々な検証の結果、イスラエルが主張した〝シファ病院はハマスの拠点〟なる主張は証拠不十分との結論が出されているのです（米紙ワシントン・ポスト）。

また、医療薬の欠乏で、妊婦の帝王切開や子どもの下肢の切断を無麻酔下で行わざるを得ない状況になっているのです。

ガザ南部へ強制移動の先は

イスラエルは、最初ハマス掃討との口実でガザ北部への掃討を進め、住む人々に南部への「避難」を呼びかけ、重大な人権侵害である集団移住を強制しています。、

その移動は、基本的に徒歩で行われ、運がよければ、まれにある自動車やラバの荷台や乳母車にありつけたのです。なかには、90歳の女性が杖をついて歩行せざるを得ませんでした。彼女は、1948年イスラエルが「侵略的建国」を強行したときに遭った「ナクバ（大災厄）」を再度「第2のナクバ」として経験しているのです。

たとえ南部に「避難」したとしても、そこには、190万人の人々が避難し難民キャンプや野宿を強いられているのが実態なのです。こうしたところにイスラエル軍による陸海空からの攻撃が待っているのです。

そこでの生活・衛生状態は悪く、当初数千人のひとつのトイレが数百人にひとつになったとはいえ、冬の雨季に入ったガザでは雨が多く冠水した汚水が難民キャンプ内を湿気の多い状態

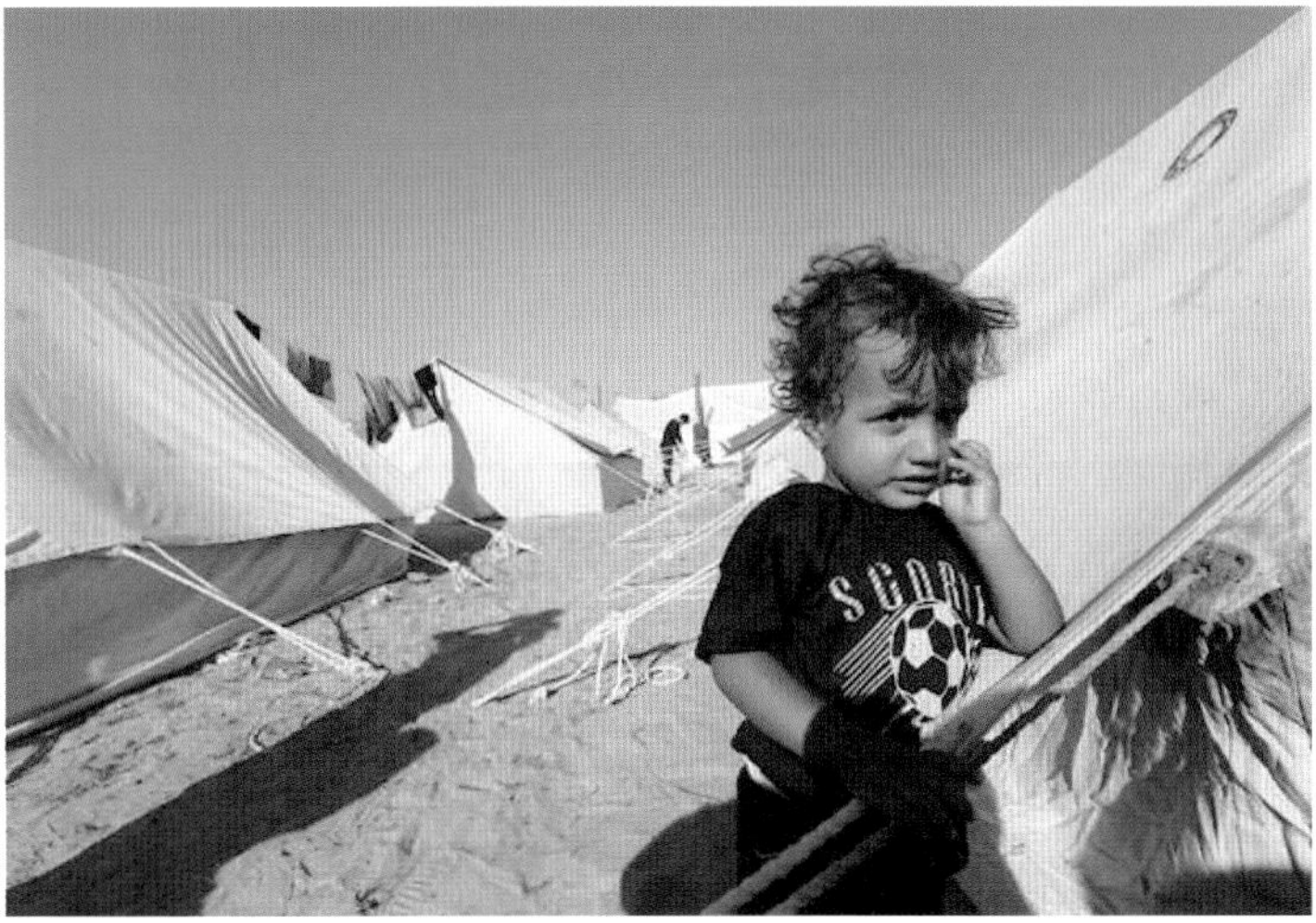

ガザ南部へ移動させられた難民キャンプと子ども
（2023 年 11 月　画像：Sameh Ahmed En 氏より提供）

にしているのです。また、食料と水の欠乏により、雨水を飲まざるを得ず時には汚染水や塩分水を口にせざるを得ない状況です。これらより、下痢・腸カタル・A型肝炎などの消化器症状の悪化がみられ、皮膚病も広がっています。

一方、未曽有の人口の過密状態では、呼吸器感染症や髄膜炎が発生し、小児や老人を中心に致命的な疾患に悪化する例が増えています。２０２３年12月29日現在、ＷＨＯの発表では、呼吸器感染が18万人、下痢が13万６０００人に及んでいることが指摘されています。早急な抗生剤などの薬品と清潔な飲料水の確保が必要なのです。

しかし、前記したようにイスラエル軍の侵攻でガザの医療が崩壊している現状では、治療は困難を極めているのです。

一方、「避難」先では若い男性たちが「ハマス容疑」をでっちあげられ、下着だけの裸で連行されることもあるのです。

このように、ガザの人々は、イスラエルはミサイルや砲弾・銃弾による直接的殺傷と同時に、極劣悪な生活・衛生環境におかれた中で疾病に倒れ死亡させる＝間接的殺傷（構造的暴力）の「二重の虐殺」状況、つまり「地獄のガザ」におかれているのです。

また、イスラエル軍はハマスの壊滅を主張し、地下トンネルへの海水注入をはじめました。これは、２０１４年の軍事侵攻後に地下トンネルに海水注入を行って以来のことです（２０１５年に私は破壊されたトンネル跡を見学しました）。今回は、ガザの地そのものの地下に海水注入するのですから、海水が浸潤したガザの土地は農作に不適なものに変えられてしまうのです。ガザの農家と住民にとって農業の破壊という産業・生活上大変な負の遺産を強いられるのです。まさに、ガザを人の住めない状態に追い込もうとしているのがイスラエルの所業です。

イスラエルの学校破壊

さらに、今回イスラエル軍は医療機関と同時に学校の破壊を進めています。２０１５年、私たちも医療支援から子ども支援にガザでの活動にウイングを広げたときより、毎回ＵＮＲＷＡ（国連パレスチナ難民救済事業機関）が運営する小中学校を訪問しています。ガザでの小中学校は、生徒の多さと学校・教員の不足が相まって二部・三部授業が当たり前なのです。

学校は、知識を学ぶのみならず交友を深め、封鎖下での生活を強要されている子どもたちにとり、お互いに競い合い、励ましあい、夢を語り合うなかで大人へ向かう貴重な「場」なのです。そういう学校を生徒・住民の前で爆破し破壊することは、ガザの子どもたちにとって、自らの未来を破壊・否定されることにつながります。あるとき、子どもたちに将来の夢を聞くと「僕たちは大人になれるのですか？　それまで生きることができるのですか？」との答えが発せられ、ガザ子どもたちの心に将来への否定的な思いのあることが感じ取れました。

16年以上の封鎖が続くガザでは、まさに封鎖と軍事支配しか知らない子どもたちであり、常に軍事的脅威の下で「命が奪われる」という恐怖のなかで育ってきました。そこに貧困と生活環境の破壊が重なり、生きる希望さえ持つことができない悲惨な状況に置かれているのです。こうした中で育ちつつある子どもたちには、将来的にＣＰＴＤ（Complex Post Traumatic Stress Disorder 複雑性外傷後ストレス障害）の存在が危惧されるのです。

2023年10月7日以前のガザ

こうした事態は、10月7日に偶然発生したわけではありません。２００５年に始まり２００７年に完成したガザを取り囲む分離壁やフェンスにより、これまで16年以上にわたるガザの「完全封鎖」が続けられてきたのです。

燃料の枯渇は、即電力不足に繋がります。１日の通電は４時間で夜は漆黒の闇の中での生活です。また、ガザ地区にあった産業の発展を阻害してきたのです。

汚水処理が不可能となり、トイレや生活排水はそのままの状態で土地に浸み込み海に流れます。ガザの大地と豊かだった海も汚染されそこで採取する農産物や魚介類を摂取せざるを得なくなっているのです。

こうした環境下で生まれてくる子どもに、心臓疾患、知能障害、形成以上など３つの疾患が増加していることがシファ病院の幹部医師から語られています。

また、16〜18歳以下の人々は、まさに「封鎖しか知らない子どもたち」となっています。ガザの若者たちにとって、未来への希望が見えないどころか将来の夢がまったく描くことができなくなっているのです。

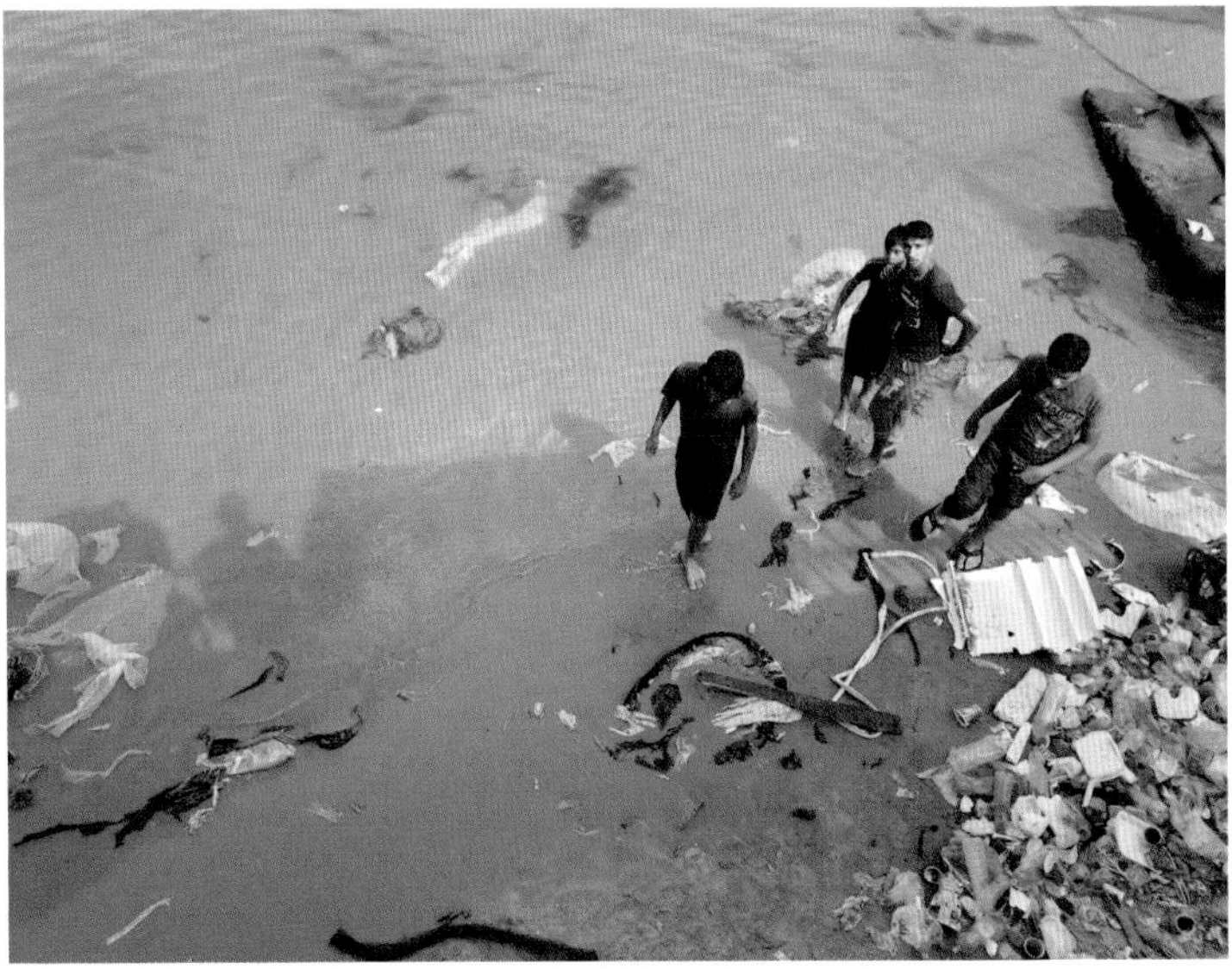
汚染されたガザの海で遊ぶ子どもたち（2022 年 8 月）

その中でのガザの実情は、筆舌にあらわすには過酷すぎます。経済は疲弊し失業率は平均50％、28歳以下の若者に限れば実に70％超までに至っています。最近の調査では大学卒の失業率は80％に達しているのです。

多くの若者が大学で学んでも、その後研究を続けたり社会に出て働くという希望を語ることができません。

医系学生も同じで、医師・看護師の資格を取っても経済的な疲弊で彼らを雇用する病院はほとんどありません。彼らは無償で病院に勤めて、労働した「証明書」を獲得したり、自らの技術を高める努力を続けています。

私たちは、ガザ地区・イスラミック大学

看護学部と札幌市立大学看護学部との交換留学について準備を始めるところでした。

いつ封鎖が解除されることも知らず、ガザで生きる若者にとって未来への展望や希望が絶たれ、悲観した若者の自殺の増加も報告されています。

こうしたガザの封鎖と軍事侵攻後の住民と子どもたちのＣＰＴＳＤ（複雑性心的外傷後ストレス障害）などの精神的ダメージについて、私たちは、これまでの子ども支援活動に加えて、精神神経科医による専門的なアプローチを実施する時期に来ていると考えているところです。

ガザ地区の沖には、イスラエル海軍が封鎖しており近づくと銃撃されています。ガザ地区では現地の報道機関が事態を毎週報告しています。封鎖前であれば、ガザの漁業は、ガザ港からレバノンやエジプトの沖まで行って豊かな海の恵みを得ることができたのです。現在、ガザの漁村は最も貧困に喘ぐ地域となっているのです。

ガザ市の海岸沿いにあるビーチキャンプへ状況の聞き取りで訪問したことがあります。子どもたちは裸足でサッカーに興じ、日が暮れても家の電灯はつかず私たちが交代で、スマホの明かりをつけて夜遅くまでお話を伺いました。また、往診で訪れた家の天井はトタン屋根一枚で、夏は暑く冬は寒いことが容易に想像できました。しかも、その表面には発がん性のあるアスベストが使用せざるを得なかったのです。

定期的に行われてきた軍事侵攻

これまでガザへの軍事侵攻は、２００８～２００９年、２０１２年、２０１４年、２０２１年と繰り返されてきました。これらの中では、虐殺されたガザの人々は多くても２３００人でした。しかし、今回の軍事侵攻では、すでに2万人を超える死者数と桁違いの犠牲者を数える大規模なものとなっています。これまで、イスラエルはガザ侵攻を語るとき「定期的な芝刈り」といってきました、しかし今回は芝を根っこから掘り起こすという徹底的な「ガザ壊滅作戦」というべき位置づけで軍事攻撃を行っています。

今回10月7日に始まったイスラエルの軍事侵攻は、ガザの北部・エレズ検問所付近から開始されました。それもハマスの司令部壊滅が口実でした。

ガザ北部には、ジャバリア難民キャンプ（ＲＣ）、ベイトハヌーンＲＣ、ベイトラヒヤＲＣがあり、さらに地中海に沿って南下するとガザ市の入り口にビーチ（シャティ）ＲＣがあります。これらの北部の難民キャンプは、毎回の軍事攻撃では甚大な被害を受けているのでした。また、ガザへの出入域に際し通過する途中にあるので、何度も支援活動に訪れています。

とくにジャバリアＲＣは、１・４㎢の面積に11万６０００人が暮らしているガザで最大の難

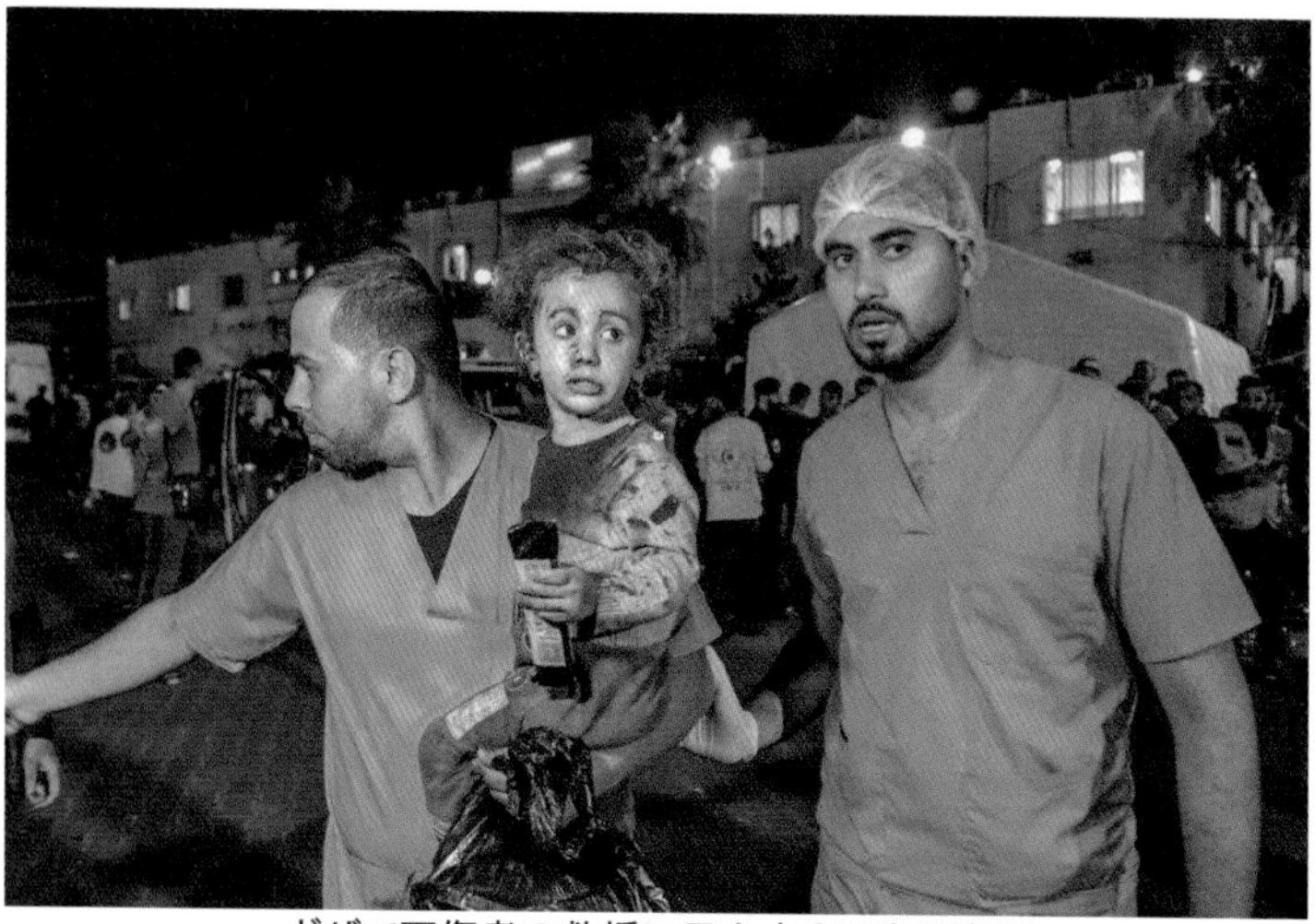

ガザで死傷者の救援に尽力する医療従事者
（2023 年 10 月　画像：Sameh Ahmed En 氏より提供）

民キャンプです。人口密度が高く、医療活動に行く診療所の周りには、市場が立ち並び日常生活用品がところ狭しと置かれていました。

また、診療と並行して行われる絵画・折り紙などの子ども支援活動には大きな人だかりができ、とくにに子どもたちと親御さんたちの文化要求の強さを感じました。また、２０１４年の軍事侵攻後にも訪問した時には、集合住宅の屋上からは整然とした避難テント群が造られていました。

しかし、今回の軍事攻撃では、診療所と学校は機能不全とされ、地域コミュニティや市井の人間生活などがことごとく破壊されてしまいました。ガザから送られてくる映像や画像からは、市街地が瓦礫の山と化しており、住民の皆様のこれからを考えると慄然とした思いに駆られるのです。

10月7日のハマスによる越境攻撃は批判されるべきものですが、それを口実にしたイスラエルの軍事侵攻は、一般市民、子ども・老人・女性など弱者を無慈悲に虐殺するという、まさに「集団懲罰」です。そして11月の一時休戦後、12月1日からの再侵攻を見ていると、侵攻の実態がガザ北部から南部、中央部へと戦線を拡大し、イスラエルの目的がパレスチナ人への集団虐殺（ジェノサイド）から民族浄化（エスニッククレンジング）へと進む意思を露骨に顕在化させてきたのです。

事態は、戦争ではなく、イスラエルの軍事支配とそれへの抵抗権の行使

さて、一般にハマスとイスラエルの戦争なのだという論調が多くみられます。それは違います。これまでのガザを取り巻く状態は国家間の戦争ではなく、占領するイスラエルに対するパレスチナからの「抵抗運動」とそれへの弾圧ととらえる必要があります。イスラエルの「侵略的建国」以来75年、そしてガザでは16年以上の完全封鎖が強制されてきたのは明確な歴史的事実です。そのイスラエルの占領下にあるパレスチナにとっての「抵抗権」は近代社会の人民に与えられた当然の権利なのです。第二次世界大戦時にナチズムに対して戦ったパルチザンやレ

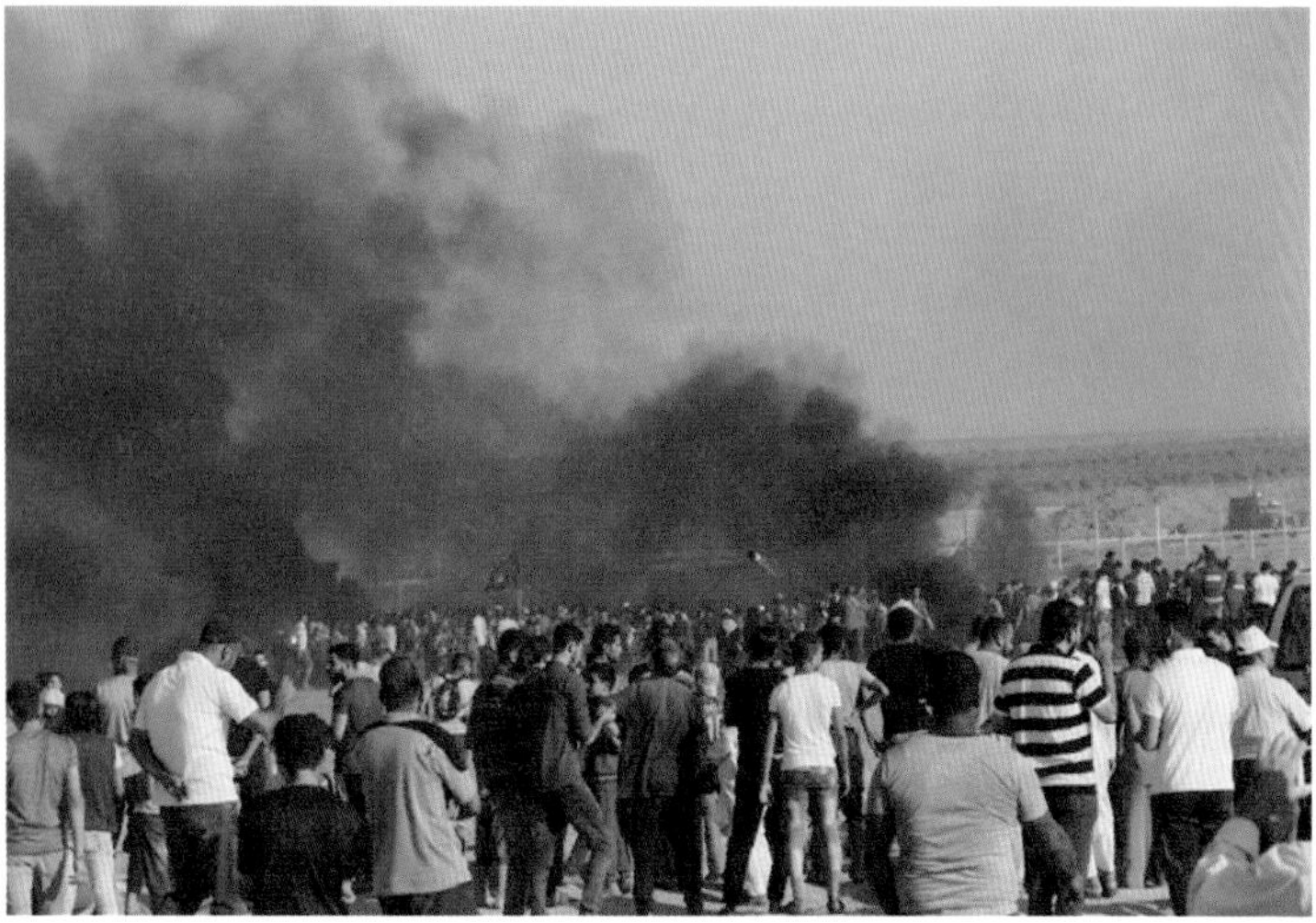

イスラエルの完全封鎖に非武装で抗議するガザの人々（2018 年 7 月）

ジスタンスの歴史をみるとよく理解できると思います。

なぜ、第二次大戦時にナチスのホロコーストに遭い６００万人もの同胞を失ったユダヤ人が、どうしてパレスチナに対して現代版「ホロコースト」を行うのかという疑問が提起されることがあります。

根本には、シオニズムに由来する植民地主義と優性思想に基づくイスラエル国家をつくるには、パレスチナ人をパレスチナの土地から追放する必要があるからです。ヨルダン川西岸で繰り返される入植地拡大とガザの徹底的な人的・物質的破壊は、イスラエルの基本路線なのです。ナチズムがアーリア人種・ゲルマン民族に優性思想の「根拠」を求め、人種差別的にユダヤ人を消滅の対象とし、さらに障碍者、性的マイノリティ、自由主義者、遊牧民族（ロマ）まで拡げてホロコースト（組織的な大量虐殺・迫害）を行ったのと同じ方法論ではないでしょうか。

しかし、パレスチナの地の先住民族であるパレスチナ人には、その土地に住むことができる権利を有しているのは自明です。その権利を奪いユダヤ人国家を「建設」するために入植地を拡大させて土地を奪い、軍事侵攻でガザでの虐殺と破壊を繰り返しているのです。そうしたなかで、昨年イスラエルでネタニヤフ連立極右内閣が誕生してから、パレスチナ社会への弾圧と攻撃が一気に行われてきました。

イスラエルの横暴を許す欧米国家と多様なユダヤ人

アメリカを中心とする欧米社会には、こうしたイスラエルの横暴を許してきた歴史と責任があります。また、ウクライナ戦争と関連したアメリカの二重基準外交は、パレスチナ～イスラエル問題について深刻な状況をもたらしています。つまり、ウクライナ戦争で力で現状を変更する＝侵略に対してＮＡＴＯとともにロシアを批判し、ウクライナを支援しながら、一方で、民族自決を主張するパレスチナに対して軍事攻撃を繰り返しイスラエルの後ろ盾になることは二重基準外交の典型なのです。

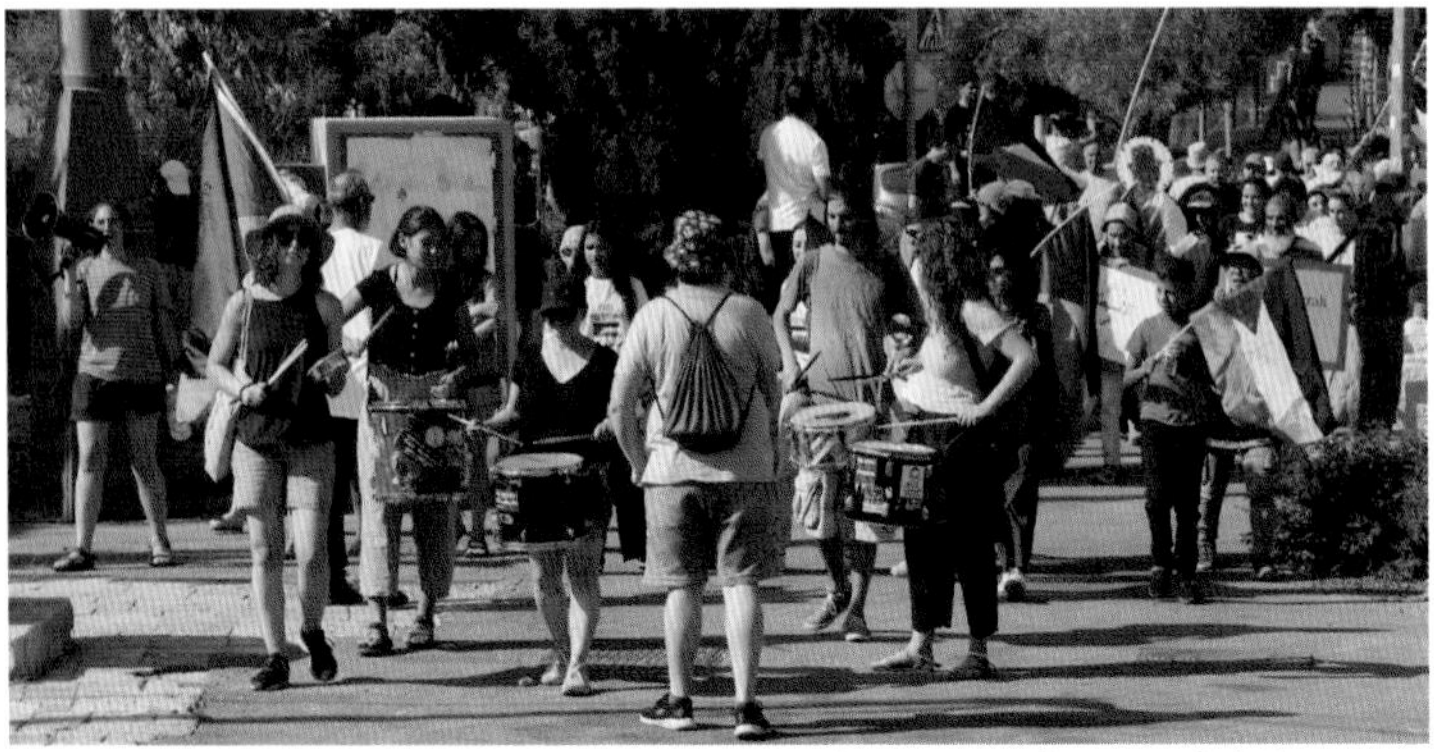

東エルサレムのイスラエル占領反対デモにはユダヤの人も参加
（2022 年 8 月）

一方、私はすべてのユダヤ人がイスラエルのこうした侵略的、植民地主義的な国家方針に賛成しているとは考えません。ユダヤ人のなかにも様々なユダヤ人がいるのです。パレスチナの解放のためにエルサレムの街頭で私たちと一緒に集会やデモを行うユダヤ人がいますし、難民キャンプでの診療活動にユダヤ人の理学療法士が助けてくれることもありました。アメリカでは、正統派ユダヤ人が「ガザに自由を」と今回のイスラエルの軍事侵攻に反対の声を上げています。少数ではありますが、パレスチナへの軍事支配をやめ、お互いの共存をめざすユダヤ人がいることも知ってください。

ヨルダン川西岸と東エルサレムで侵攻するイスラエルの軍事支配

一方、三重県の広さに総延長650㎞の分離壁（隔離

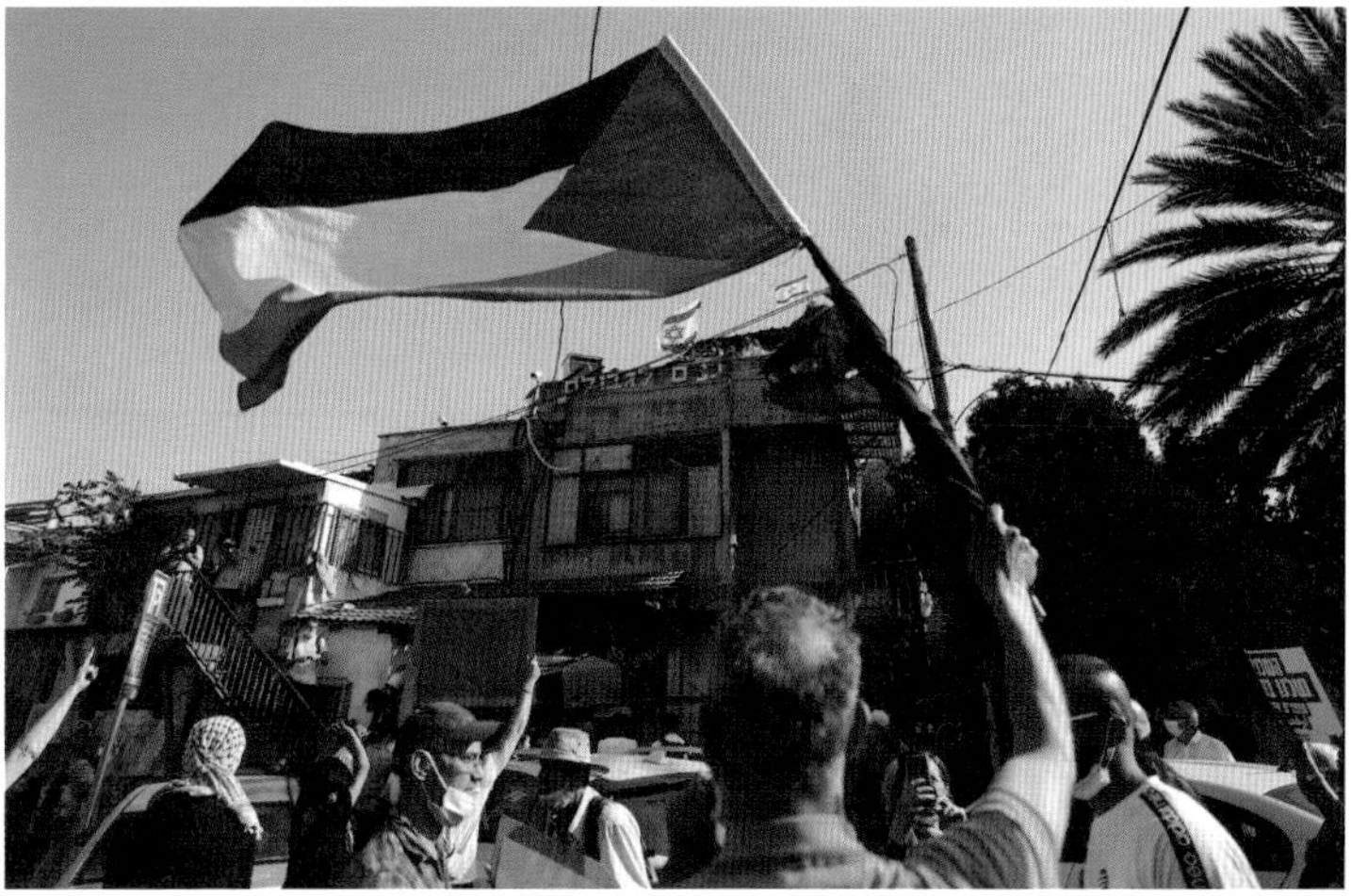

東エルサレムでイスラエルの入植活動に反対するパレスチナ人（2022 年 8 月）

壁）を有するヨルダン川西岸と東エルサレムの実態は、これまでにも増してイスラエル軍と入植者による暴力的行動が強まっています。

イスラエルは、難民キャンプにおいても、パレスチナ人の「不当な逮捕」を行使するために、その難民キャンプへ1000人を超えるイスラエル軍を進軍させ、キャンプ全体を威圧し攻撃することに出遭うことがあります。そのときにはキャンプ内の診療所の庭に催涙弾が飛んでくるのです。しかし、今回は病院そのものに軍事侵攻を図るという、これまでの延長線上では図り切れない徹底した軍事作戦であり、ジェノサイド（集団虐殺）となりつつあるのです。

10・7のガザ軍事侵攻と同時に西岸と東エルサレムでは、ほぼ「戒厳令」的な状況であります。難民キャンプの入り口にはイスラエル軍の兵士が

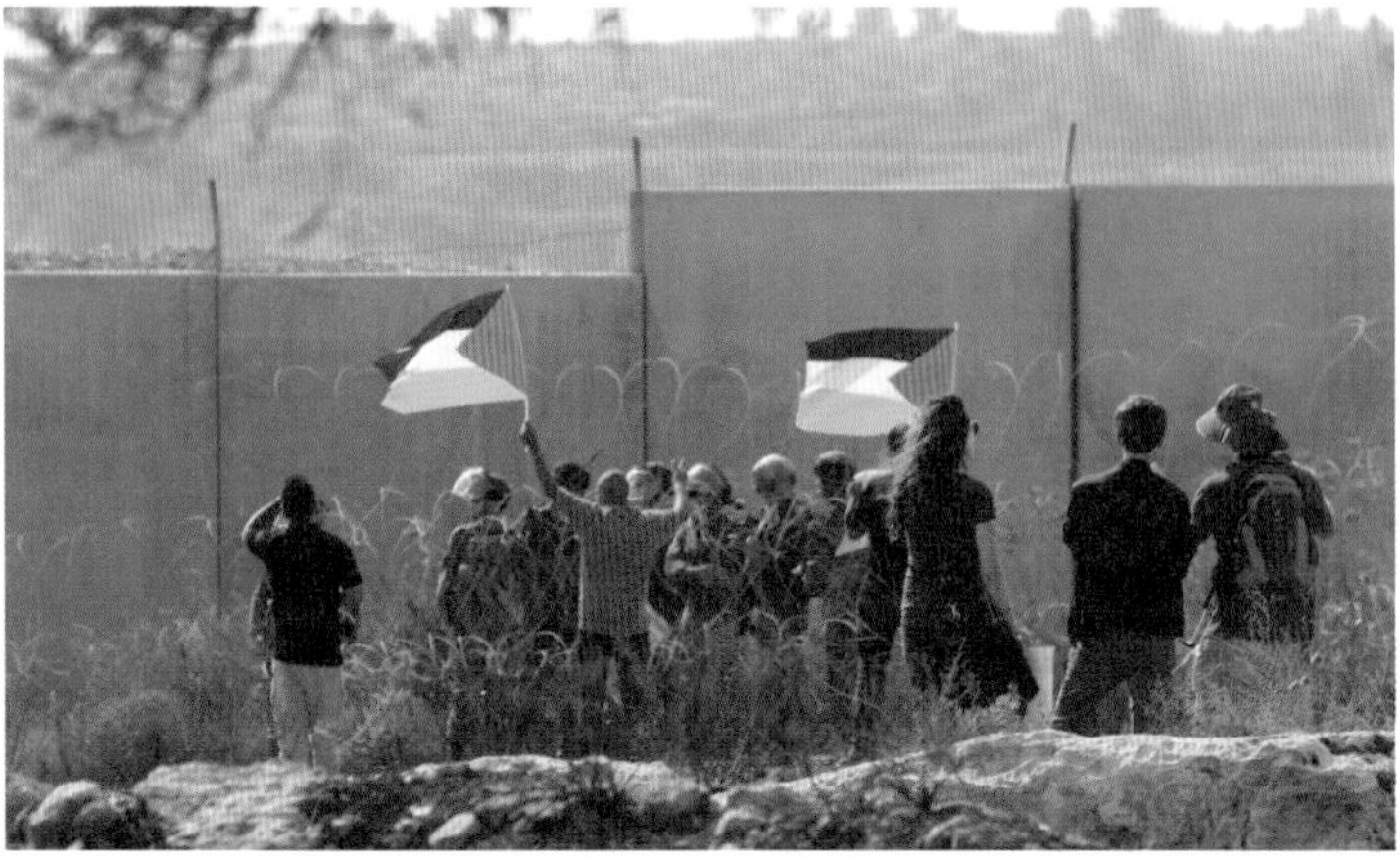

分離壁の前で占領に抗議するパレスチナ人と
それを弾圧するイスラエル軍（2018 年 11 月）

立ち、入植者たちが兵士に守られて横暴にパレスチナ人に襲いかかっています。

国連人権高等弁務官事務所（ＯＨＣＨＲ）が２０２３年12月28日、ヨルダン川西岸の人権状況を報告しました。イスラエル治安部隊によるパレスチナ人の死者は、２０２３年１月から４９２人、うち10月７日以降だけで２９１人でありました。また、この間の拘束者は４７８６人に及び拷問の可能性も指摘されているのです。一方、入植地の拡大について、10月７日以降、土地を追われたパレスチナ人は１２０８人、入植者による殺人は８人、負傷者は３６７人に及んでいます。ちなみに西岸のパレスチナ人の人口は３２５万人ですので、短期間における被害者の多さは人権状況の急速な悪化を呈しています。

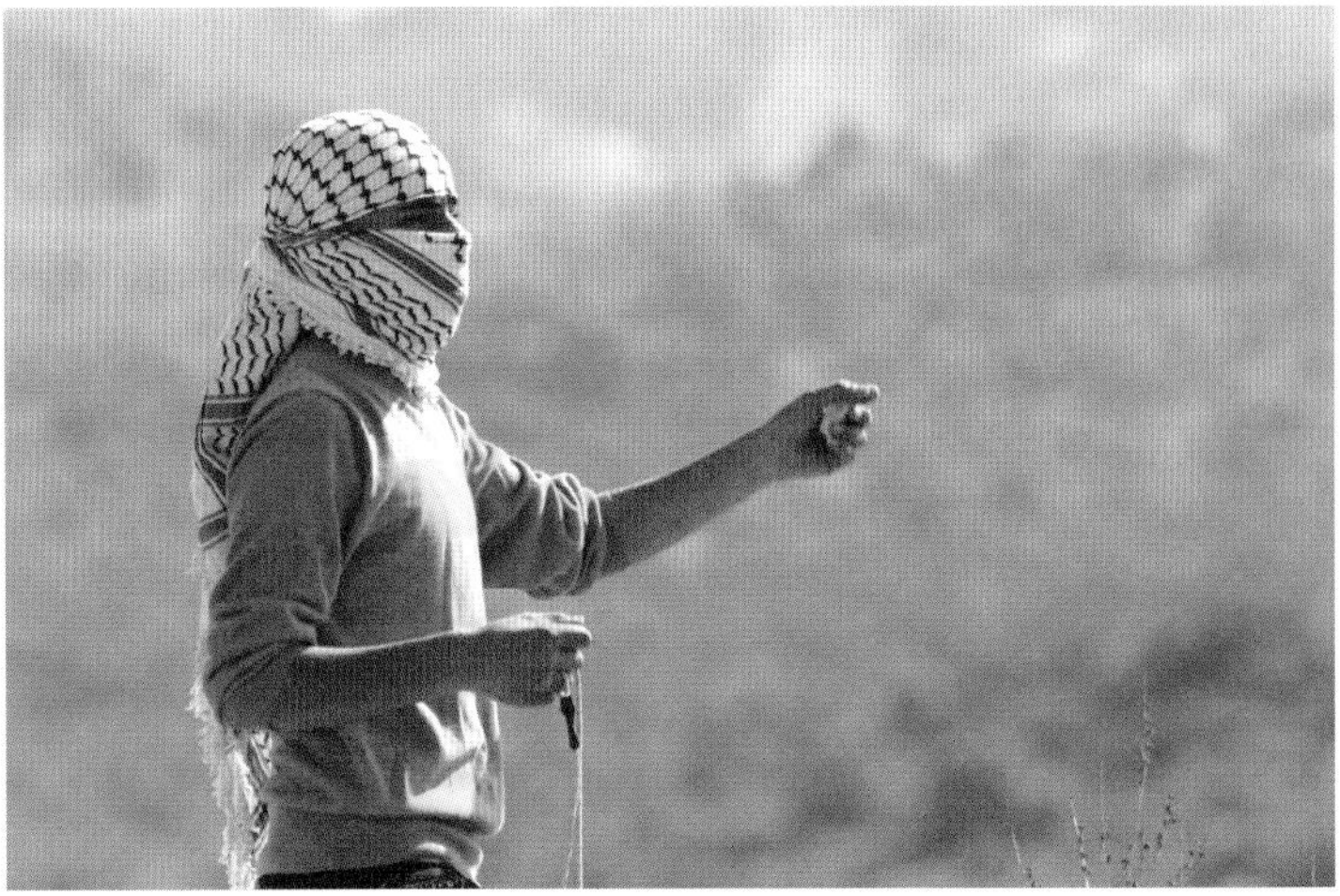

分離壁の撤去を求める行動に参加するパレスチナの少年（2018 年 11 月）

子どもへの弾圧と西岸のガザ化

また、子どもについては毎年500〜700人が逮捕・勾留され、何年も「刑務所生活」を強要されているのです。まさに「児童の権利に関する条約」違反そのものが現在進行形で行われています。生まれたときからイスラエルの軍事支配下での生活の強要は、戦争しか知らない子どもたちを大量に生み蓄積しているのです。

私たちが活動拠点としている東エルサレムにあるシュファット難民キャンプからは、毎日のイスラエル軍の侵入と攻撃が映像とともに報告されてきます。なかには、女子中・高校生への街頭尋問まで行われているのです。

先日、東エルサレムに住む友人の医師が、ガザ地区の軍事侵攻の後はイスラエルによる「西岸地区のガザ化」が行われるのではないかとの危惧を語ってきました。

私は、イスラエルの蛮行を阻止しなければ、ことはガザだけではなく、西岸を含めたパレスチナ全域が地域的に細かく分断・封鎖される可能性がないとはいえないと考えています。

ガザは明日の沖縄

先日、沖縄国際大学を会場にしたオンライン講演会でガザの事態をお話ししました。その後の意見交換で、「ガザの事態は、明日の沖縄かもしれない」という指摘がありました。太平洋戦争末期の沖縄戦で、住民が沖縄島南部へ逃れ、最後には集団虐殺になったことが、逃げ場のないガザ南部に追いやられている190万人のガザ住民の状況と二重写しになったのでした。辺野古埋め立てが強行され「台湾有事」を口実に戦争準備に入っている沖縄にとって、ガザの事態は「明日の沖縄」との思いがあります。

アメリカの罪と日本政府に求められる平和憲法の理念と実践

こうしたパレスチナ～イスラエル問題を考えるとき、イスラエルの後ろ盾になっているアメリカとそれに追随する日本の在り方は、大変重要です。

まずアメリカについて。アメリカからイスラエルへの支援が始まったのは、イスラエルの「建国」前後なのです。当時のトルーマン・アメリカ大統領が大統領選挙の勝利を目指し、国内のユダヤ人資本からの資金と票を得るために、当時の国務長官やＣＩＡ長官らの反対を押し切ってイスラエル支持を打ち出しました。それ以降、アメリカの権力闘争＝大統領選挙を勝ち抜くために、イスラエルの支持を繰り返しているのです。バイデン大統領に至っては、「私はシオニスト」といってはばからない有様なのです。

一方、日本政府において田中角栄内閣の時代は、アラブとイスラエルとの関係は等距離でした。小泉内閣では、イラクやインド洋へ自衛隊を派遣。その後、第二次安倍晋三内閣の２０１５年に安保法制を制定し「集団的自衛権」を認め、武器輸出三原則を投げ捨て防衛装備移転三原則へと改悪したのと同時に、イスラエルとの密接な関係に突き進みました。最近の岸田文雄内閣では、武器輸出政策をさらに改悪し、特許は他国でも日本で作成した弾薬やミサイ日本国民は、恒久の平和を念願し、人間相互の関係を支配する崇高な理想を深く自覚するのであつて、平和を愛する諸国民の公正と信義に信頼して、われらの安全と生存を保持しようと決意した。
われらは、平和を維持し、専制と隷従、圧迫と偏狭を地上から永遠に除去しようと努めてゐる国際社会において、名誉ある地位を占めたいと思ふ。
われらは、全世界の国民が、ひとしく恐怖と欠乏から免かれ、平和のうちに生存する権利を有することを確認する。

日本国憲法前文（抜粋）

ルなど殺傷能力のある武器の輸出を可能にしました。また一歩、日本は戦争する国へと向かっているです。

こうしたことは、すべてアメリカの二重基準による外交政策の後に従っている「対米従属」外交の当然の結果です。

我々には、前文にある平和的生存権と第9条に戦争放棄を世界に宣言している日本国憲法があります。

今日の事態で私たちは、アメリカを後ろ盾にした質量ともに超軍事大国となったイスラエルであっても、貧弱な武器しか持たない軍事組織であるハマスにより容易に「平和」が覆させられたことを目の当たりにしました。これは、武器では平和をつくり、守ることができないことを示しています。

今こそ日本は平和憲法の非武装・非暴力の理念に立ち返り、平和外交を推進する先頭に立つべきではないでしょうか。

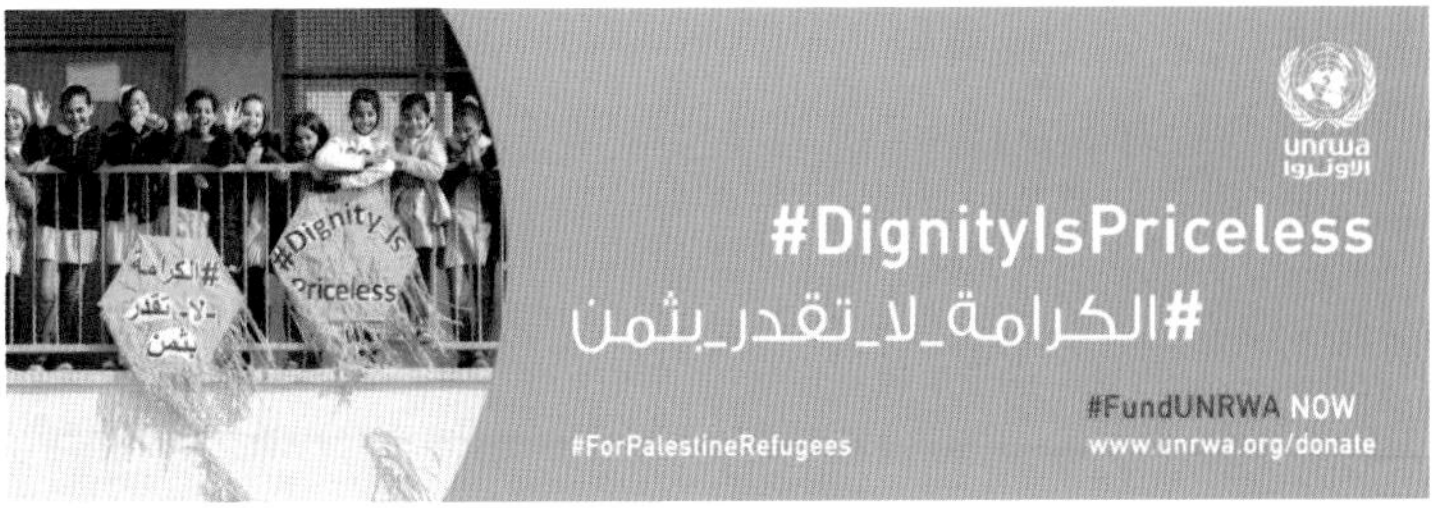

尊厳を守る（#DignityIsPriceless） UNRWA httpswww.securite.jpunrwa

日本政府は、パレスチナとイスラエルとの比較的等距離の立ち位置から、国際舞台で積極的な役割を果たすべきです。双方の代表を日本に招き、平和的解決をめざす対話・交渉の場の提供など、血のにじむほどの外交努力を尽くすべきではないでしょうか。こうして初めて我が国の平和的立ち位置が国際外交分野で名誉ある地位を占めることになるのです。

このようにパレスチナとガザが示す課題は、民主主義と人権を守る「世界の最前線」であり、この課題にどの立場をとるのかが鋭く問われているのです。

生きながら殺されているガザの住民と私たちの当事者性

ガザに生きる人々は身体的、生理的には生きているように見えます。しかし、社会的、経済的、心理的そして人間的に生きているかと問われれば、答えは〝否〟なのです。つまりガザの住民は「生きながら殺されている人々」なのです。

したがって、私たちはガザとパレスチナの人々と肩を組んでガザの封鎖解除とパレスチナの解放が実現するまで「人間の尊厳を守る闘い」を続けるのです。

こうした取り組みを進めるうえで大切なことは、私たちにとってパレスチナとガザの問題にどのような当事者性があるかということです。

平和国家として日本の立ち位置を強化するために、8兆円にも及ぶ軍事費は必要ありません。それに代わり社会福祉・医療・教育、国民生活や難民支援など平和外交に資する分野に充当させるべきなのです。

逆に軍事大国イスラエルを見ていると、徴兵制が敷かれ、軍国的な思想が形成されて、好戦的な国家運営を社会全体が許すことになるのです。そうなってはいけないのです。

最近、国内外に「社会の分断」が指摘されています。戦争が究極の分断であるなら、それを修復するには平和的解決がぜひとも必要であります。市民どうしの国際交流とともに自治体・国家レベルでの平和外交の展開へ必死の努力が求められているのです。

戦争は、生活を破壊し人の命をモノ扱いにしてしまいます。人権の尊重や人間の健康を破壊する最悪なものが戦争です。その戦争を防ぐためには血のにじむようなあらゆる平和的外交の展開が必要です。そのために、平和憲法の理念と運用を国民の力で実現していかなければなりません。とくに、沖縄問題や全国に広がる米軍・自衛隊基地問題、それを規定する安全保障政策は、平和と人権・生活が鋭くぶつかる典型的な〝自分ごと〟になるのではないでしょうか。

そして、人間として子ども・女性・高齢者・障碍者など弱者への寄り添いを学び実践することが平和な世の中を確立する思想的土台として、豊かな社会づくりに貢献してくれるものと考えるのです。

では、私たちは何をすればいいのか……

「できることは何でもいい」といえば抽象論になりやすく、何をなすべきかは具体的に考える必要があります。そして、「うまくいかなければ引き返せばいい」というトライ&エラーの気持ちが大切です。しかも一人よりも複数人の方がいいのです。

1）起きている事実を正確にしることとその意味を理解すること。
「イスラエルの占領・弾圧とハマスの抵抗」（イスラム抵抗運動）
「ガザの人道的危機と人間の尊厳を守れ」
「ジェノサイドとは？」　などです。

2）次に、10月7日は突然起きたものでなくそれに至るパレスチナ〜イスラエル問題の歴史とその経過を学ぶこと。

10・7が起こされた原因となるイスラエルの軍事支配とガザの封鎖に至る歴史を短・中・長期に分けて学ぶと理解しやすいと思います。

短期：1993年オスロ合意〜2007年完全封鎖
2008〜09年、2014年、2021年、2023年などの軍事侵攻
16年間の「ガザ封鎖」とは

中期：ホロコースト
1948年イスラエル「侵略的建国」　第1〜4次中東戦争
1967年第3次中東戦争

長期：イスラエルとパレスチナをめぐる中東の歴史

3）そして、最後に具体的行動を自ら主体的に取り組むのか、あるいは様々な取り組みに参加するのか……

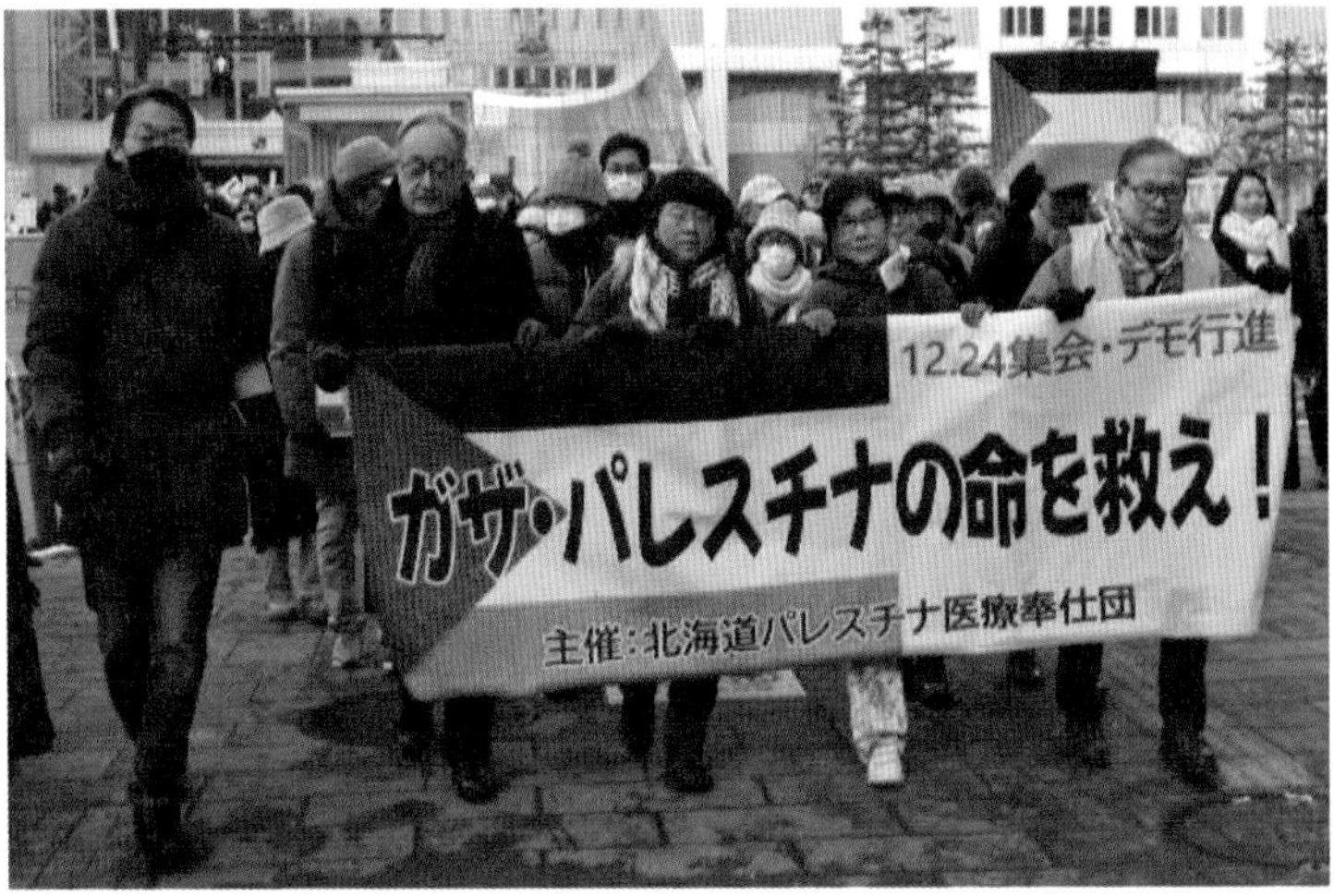
12.24集会・デモ行進
ガザ・パレスチナの命を救え！
主催：北海道パレスチナ医療奉仕団
冬の札幌でも多くの市民の参加で集会とデモがくり返されている

①国内外の世論づくりに貢献する
（世論が政策を動かすという観点が大切）
無数の学習会と集会と大規模集会、
それへの参加
街頭宣伝やでも、スタンディング、
パネル展、映画など
イスラエル製品不買運動
米国・日本政府への要請活動
署名運動
地方議会への要旨
各地の草の根運動への参加
最近では「全国合同アクション」
を実施（沖縄・京都・名古屋・東京・仙
台・札幌・旭川・釧路など）

②パレスチナ・ガザへの激励・支援活動
ガザ募金活動

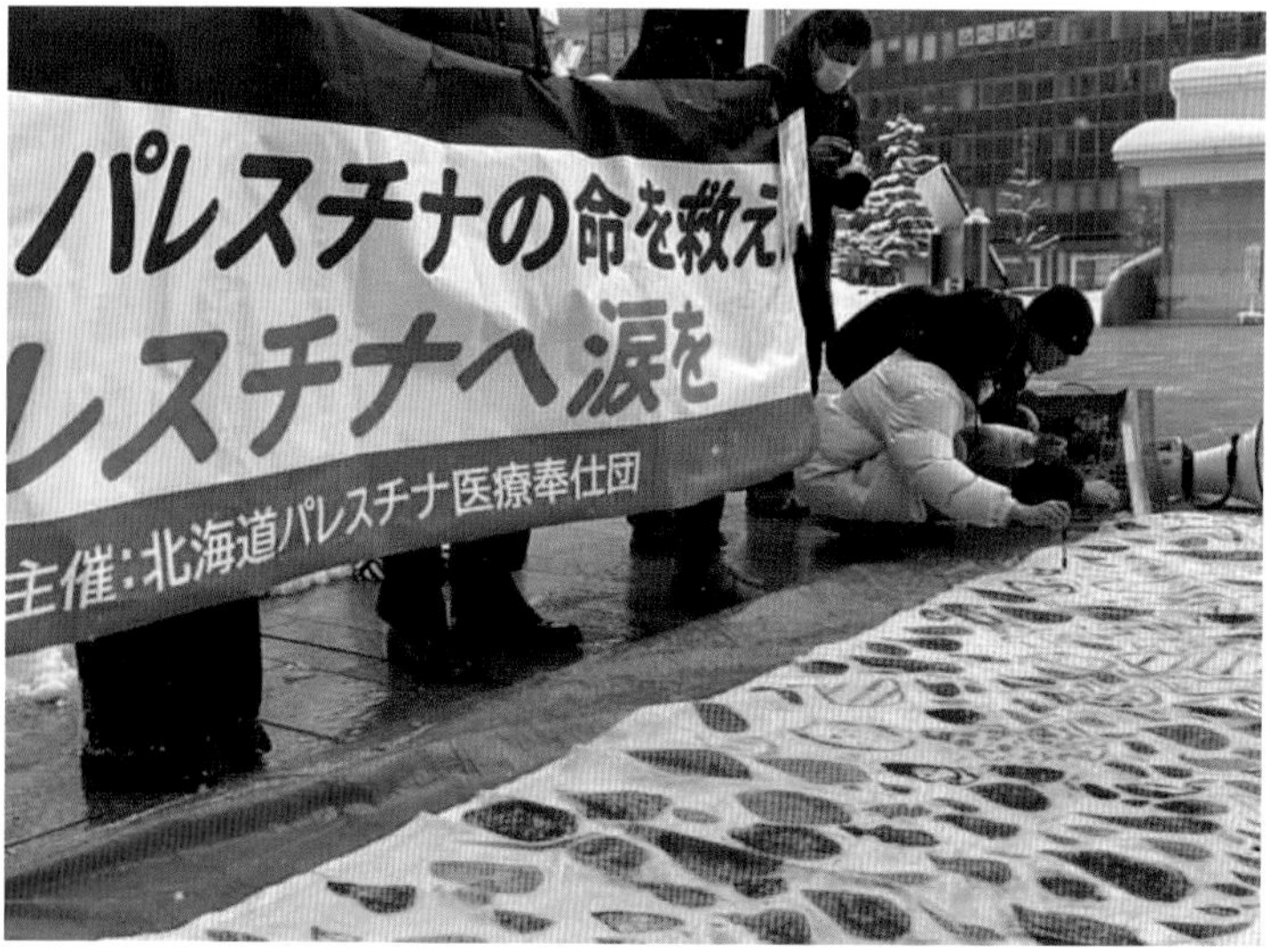
パレスチナの命を救え
レスチナへ涙を
主催：北海道パレスチナ医療奉仕団
毎週、札幌駅前で行われる「パレスチナへ涙」行動（2024 年 1 月）

（ＵＮＲＷＡなどを通して）

ＳＮＳ、ビデオメッセージ

③その他、創意的に……

こうした中で、最近、札幌では４～５人の若い女性たちが思い立って「パレスチナへ涙」（通称：赤い涙）を開始しました。毎週土曜日午後の１時間、札幌駅南口広場で開催しています。人前でお話ができなくても白い布に赤い絵の具でガザの涙を描いてガザの事態を共有するものです。これにはガザ中高生も立ち寄り、涙の描写とともにガザについてお話しすることができます。

おわりに

最後に強調したいのは、パレスチナ医療・子ども支援を実行するにあたり、最も大切にしていることは、「ガザから寄せられるどんな小さい希望や約束でもその実現に努力する」……逃げない支援を誠実に実行することなのです。

２０１８年11月、ガザで５人で活動していたとき、夜間に宿舎近くの２か所にミサイル攻撃がありました。それぞれ７００ｍと４００ｍの距離でした。強い爆風を感じ、地面が揺れるほどでした。パレスチナ日本代表部・日本大使から私の携帯電話に何度も退避を要請する連絡が入りました。しかし、私たちはメンバーで安全を第一にして現地と約束した診療などの課題をやりきることを選択しました。翌日も爆撃が続きましたが当初の予定通りの課題をやり遂げ、ガザを後にしたのです。

ここでは、私は自分たちがガザを出た後もこの危険なガザに２００万人が住んでいるという事実を受け止め、「危険だから」「大使・外務省から勧められたから」などの理由で簡単にはガザを出ないで、現地との約束を守り通したのでした。こうした、一つひとつの約束を誠実に守り抜くこと、またその努力が10年間積み重なって、やっとガザの人々に「北海道パレスチナ医

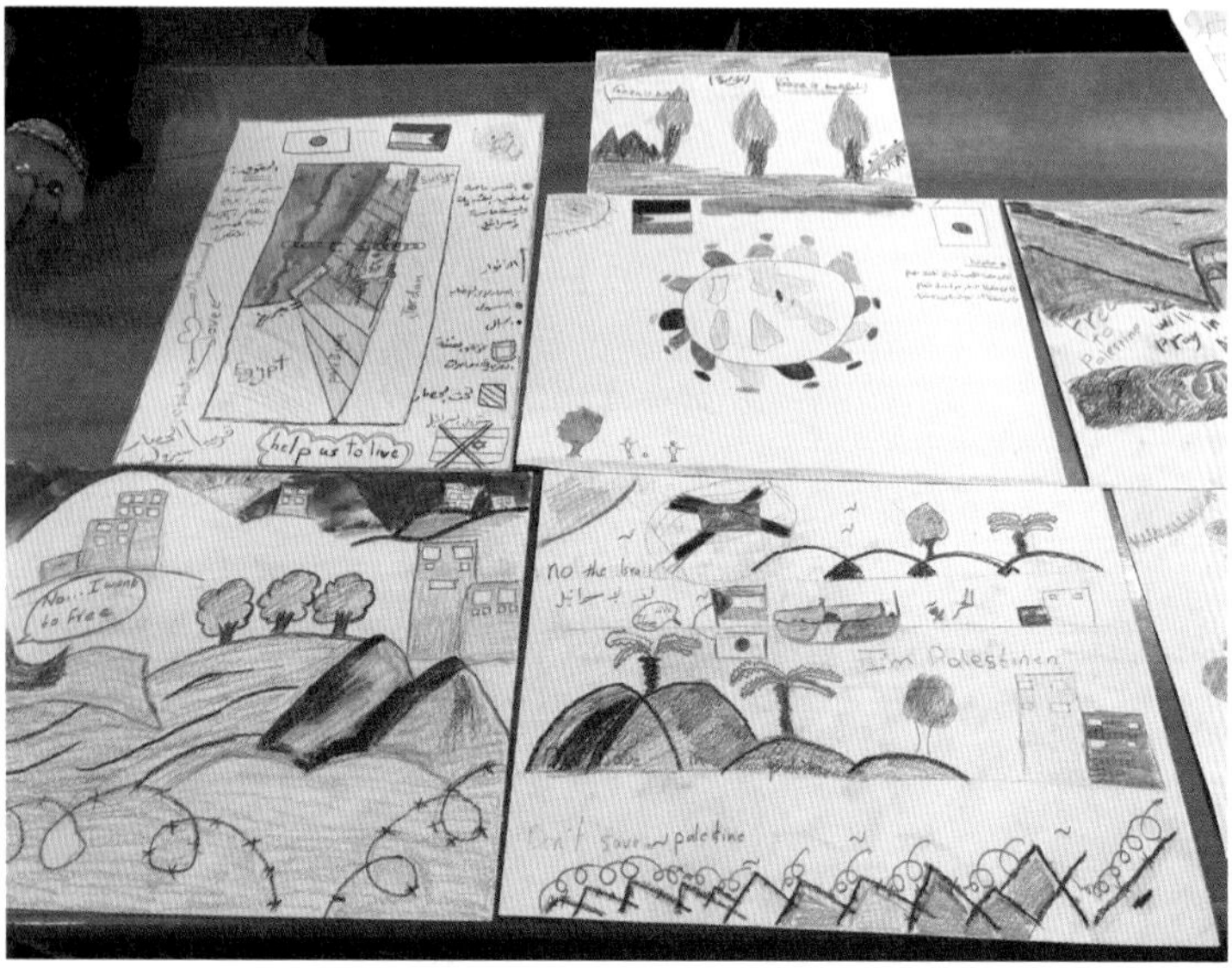

絵画教室で子どもたちが描いた絵

療奉仕団」の存在と活動が認められてきたような気がしています。

　そして、私は、これからも貧困問題、難民問題、パレスチナ問題、平和と医療・くらしの問題へ、特に現時点ではガザの即時停戦とパレスチナとガザの解放へ向けて「生活の1％の関わり」を持っていただけることを心から願っています。

第 1 章

役職定年医師が パレスチナ支援活動で見た現実 —2019 年—

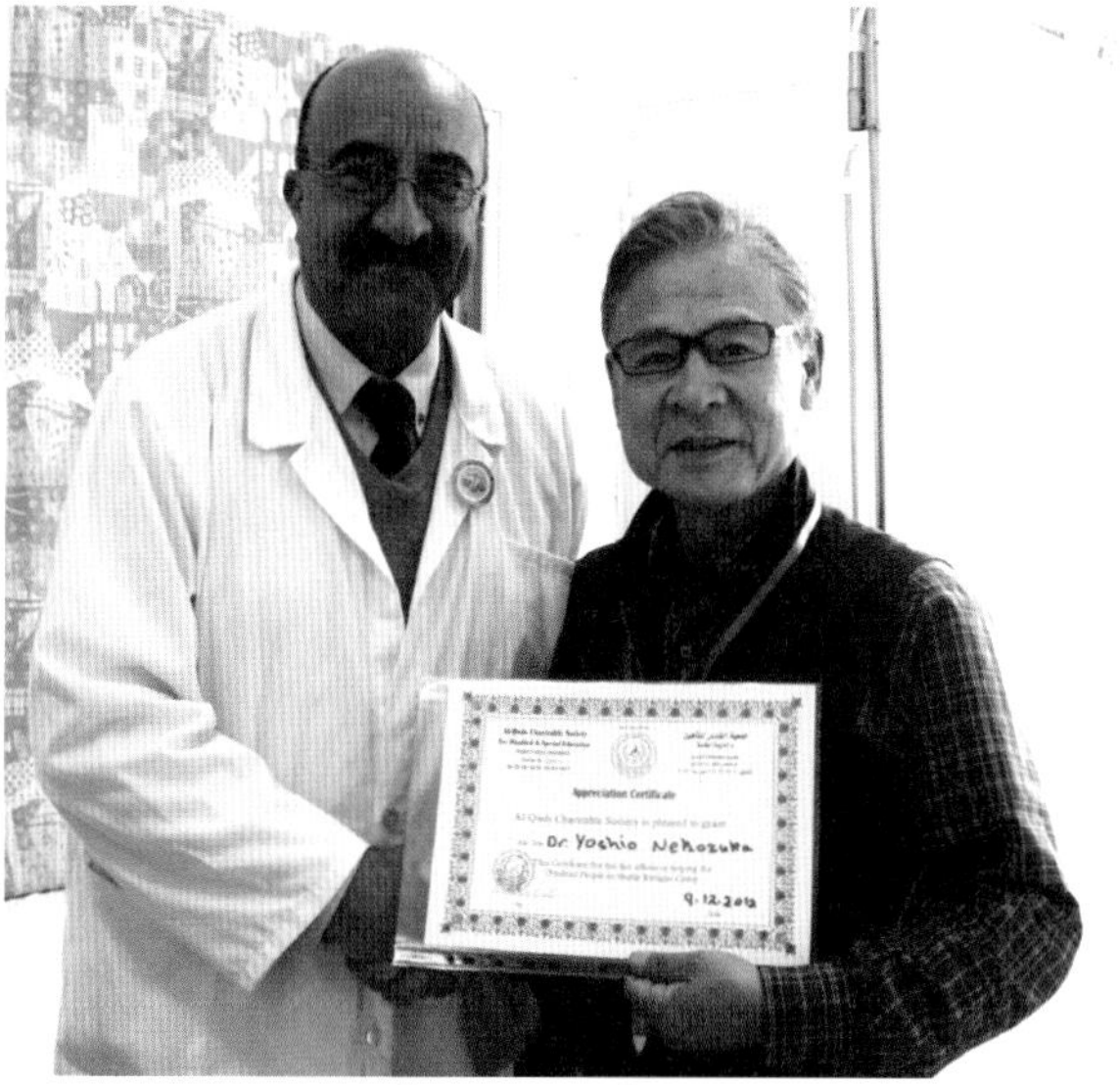

東エルサレム・シュファット難民キャンプで Salim Anati 医師と固い握手
以来私たちは揺るがぬ信頼で結ばれています（2012 年 12 月）

第1章と第2章では、日本であまり報道されることのない紛争地域パレスチザでの医療活動や軍事占領下の医療の現実、直面するさまざまな問題についてお伝えしたいと思います。本章では主に2019年の訪問、次章では2022年の訪問について報告します。

1　61歳医師、紛争地域に向かう契機とは

日本であまり報道されることのない紛争地域での医療活動や軍事占領下における医療の現実、直面するさまざまな問題についてお伝えしたいと思います。

まずは、パレスチナに向かう契機となった出来事や、自己紹介をかね私自身のことをお話したいと思います。

61歳、がんを乗り越えて2年――パレスチナへ向かう契機

2009年2月初旬、夕闇が迫る雪の札幌中心街に「パレスチナとガザに自由を!!」「ガザの完全封鎖をやめて」などの声が静かに響いていました。何かと思い、その声に近づいていくと、パレスチナ問題に関するイベントでした。

そこで話を聞いてみると、イスラエルがガザ地区へ侵攻したことにより、2008年12月27

日から翌年1月20日のわずか1か月足らずの間に、1500名ものパレスチナ人が殺害されているというのです。

人口200万人のガザ地区は、2007年からイスラエルによる完全封鎖が行われ、人や物資の出入りができない状況におかれていて、その逃げ場のない状況下で、陸・海・空から3週間も集中攻撃を受けたとのことでした。

実は、このイベントは札幌にあるいくつかのキリスト教団体が「ガザ住民の虐殺反対」の声を上げていたものでした。私たち札幌市民が集う大通公園に面して建つキリスト教北光教会に、雪降る中200名を超える市民が集まり、静かなキャンドル行進が催されていたのです。

このとき、私は61歳。勤務している病院での役職定年を終え、経営・人事問題から手を引いて整形外科の診療のみとなり、外来、病棟、手術に責任を持つだけとなっていました。

実は私、その2年前の59歳のときに職員検診で、偶然右腎臓がんが発見され、2週間後には右腎摘出術を受けていたのです。

幸い早期発見であったので術後経過は良好です。それまでまったくの健康なわが身に、がんが降ってわいたのですから、自分なりにこれまでとこれからの人生を考えざるを得ませんでした。そんなときに知ったのがこの「ガザ住民の虐殺」だったのです。

私には、3人の子どもたちがいます。長女は内科医、次女は看護師、長男は高校教師です。

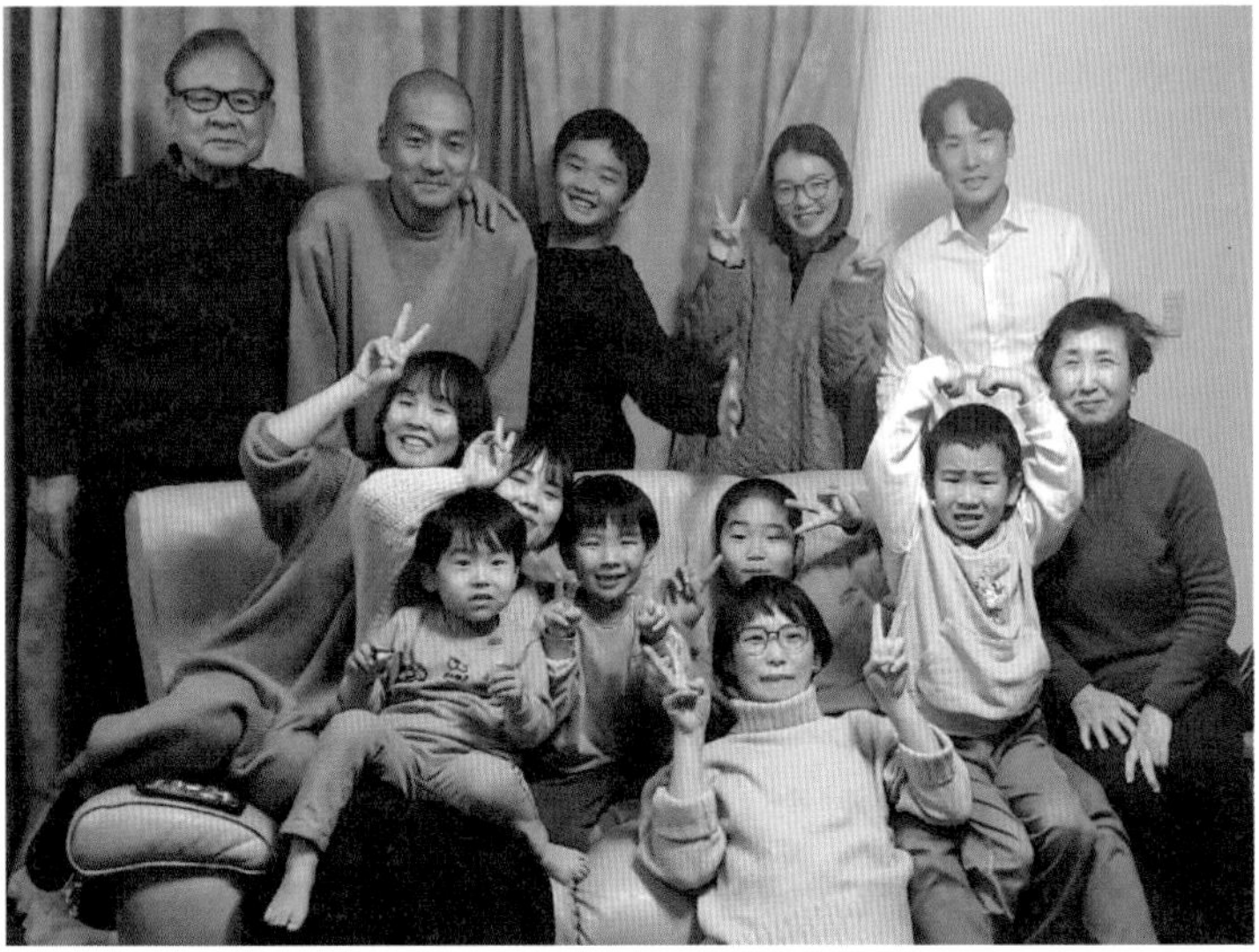

家族との一枚

これまでほとんど子育てには関与せず、妻の采配で家庭が成り立ってきました。私が子どもたちに教えたのは、スキーと野球ぐらいしかありません。

しかしながら、妻から、後々述べてゆく「難民支援活動」への理解を得るには、それほど時間はかかりませんでした。そんな妻には心から感謝しているのです。

役職を降り臨床医としての模索
――中東問題の「中心点」に向き合う

さて、1か月の病気休暇の後、復職時に医局や看護師さんからは「WELCOME BACK」の声――整形外科関連の学会・研究会の諸先輩からは「よく助かった、ネコ、これから好きなことをやれ!!」などの

「檄《げき》」をいただくことができました。

早速、役職を降りて一臨床医としての模索が始まりました。

それまで、日曜・祭日を問わず早朝から深夜まで病院にへばりつき、診療後に学会発表の準備、論文の作成と精読、研修医への指導などを続けてきた私にとって、生活スタイルが一変したことは言うまでもありません。

それより前に、私は札幌にあるＮＰＯ法人「飛んでけ車いす」（海外旅行者の手荷物として中古の車いすを現地へ運び込む活動）での活動も行ってきました。このＮＰＯを通じて、ベトナム、タイ、ウズベキスタン、ヨルダン、シリアにも車いすを運ぶと同時に、現地での障害者・児との交流も深めていました。

特にその中でも印象深いのは、２００８年2月に出かけた中東でのことです。直接の目的は、イラク戦争で発生したイラク難民に見られた劣化ウラン被害の実態調査でした。同時に、ヨルダンのアンマンとシリアのダマスカスへ車いすを届ける活動も行いました。

陸路アンマンからダマスカスへ車をとばすとき、パレスチナのジェリコやエルサレムへの方向を示す道路標識をよく見かけたのが印象に残っています。私は、この頃から中東問題の「中心点」は、パレスチナ問題ではないかと思えてなりませんでした。

そうした中で私は、キリスト教者が主催するキャンドル行進に偶然出会ったのです。私の心は、何の抵抗もなくその趣旨に賛同しました。そして、この行進の中で、「ガザ地区の住民のため、私たちにできることはないか」と考える2人の友人に出会ったのです、もちろん、その時が初対面でした――。

2 紛争地域の医療視察、乗り越えた逆境

NGO法人の立ち上げと活動開始

札幌での「ガザ侵攻反対・キャンドル行進」に参加した2009年2月以降、そこで初めて出会った2名の友人と「イスラエルの侵攻に晒されているパレスチナ・ガザ地区の住民に何か直接貢献できることはないか」と話し合いが始まりました。

翌2010年、さまざまな議論を繰り返した結果、封鎖されているガザ地区の中で人の生命を助けることこそが、我々がすべきことだと考え医療支援活動を行うことになったのです。

私の勤務している病院の中でも呼びかけると、手術室で一緒に働く若手、卒後2年目の看護師さんと女性の理学療法士さんが手を挙げてくれました。

こうして2010年7月12日、病院のロビーに5人が集まり「北海道パレスチナ医療奉仕団」を立ち上げることができました。私が団長となり、建築家の宮島豊さんが副団長となりま

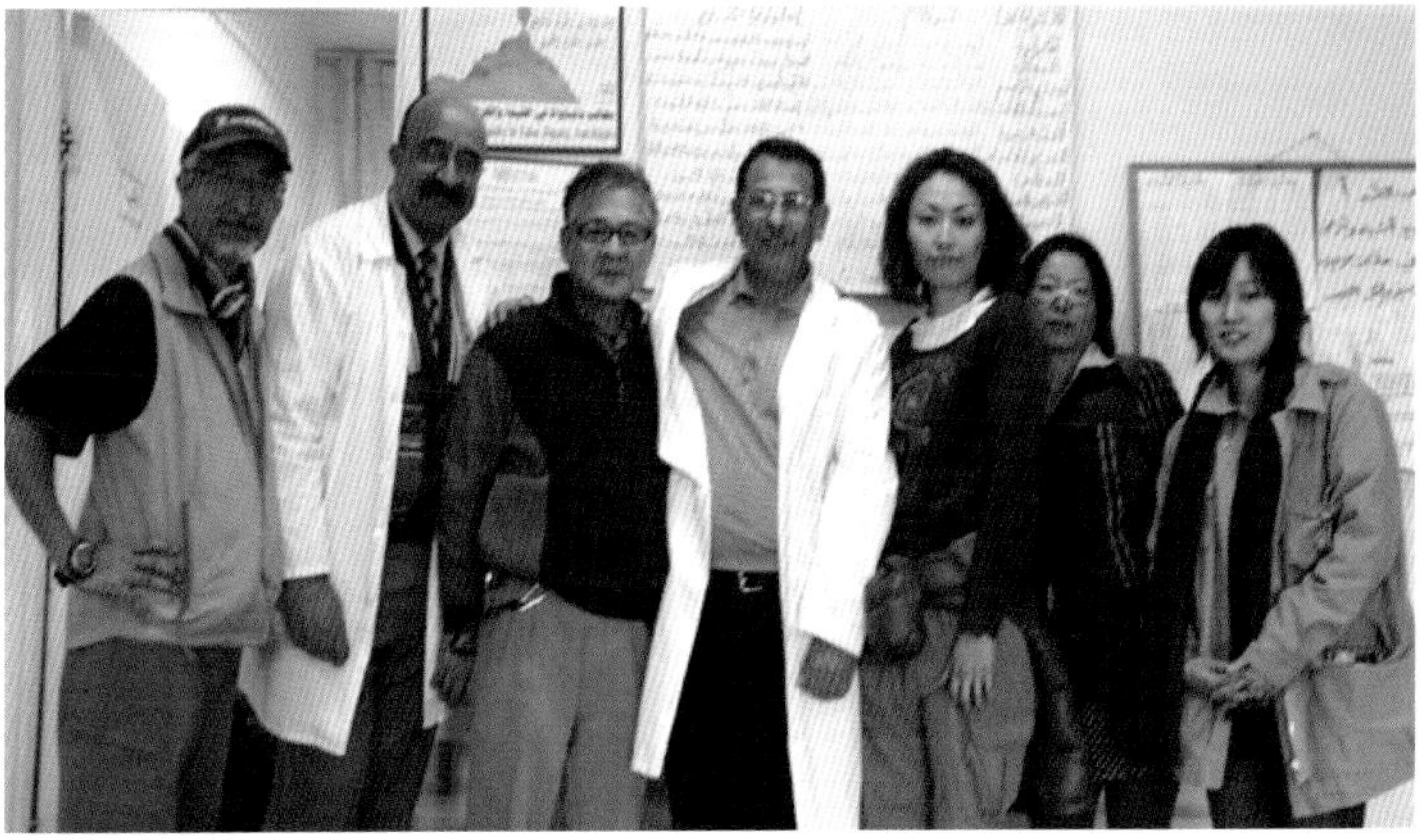

パレスチナの医療機関で

した。宮島さんのように医療従事者以外のメンバーの参加は、その後の取り組みの拡がりに大きな役割を果たすこととなります。

「奉仕団」の目的は、

①パレスチナで、生存に関わる困難な医療状況を具体的に支援する

②「中東・パレスチナ問題」を現在の視点で啓蒙・普及を図る

③中東から日本を見つめ、ボランティア活動を通して社会の底力を蓄える

と規定しました。財源は医療関係者からの募金を中心に、市民の皆様からの募金と団員の自己負担とした、国際NGO（非政府組織）でした。

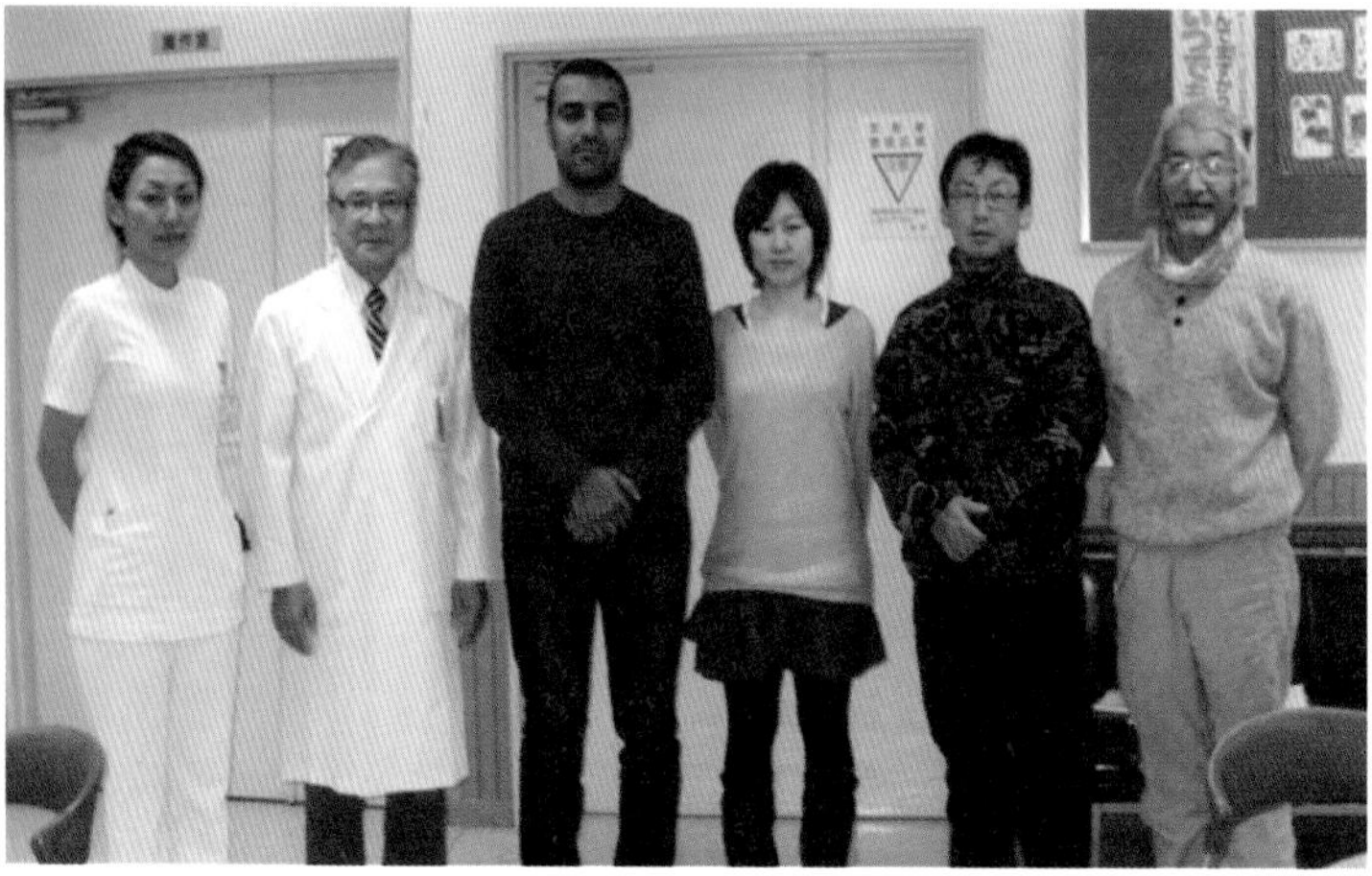

国際ＮＧＯ「北海道パレスチナ医療奉仕団」のメンバーと

10か所もの医療機関から視察承諾
――現地の協力者の尽力

早速、現地エルサレム在住のガリコ美恵子氏に連絡を取り、現地視察の準備に取りかかりました。私は以前に一度、ヨルダン・シリア行きの経験はありましたが、パレスチナへの訪問は初めてでした。

現地のガリコさんと綿密な連絡を取りながら、2011年1月に1回目の医療支援活動を行うと計画を立てました。まず、医療支援活動を行う拠点となる病院・診療所を決める必要があります。

今回の「視察団」の訪問目的は

① パレスチナの医療・生活実態の把握

② 「占領地」での市民の日常生活（占領地・難民キャンプでの生活）の把握

③ 医療供給体制と医療の現実（病院、診療所訪問と

支援内容に確認）の把握

④障がい者と難民孤児の生活と医療状況の把握

の4点でした。

幸い、ガリコさんが熱心に病院や診療所に事情を説明してくださったおかげで、パレスチナ自治区・西岸にある10か所の病院・診療所で、私どもの訪問を承諾していただきました。

その中には、パレスチナ自治区とヨルダン国境近くで死海の近くにある、パレスチナの中でも比較的温暖で治安も安定している地域であるジェリコ市郊外のアクバドジャベル難民キャンプの診療所、パレスチナ南部にある、イスラエルの「入植者」が凶暴で、ヨルダン川西岸の中でも特にパレスチナ人との緊張が張り詰めている地域・ヘブロンのパレスチナ国立病院などがありました。

いざ、パレスチナへ——多くの人に助けられ

2011年1月23日、団員5人でパレスチナへ旅立ちました。うち4人は、現職の仕事を持っていたので、3週間の休暇を確保するところから始まりました。

そもそも医療者が長い休暇を取るのに苦労するのは読者の皆様もご存じのところだと思いますが、幸い私の病院では、こうした社会活動に理解があり、職場の合意で休暇を許可してくれ

たのです。

もちろん、派遣メンバーの看護師と理学療法士とは、日ごろから職場の仕事上でも信頼関係が強かったと思います。

1回目の「支援活動」では、隣国ヨルダンの都市・アンマン経由でイスラエルへ入国することにしました。1948年、イスラエル「侵略的建国」とともに発生したパレスチナ人の多くが隣国ヨルダンへ避難しパレスチナ難民となりました。

実はこのアンマンの北部にあるバカアという地域にも、人口20数万人のパレスチナ難民キャンプがあります。視察の際には、北海道大学に留学していたアハマド氏が紹介してくださったマイスーンさんが、ヨルダン内で私たちのガイドにあたってくれました。

ちなみに彼女は日本への留学経験があり、後年慶應義塾大学への再留学を実現しています。アンマンからパレスチナ自治区へ行くにはイスラエルへの入国が許可されなければなりませんでした。

しかしイスラエルへの出入国では容易ではなく、運が悪ければ大変なハラスメントに遭います。さらに厄介なことに、それに「抵抗」すると5~10年間のイスラエル入国禁止処置がとられることもあるのです。

そこで我々は、出入国の審査が厳しい表玄関（テルアビブ）を避けて、裏玄関（イスラエル／ヨ

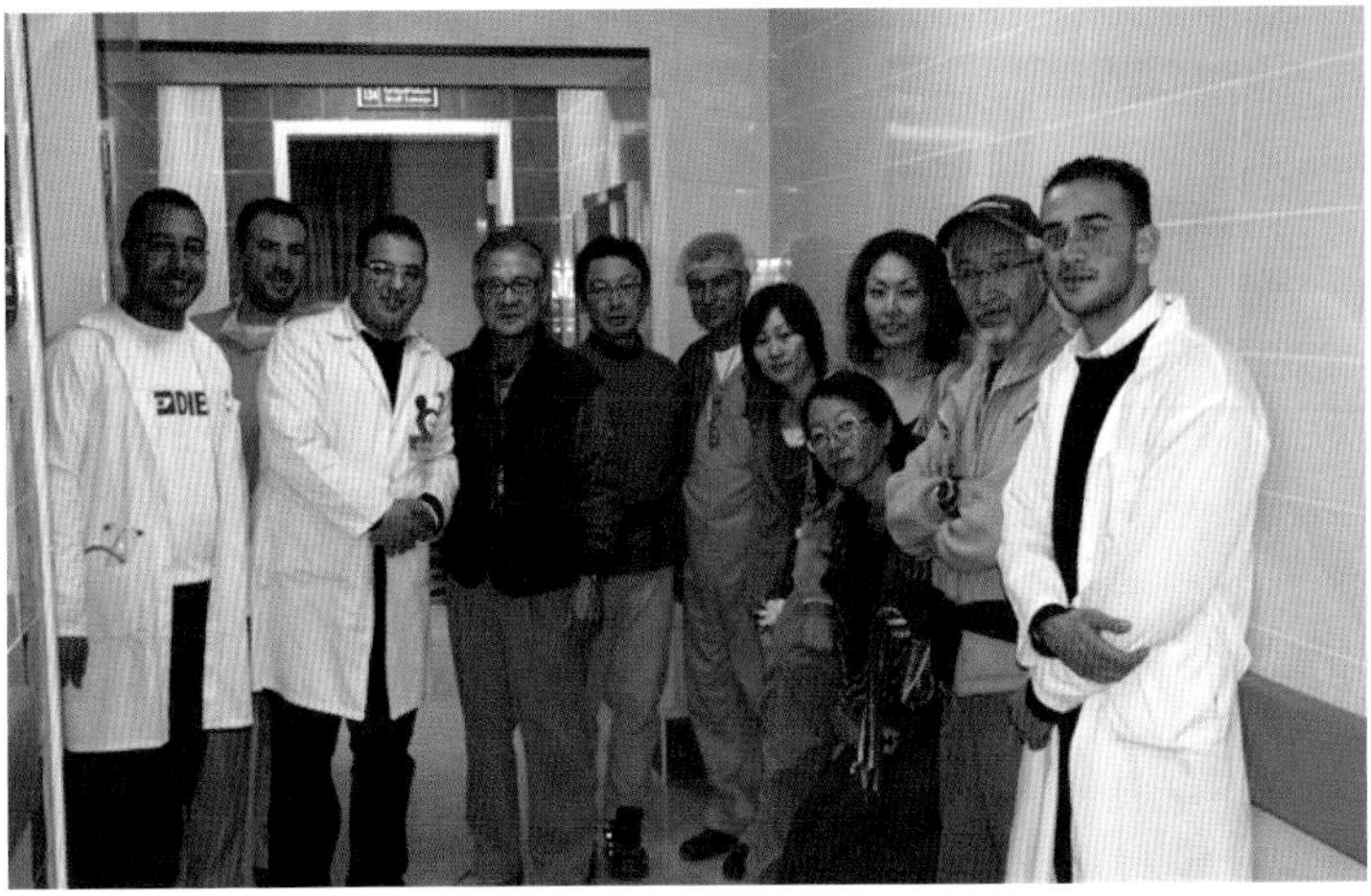
パレスチナ自治区のさまざまな病院や診療所で支援活動を行っている

ルダン国境であるキングフセイン橋）から陸路イスラエルへ、そうしてやっとパレスチナ自治区・ヨルダン川西岸への入国を果たしたのでした。

その後はエルサエムの旧市街内にある「ゴールデンゲイトイン（GGI）」に投宿し、活動の拠点としました。

このホテルは料金が安いドミトリータイプで、私たち男性メンバーは多国籍の9名が宿泊する大部屋でした。見も知らぬ多国籍の方々と一つの部屋で過ごす体験は、その後の活動を支える大切な財産となったのです。

医療支援を決めたその日から、現地医療機関の視察をするまでにも、このように様々な苦難がありました。しかしその中でも多くの人々の助けがあったからこそ、私一人では決して成し得なかった一歩を踏み出すことができたのです。

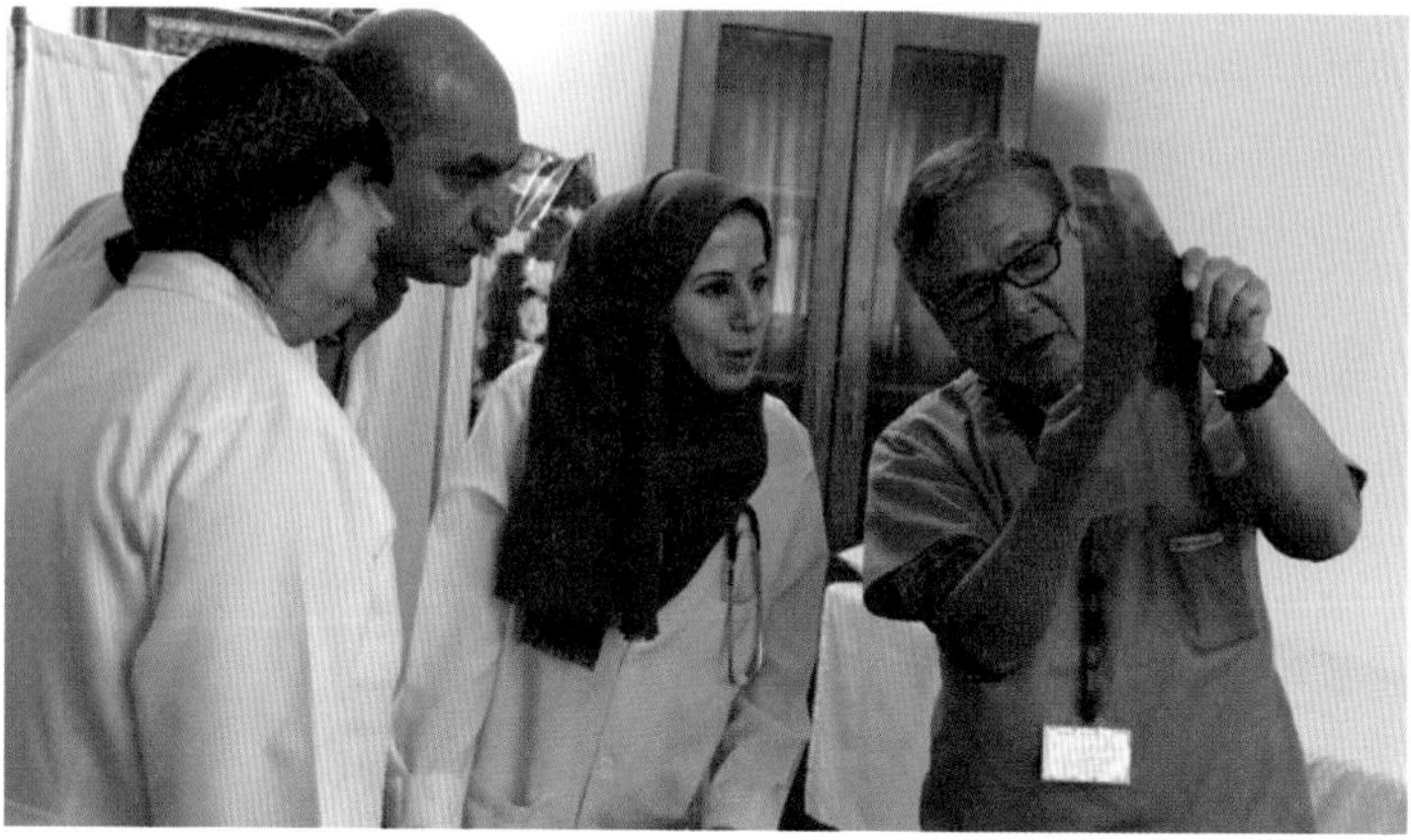

現地の医師に治療法の紹介や指導を行っている筆者

3　本人医師が愕然、40年前同然の医療

ＮＧＯ法人「北海道パレスチナ医療奉仕団」が初めてパレスチナ自治区に行った際の、現地の医療環境や医療水準についてお話しします。厳しい生活環境に限られた医療資源――そんな中、一過性でない医療支援活動を行うにはどうすればいいか。読者の皆様も、一緒に考えながら読み進めていただければ幸いです。

パレスチナを囲う壁が人々に与える悪影響

私たちがパレスチナでの医療支援活動を志してから、初めて現地に足を踏み入れたときの衝撃は、いまだに忘れることができません。

ヨルダンとイスラエルの間にあるパレスチナ自治区・西岸（面積5655㎢で三重県程度、人口298万人）

の内外に、イスラエルは「イスラエル側の安全」を理由に巨大な分離壁を張り巡らせました。本来パレスチナ人のものである土地に、イスラエルが国際法で禁止されている入植地を建設し、それを守ろうとするのですから理屈に合いません。

現在、分離壁の全長が650㎞を超えている上に、この分離壁を超えるには、ところどころに設置されている検問所を通らなければなりません。

この分離壁と検問所によって、パレスチナ人の人権・生活・労働・医療・教育などに深刻な悪影響を及ぼしていることを目の当たりにしました。

つまり、パレスチナ人の生活の場そのものが、イスラエルの軍政下に置かれているのです。そうした場所では産業が育成されず、パレスチナ人はイスラエル国家の管理下で、低賃金の労働のみを請け負わされています。

さらに、西岸地区内の土地の60％がイスラエルの「入植地」と軍事施設で占領されている現状では、水源のほとんどがイスラエル軍の支配下に置かれています。パレスチナ人は、自分が住んでいる土地の地下水までもイスラエルに吸い上げられ、購入を強いられているのです。

不衛生な生活環境や「壁」の弊害――パレスチナならではの医療面の課題

貧しい国家とならざるを得ないパレスチナ社会の中で、「医療奉仕団」の視点からまず目についたのは、不衛生な生活環境です。難民キャンプ内のごみ処理の不徹底と空気の汚染、生活排水路への未処理汚水（下水を含む）の垂れ流し、家屋の過密——特にこれらは、消化器疾患や呼吸器疾患を発生させる最大の要因です。

さらに、難民キャンプで発症した救急患者であっても、イスラエル兵による検問所での通過の許可が下りないため病院にたどり着けず、その場で絶命する症例もあるのです。

また、パレスチナでは人口における子どもの割合が高く、人口の約半数は15歳以下です。出産例が多いのですが、救急車が検問所で待たされた挙句、車の中で出産させられることもありました。あるときには、難民キャンプ内にイスラエル兵が武力侵攻し、兵士にけがを負わされた人が診療所に次々と運び込まれるという事件も起こりました。

そんなところに？　レントゲン写真の保存場所

こうしたパレスチナの医療を支えているのは、国立病院や国際赤十字赤新月社（日赤）病院などの支援のもとに活動している現地のクリニックです。多くは無床ですが、難民キャンプにはＵＮＲＷＡ（国際連合パレスチナ難民救済事業機関）が運営する診療所もあり、第１次医療を支えています。

そうした場所へ医療支援に行くと、整形外科医である私のもとには、腰痛・膝痛・肩こりな

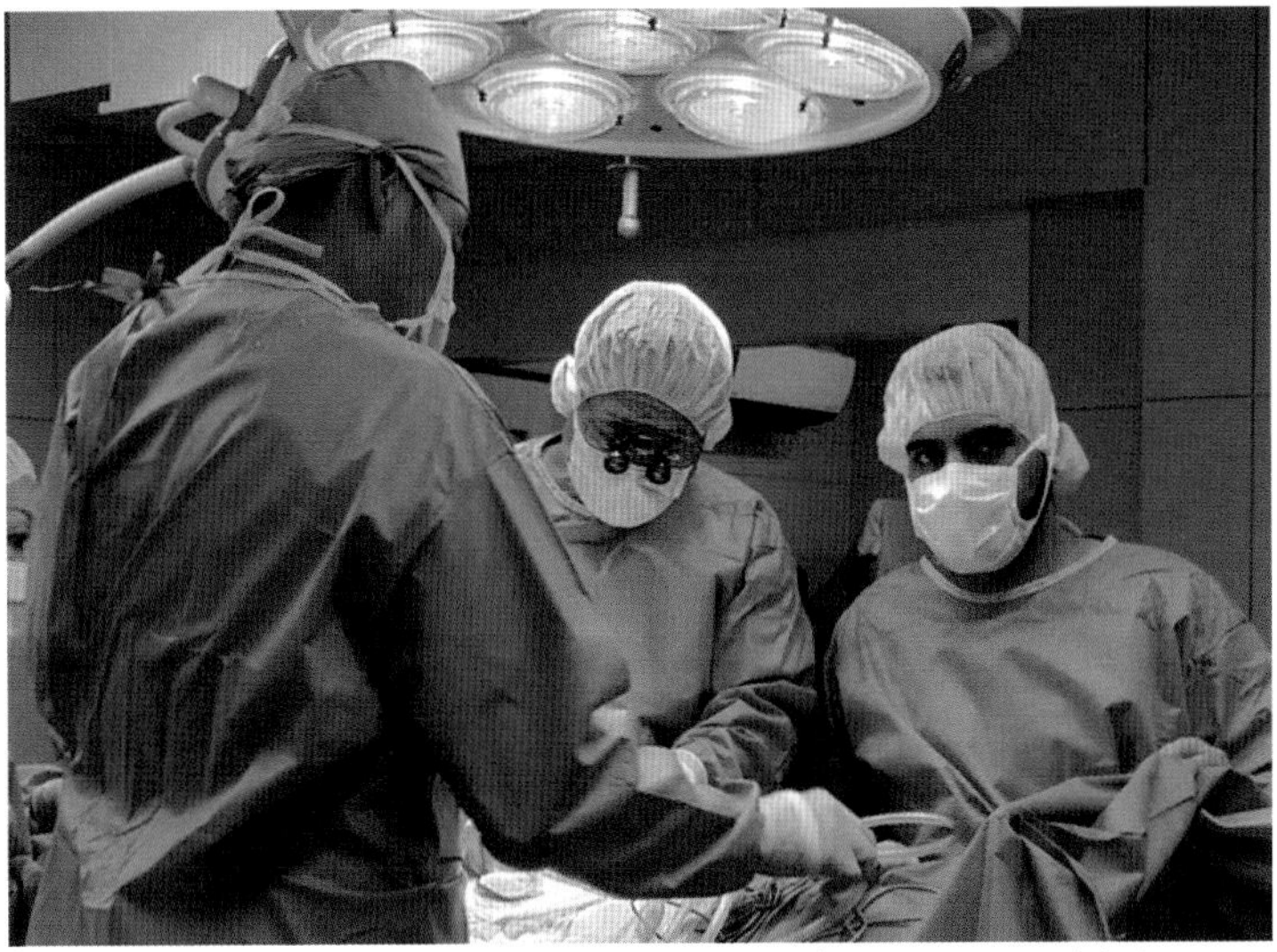

筆者（中央）の手術に立ち会う現地の医師、モハンマドさん

ど、慢性的な運動器疾患の患者さんが殺到します。

概してパレスチナ、特に難民キャンプでは、私たちが担当する運動器疾患にかかわる医師・看護師・リハビリ技師が量的・質的に十分ではなく、そのため患者さんが未診療の状況もあります。現地にある数か所の診療所で行われる「特別診療」には、遠くから子どもを抱いた母親がヒッチハイクをしてでも受診しに来ます。

しかし、診療所やクリニックのほとんどにはレントゲン装置もなく、簡単な血液検査を行い、非伝染性疾患（生活習慣病）をコントロールしているのみです。また、薬剤や治療材料が乏しく、骨折の外固定にはいまだに石膏ギプスが使用されていました。

また、パレスチナ自治区内にＭＲＩはなく、ＣＴもガザ全体で２台ほどしかありません。レントゲンのある診療所やクリニックで撮影できたとしても、日本のようにデジタルデータの画像をＰＣで見るのではなく、ひびが入っていたり壊れたりしているシャウカステンを使ってレントゲン画像を見ています。まるで、40年前の日本の設備かのようです。

そもそもレントゲン画像は病院で管理しておらず、患者さんが所持しています。患者さんのベッドの下から写真が出てきたときは、とても驚きました。

限られた資源で持続的な医療支援を行うには、これらの現状を踏まえ、私たちは当面の目標を２つ立てました。

①運動器疾患の治療に運動療法を用いる
②創傷の治療として湿潤療法を紹介し、患者・現地医療者に定着させる

①については、腰痛体操のＤＶＤ（英語・アラビア語版）を作成しました。肩関節囲炎や肩こりなどのストレッチングには、私たちのメンバーの理学療法士や看護師が患者さん一人ひとりに実技指導を行いました。

②の創傷は、現地の水道水かミネラルウォーターで洗浄後、現地でも容易に入手できるラッ

プで被覆し治療しました。深い褥瘡には、日本から持参した創部被覆材を可能な限り患者さんに配布しました。

これらの指導や処置に当初懐疑的だった現地の理学療法士さんたちも、徐々に関心を示してくれるようになりました。また、湿潤療法に関しては看護師さんの勉強意欲がかき立てられたようで、さらに発展して熱傷の初期治療も行うようになりました。

この後々にも続いていくことなのですが、これを機にパレスチナから医師2名、看護師2名、理学療法士1名、薬剤師1名を、勉強のため札幌へ招くことができたのです。

私たちは、これらの医療支援活動を一過性で終わらせることなく、医師をはじめとした現地の医療従事者の技術を高めることも大切だと考えています。そしてパレスチナの医療水準を、現地の住民の現状と希望に添った形で高めるために援助することも、私たちの課題なのでしょう。

4　病院も標的に……ガザ侵攻で医療現場は今

2021年5月に起きた、イスラエルによるガザへの軍事侵攻について筆を執らせていただきます。

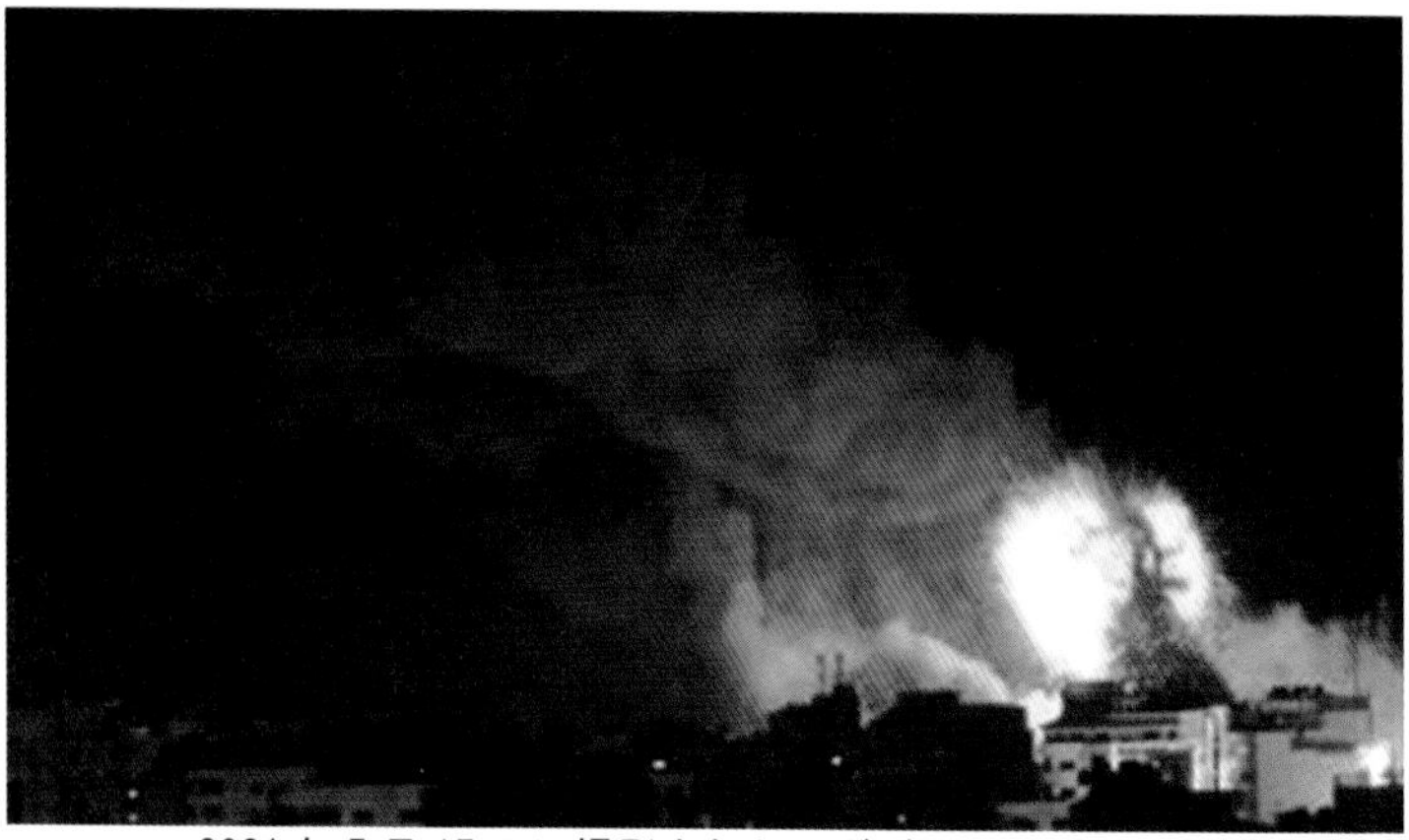

2021 年 5 月 15 日に撮影された、ガザ地区を襲う爆発
（画像：Sameh Ahmed En 氏より提供）

なぜ、ガザ地区は攻撃されたのか

去る5月10日から21日までの11日間、イスラエルからの「ガザ地区軍事侵攻」が行われました。

その結果、犠牲者248名（うち子ども66名、女性39名）、負傷者1400名以上に及びました。

また、住宅破壊約1000棟、使用不能約1800棟、水道使用不可となった人の数は約80万人、避難した人の数は約10万人といわれています。

まず、この「ガザ侵攻」に至った経過を、今一度確認しておきましょう。

1967年の第3次中東戦争以来、イスラエルは、ヨルダン川西岸地域と東エルサレムを占領し、「入植地」建設でパレスチナ人の土地を取り上げ、人権弾圧を繰り返してきました。それに加えて2007年以来、ガザ地区を「完全封鎖」下においてきました。

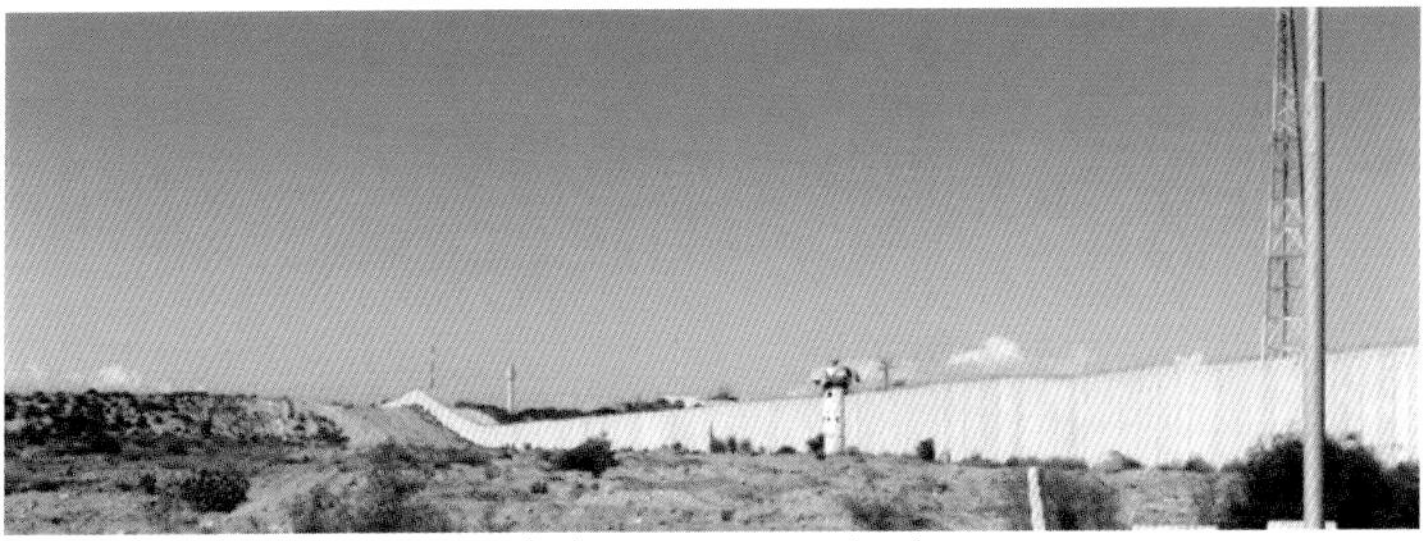

ガザ地区を囲む分離壁

どれも国際法違反を指摘されていますが、アメリカ、特にトランプ前大統領政権時に後押しされたイスラエルによって続けられているものです。

そうした中にあって、イスラエルは、東エルサレムの「ユダヤ化」を狙い、そこに暮らすパレスチナ人の家屋の破壊や土地の取り上げを強行してきました。

その象徴的な場所が、東エルサレムで旧市街の近くにあるシェイクジャラ地区（人口約500名）です。連日、家屋の破壊などに抗議するパレスチナ人と、それに連帯するイスラエル人に対して、軍と警察による弾圧が続けられていました。

私たち「北海道パレスチナ医療奉仕団」は2011年以降、14回にわたる現地での「医療・こども支援活動」を行ってきましたが、その際毎週金曜日の午後は、シェイクジャラ地区での国際的な抗議行動に参加し、ときには日本語／英語でのメッセージボードも掲げました。

一方、イスラム教の重要な宗教行事であるラマダン（断食）の期

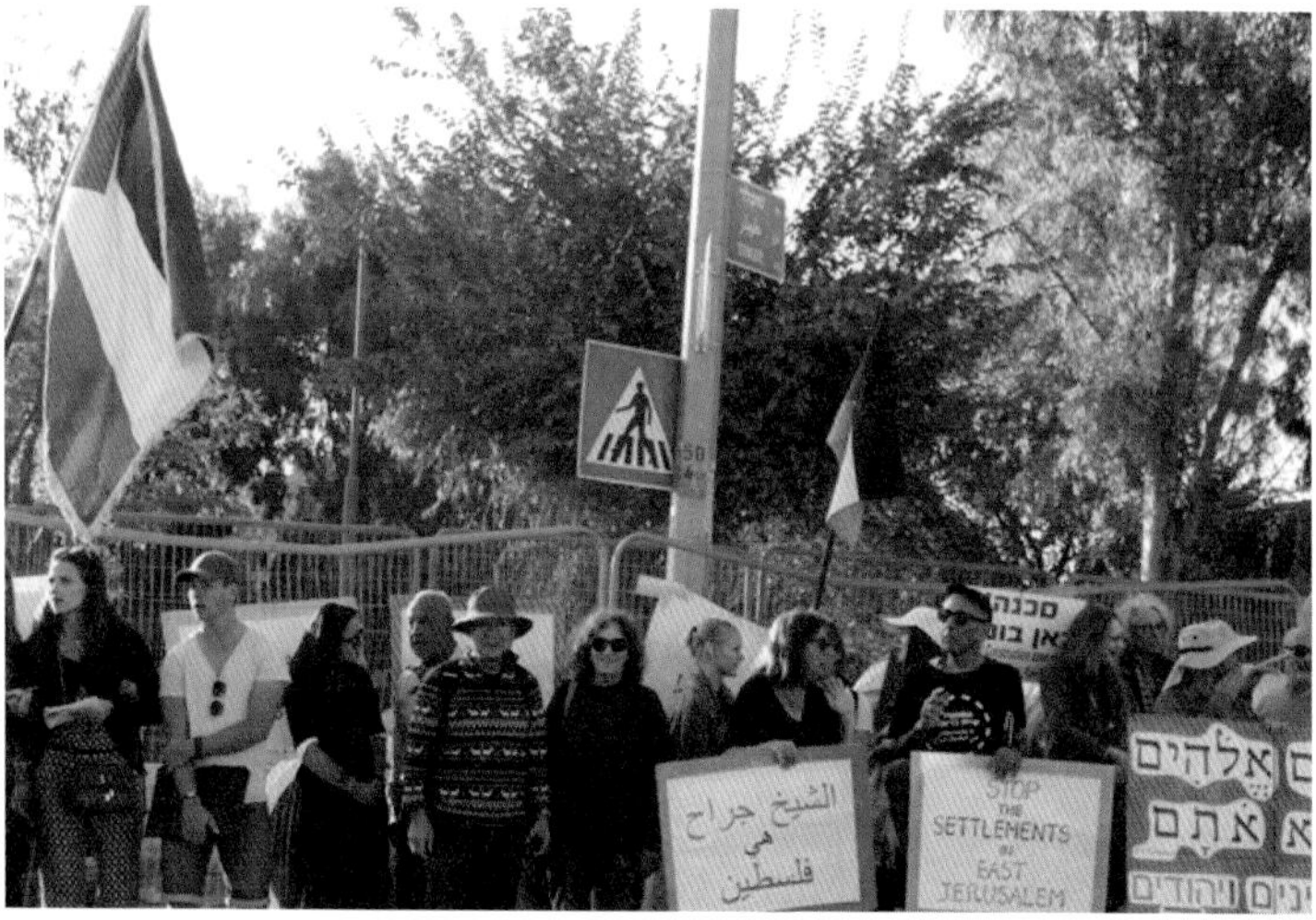
الشيخ جراح
هي
فلسطين
STOP THE SETTLEMENTS OF EAST JERUSALEM
シェイクジャラ地区の抗議行動の様子

間中である5月7日深夜に、イスラム教の聖地であるエルサレム旧市街内のアルアクサ・モスクにイスラエル兵が乱入し、イスラム教徒の心を踏みにじりました。

こうした事態にあたり、ガザ地区の住民から抗議の声と共に実力行使が行われ、その「報復」としてイスラエルによるガザ地区への空爆が開始されたのが5月10日でした。

これらに加え、中山防衛副大臣がＴｗｉｔｔｅｒ（現X）にて「……私達の心はイスラエルと共にあります」と発言したことを受け、5月20日には私たち「北海道パレスチナ医療奉仕団」の主催で「パレスチナに自由を求め、中山防衛副大臣の発言撤回を要求する緊急ＯＮ・ＬＩＮＥ集会」を開催。国内外から１４０名以上が参加しました（20日には、中山氏の上記のツイートは

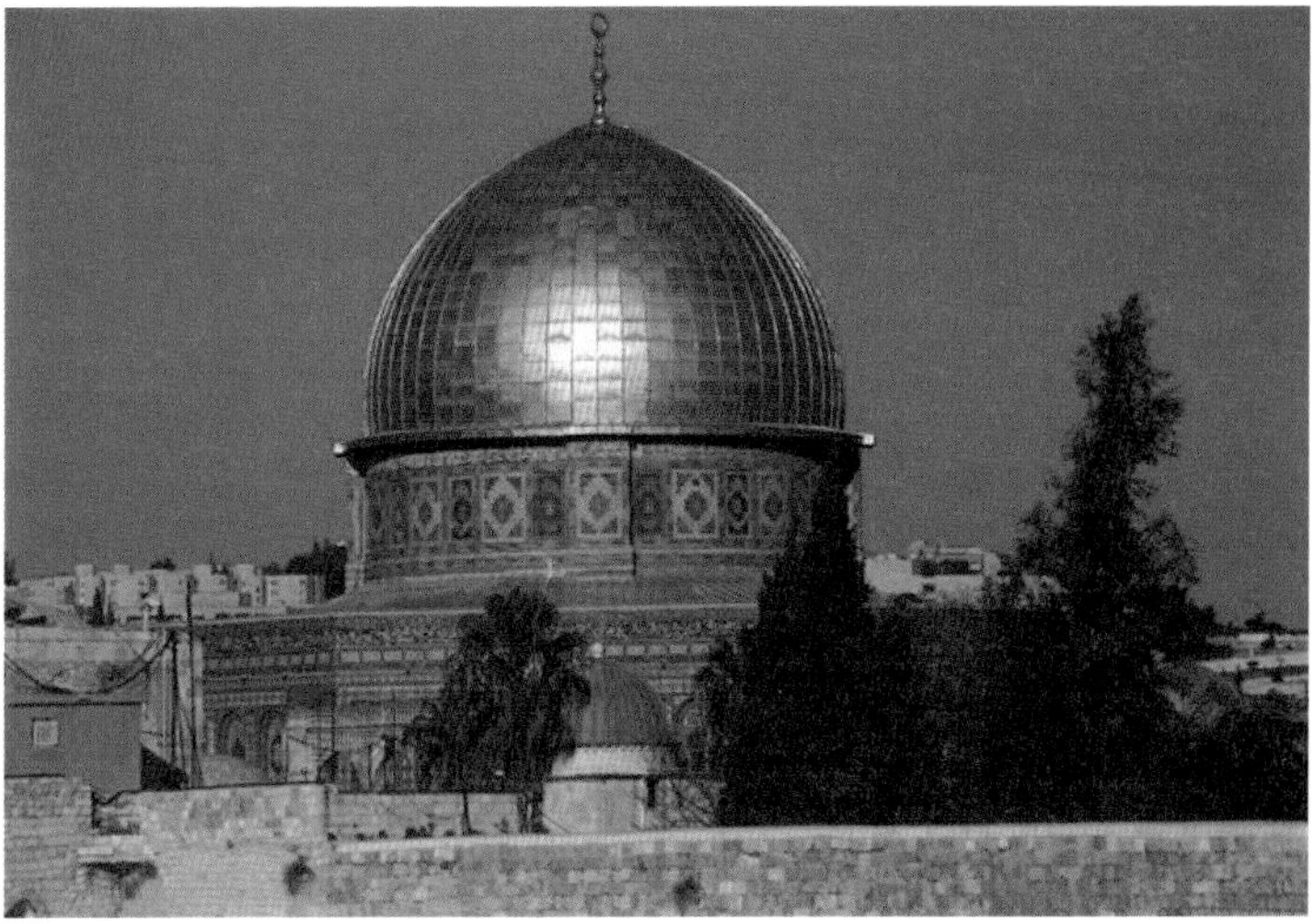

東エルサレムにある「岩のドーム」　イスラム教徒の信仰を集めている

削除されていました）。

このＯＮ‐ＬＩＮＥ集会では、ガザ地区から国連パレスチナ難民救済機関（以下、ＵＮＲＷＡ）でガザ住民のため身を粉にして尽力している吉田美紀さん、東エルサレム・シュファット難民キャンプから診療所医師のサリム医師のご協力を得て、現地の様子をお話していただきました。その内容をＹｏｕＴｕｂｅにアップしましたのでぜひご覧ください（https://www.youtube.com/watch?v=fEsS2vlWkaY&feature=youtu.be）。

医師も犠牲に
――若者や子どもの心に傷を残した軍事攻撃

その後、５月21日にガザ地区のハマース政権とイスラエルの間で「停戦合意」が成立し、ひとまずイスラエルによるガザへの「軍事侵攻」

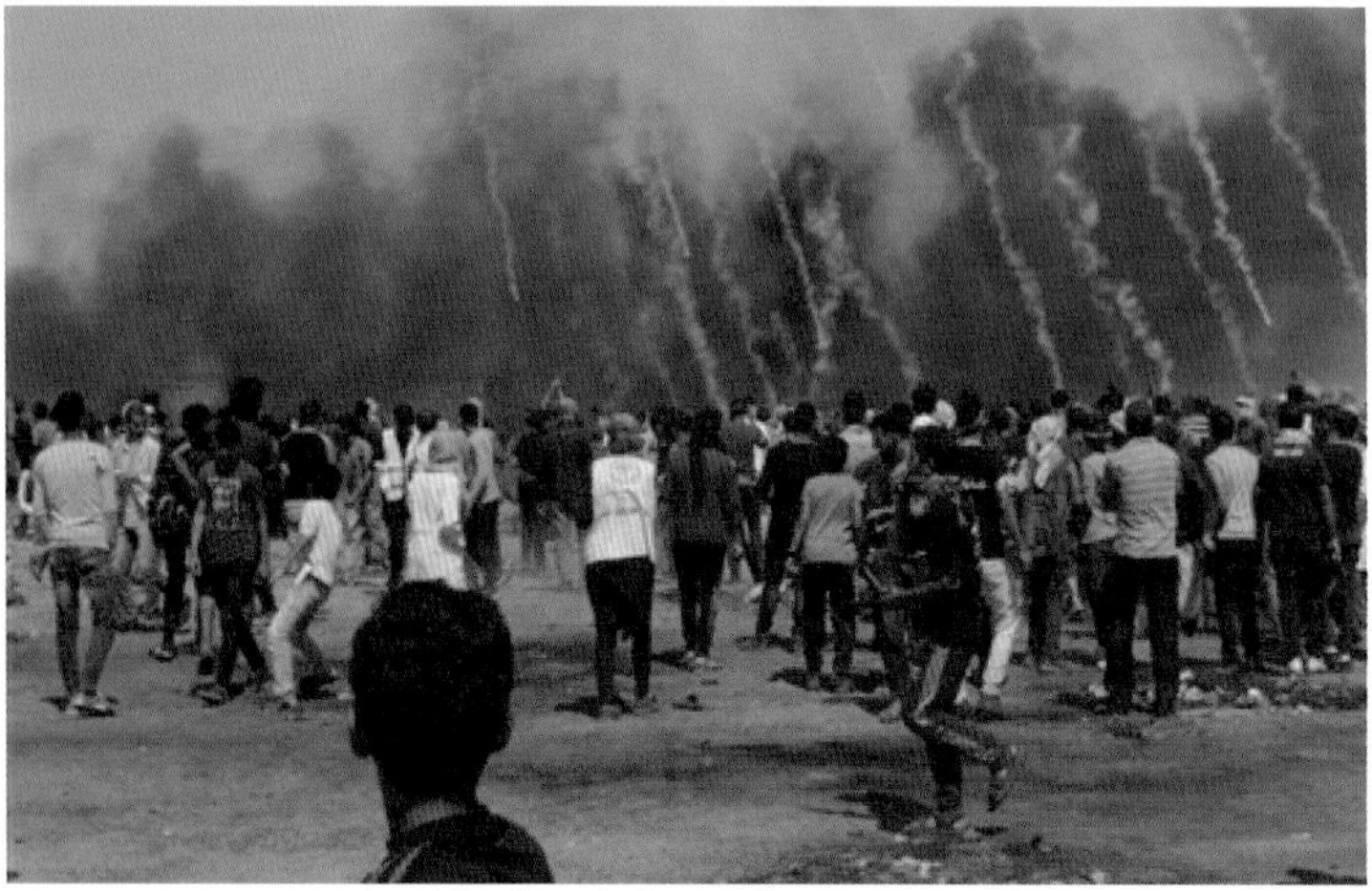

黒煙があがるガザの国境付近（2018 年）

が止まったことに、私たちはつかの間の安堵を得ているところです。

しかし、これでイスラエルの植民地政策による14年間も続く「ガザ地区封鎖」や西岸地区での「軍事支配」、東エルサレムでの「入植地拡大」などの根本的な問題が解決したわけではありません。

今回の「ガザ地区侵攻」は、私たち自身がこれまで現地で二度体験したミサイル攻撃とは明らかに異なるものでした。

しかも、14年以上におよぶ「ガザ封鎖」に加えて、新型コロナウイルス感染症の感染拡大下での軍事攻撃です。新型コロナウイルス感染症への全人口のワクチン接種率は、イスラエルが63％なのに比べ、ガザ地区は5・5％に過ぎない状況なのです。

事実、空爆により、私たちがガザ地区での医療活動の拠点としているリマールクリニックに隣接する新型コロナウイルス感染症の対応施設までもが破壊され、2名の医師が命を落としました。

今回の攻撃の恐ろしいところは、空爆初期の段階からガザの高層ビルに攻撃を加えて、ガザ住民に「安全な場所はない」との恐怖心を与えたことです。ガザ地区の象徴的建造物が破壊されるのを目の当たりにしたガザの人々の心に、複雑性PTSDを深く刻み込ました。

今後、ガザ地区の住民が背負わされる心理的負担は計り知れません。現地からのお話では、特に子どもや若者たちへの心理的被害が大きいことが報告されています。

病院も攻撃対象——助かる命も助からない現状

今回特筆すべきところは、AP通信やアルジャジーラなど世界的に有名なメディアが入るビルが完全に破壊されたことです。

ガザで起きている真実を世界に発信することを不可能にさせるイスラエルの卑劣な侵攻のやり方でした。「メディアも決して、安全ではない」というイスラエル軍からのメッセージ、つまり警告と受け取らざるを得ません。

イスラエルが使用したミサイルの中には、バンカー・バスター爆弾が使われた可能性があります。これは地下20〜30mにまで撃ち込まれて地下で爆発し、地下施設や地上のビルを崩壊させる爆弾です。以前、私たちが体験したミサイル攻撃下のガザでは、建築物の破壊は地上だけ

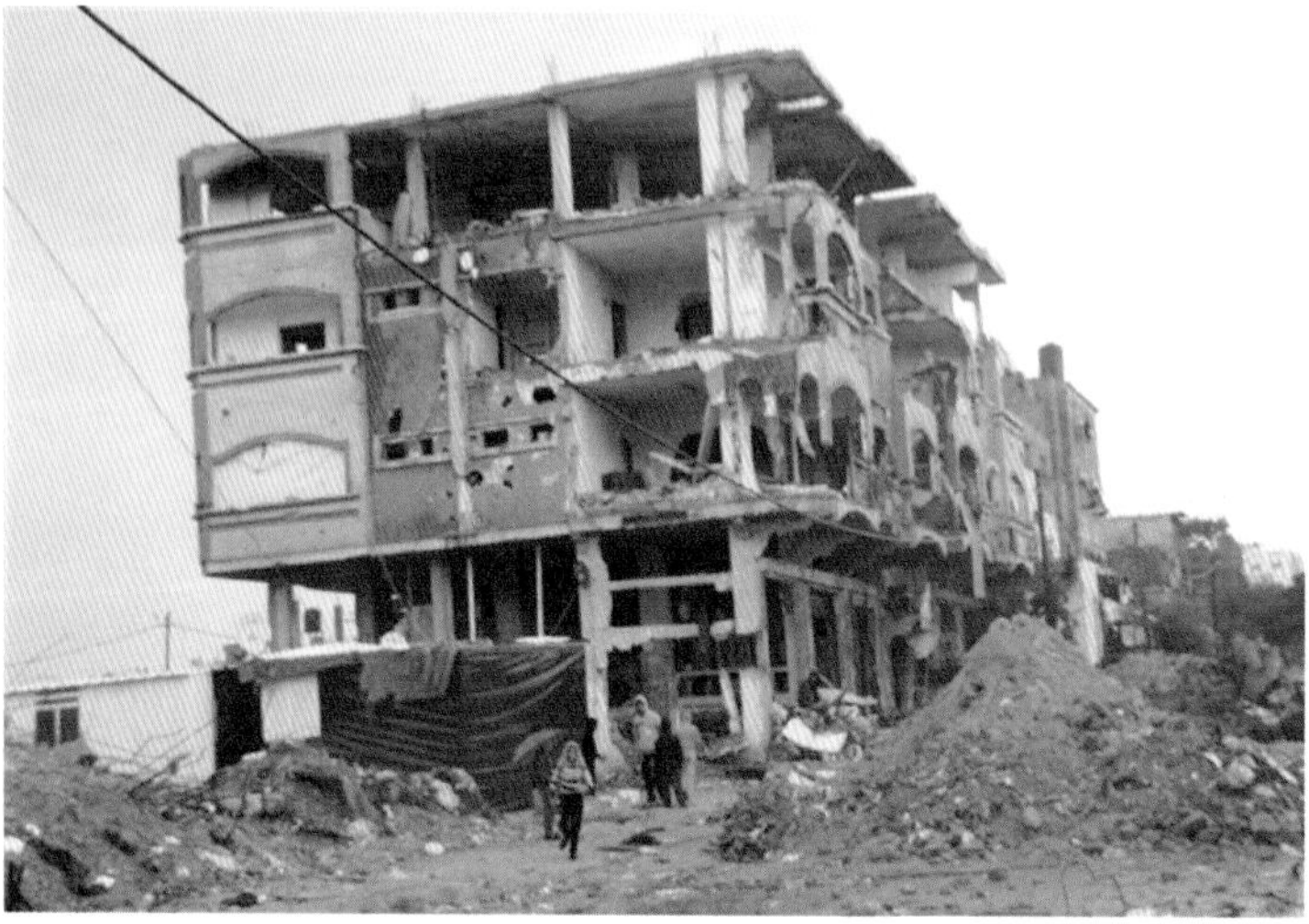

ガザ地区の破壊された建物（2015 年）

のものでしたが、今回の爆弾によって住民が感じる地面の振動は大地震と勘違いするほどのものであり、それに続くビルの崩壊や道路の陥没などは、それまでに経験したことがないものでした。

この結果、ガザ地区内の道路そのものも破壊され陥没し、救急患者さんを病院へ搬送する救急車の走行が大きな妨害を受けています。その結果、「助かる命も助からない」状況となりました。

また、４万人以上の住民がＵＮＲＷＡの運営する学校へ避難しましたが、その学校や周囲の病院までもが攻撃の対象になっていたのです。

こうした病院や学校が破壊されること自体、ガザの住民の健康を守る権利や子どもたちの学ぶ権利など、「人権と人間の尊厳」を否定するものです。

さらに、避難先での住民の密集・密接は、新型コロナウイルス感染症を予防するうえで大きな障害となっています。

これらからわかることは、イスラエルが14年間以上も「完全封鎖」しているガザ地区（世界最大の天井のない監獄）におけるジェノサイド政策を、より一層推し進めているということです。

以上がイスラエルによる2021年の「ガザ侵攻」の特徴ですが、「停戦合意」が成立したとしても、前述した「パレスチナ～イスラエル問題」の本質と実態は、まったく解決していないどころか、「ガザ封鎖」や西岸・東エルサレムでの「軍事支配」は、一層強化されているというのが現実です。

インフラ再建に医療支援……ガザに必要な物

今後の課題として、破壊された「ガザ地区」のインフラ再建、負傷者への手厚い治療、そしてガザ住民への精神・心理学的なケアの充実に力を注がなければなりません。同時に、新型コロナウイルス感染症への感染がすでに10万7845名、死者も1010名に達している（5月24日現在）もとで、破壊された医療施設の再建と感染の予防・治療が急がれているのです。

これからもパレスチナへの「医療・こども支援」をいっそう強化し、イスラエルに対して、

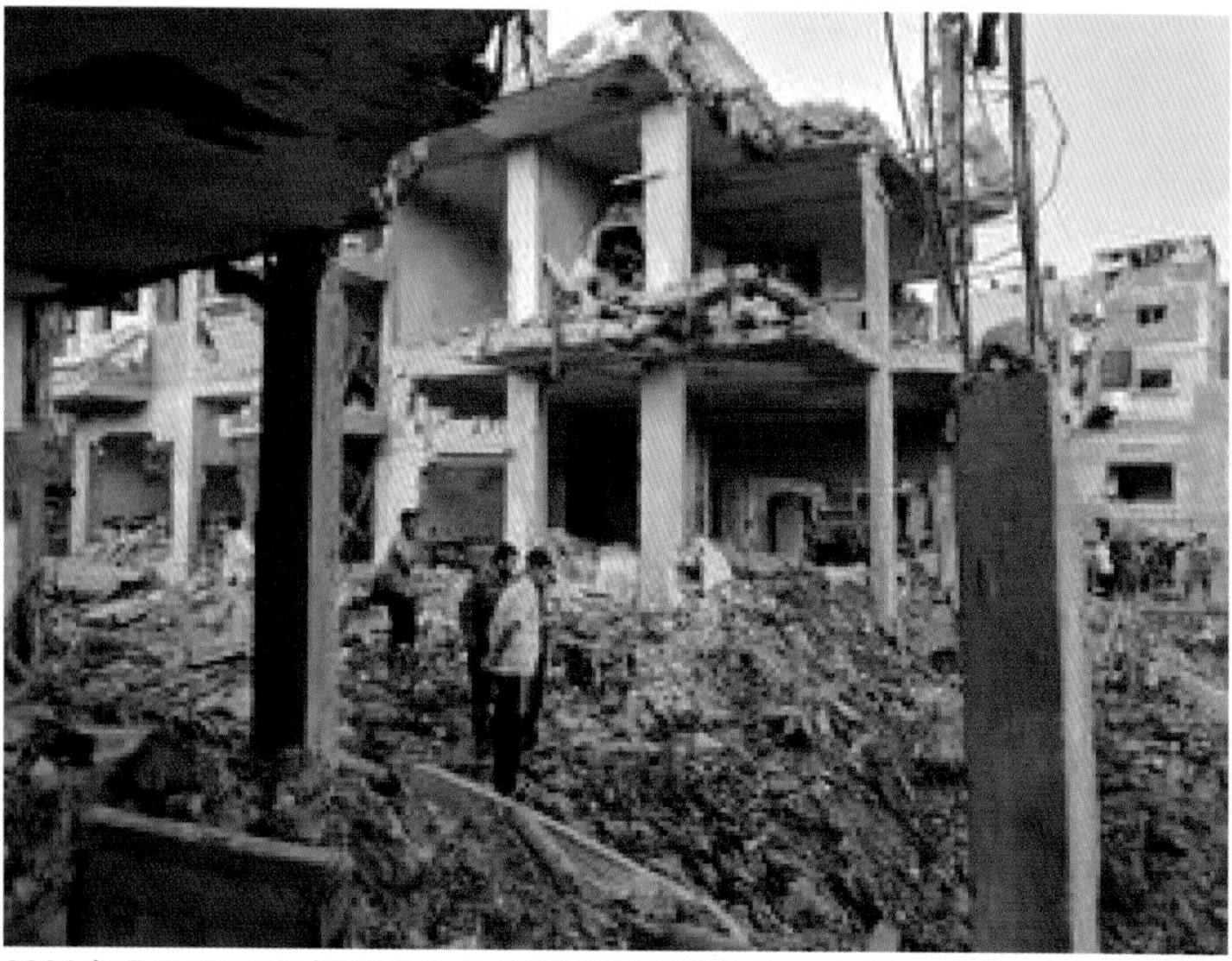

2021年5月15日に撮影された爆撃の後（画像:Sameh Ahmed En氏より提供）

「パレスチナへ自由を」「ガザの封鎖を解除せよ」「植民地政策をやめよ」「西岸・東エルサレムでの入植地から撤退せよ」「パレスチナ人の虐殺をやめよ」の声を地域から、国内外へ広げていくことに尽力する所存です。

皆様のご理解とご協力を心からお願い申し上げます。

5 15歳以下の子は「平和」を知らない ——医師が見たガザ地区

さて、今回から数回に分けて、2005年から15年以上もイスラエルによる「完全封鎖」が続くガザ地区の様子をお伝えいいた

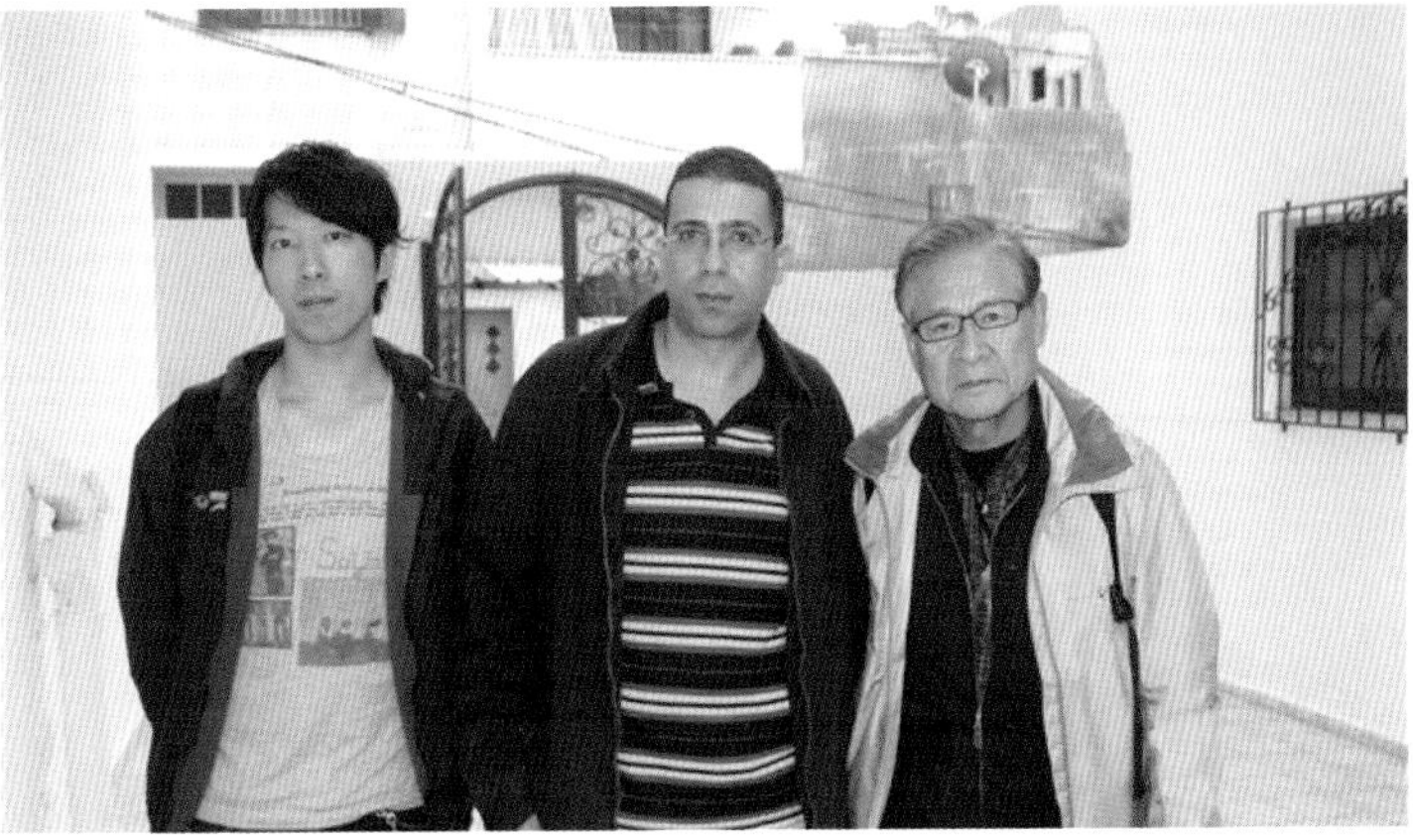

ガザ地区へ共に入国した佐川拓医師（左端）と筆者

します。

話しはパレスチナで医療支援活動を開始した当時にさかのぼります。

ガザでの医療支援活動を決めた、一本の電話

2012年11月、ヨルダン川西岸・ジェリコにあるアクバドジャベル難民キャンプで診療活動中に、私の携帯電話へ突然連絡が入りました。相手は、国連パレスチナ難民救済機関（以下、UNRWA）保健局長である清田明宏さんでした。日本人医師として初めて、UNRWAの保健局長に就任した方です。お名前こそ新聞で知ってはいましたが、直接ご本人からの電話だったので非常に緊張しました。

電話の内容は、ガザ地区へ「入国」し医療支援をできないか、とのお誘いでした。そもそも私たちがパレスチナでの医療支援活動を立ち上げたのは、2008

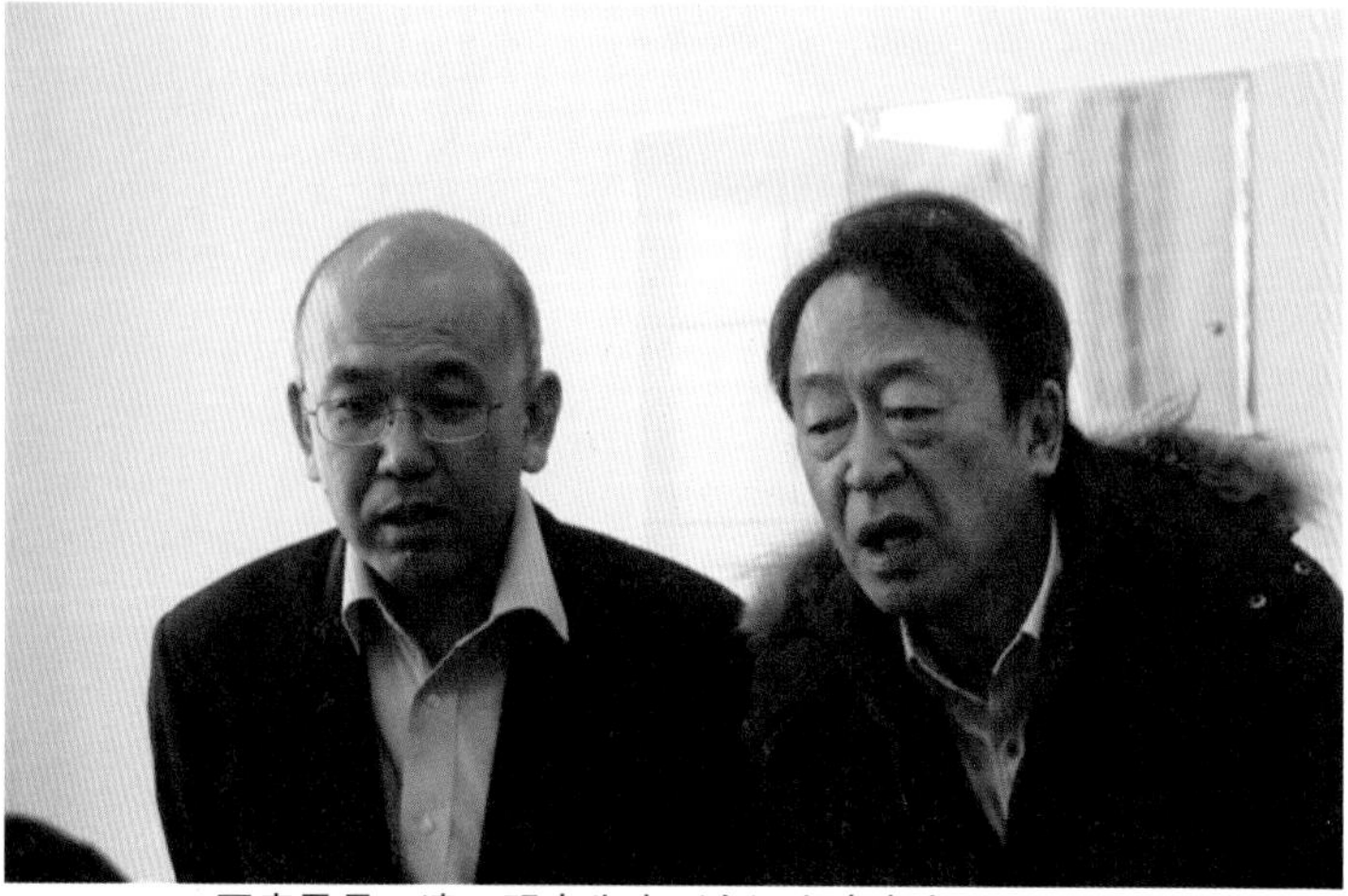

ＵＮＲＷＡ医療局長の清田明宏先生（左）と患者さんについての説明を受けるジャーナリストの池上彰さん（2013 年 11 月）

年～09年に行われたイスラエルによるガザ地区への侵攻と１５００名以上の虐殺に対する抗議行動としてでした。したがって、在札幌本部と連絡を取り、清田さんからの「ガザ行き」の提案を直ちに受け入れたのは当然のことでした。

こうした経緯で、私たちは２０１３年11月からガザ地区での医療支援活動を開始したのです。これ以後、ガザ地区での医療支援活動はガザへの「出入国」を含めて地区内での移動手段を確保できるなどＵＮＲＷＡの現地フィールドオフィスの協力を得られるようになりました。

初回のガザ地区医療支援は、私と研修2年目の佐川拓医師を含めた3名で実行しました。佐川医師は、初めてのガザにもかかわらず語学にもしっかり対応しており、何よりガザの患者さんに寄り添う姿勢が、現地の市民の共感を得ました。

以後7回にわたり、ガザ地区での医療支援活動を継続しています。さらに、２０１５年からは、子ども支援活動へと取り組み内容を拡大してきました。

完全包囲され封鎖された「ガザ地区」

15年以上もイスラエルの軍事力による「完全封鎖」が続くガザ地区とは、どんなところでしょうか。

私の住む北海道札幌市の３分の１の面積に、２００万人のパレスチナ人が押し込められています。その半数以上は15歳以下の子どもたちで、彼らは生まれたときから「完全封鎖」下で、イスラエルからのミサイルなど軍事攻撃に怯えながらの生活しか知りません。

子どもたちが遊びまわり若者たちが憩う公園などはほとんどありません。子どもたちは路上でサッカーやかけっこをし、若者は汚染されている海に面したガザの海岸で一時安らぎを取っています。

そして、いつイスラエル軍からの空爆が起きるかわからない状況下で、彼らはゆっくり屋外スポーツに心を許すこともできません。事実、数年前にはガザの海岸でサッカーに興じていた３人の少年がイスラエル空軍機からの機銃掃射で狙われ、即死しているのです。

ガザ地区へ出入り可能なのは、地区の北端に位置するエレズ検問所のみです（南端のガザ地区とエジプト国境にも検問所はありますが、ごくわずかな人数の出入りです）。しかも、そこはイスラエル軍の管理下なので、軍の許可なしには通行不可能。軍の許可が下りるのは国連関係者やマスコミ・国際NGO（非政府組織）など、わずかな限られた人々なのです。

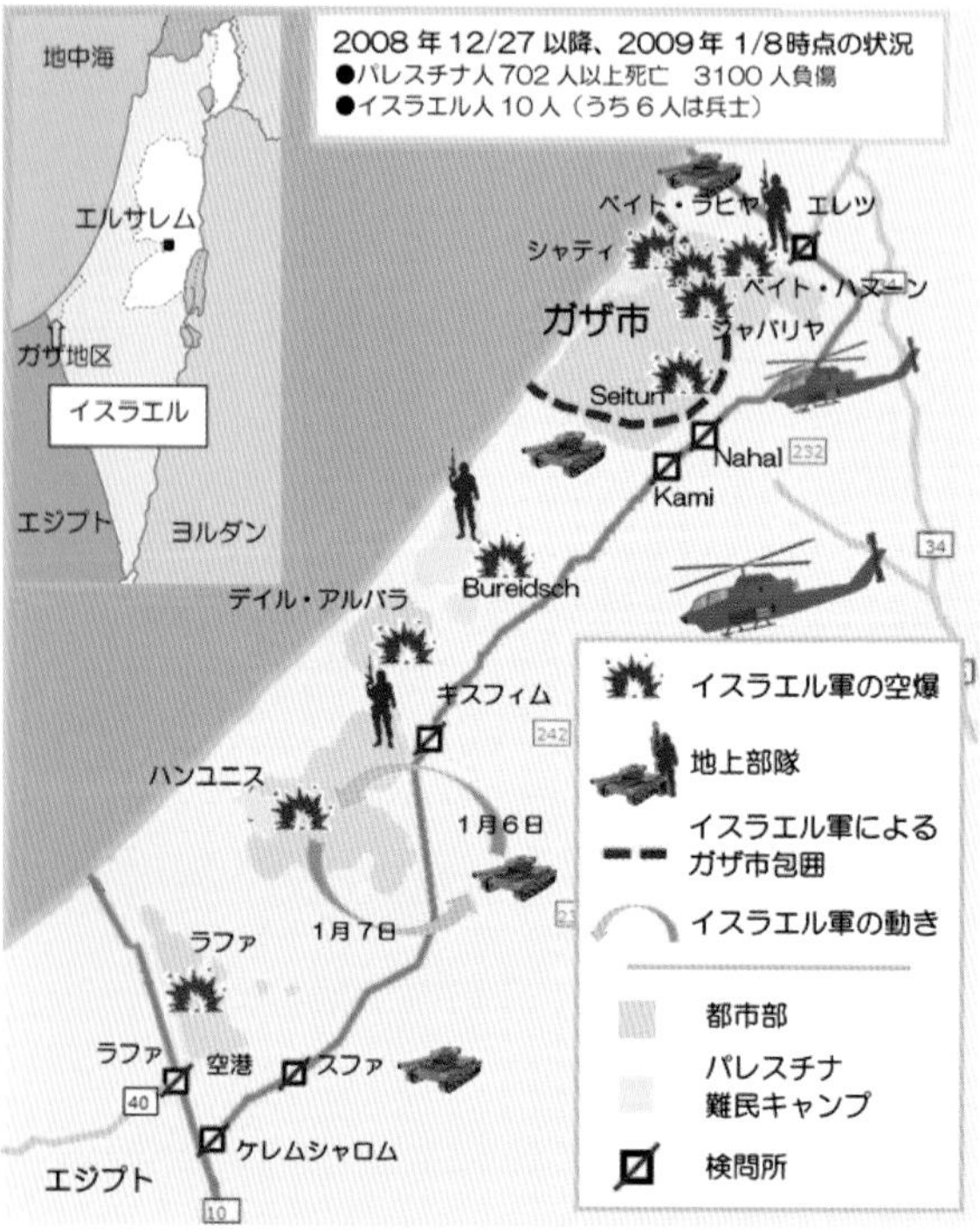

図　軍事封鎖されている「ガザ地区」
地図上方、「エレツ」と表記された場所がエレズ検問所

　私たちは、毎回UNRWAの協力のもとイスラエル軍の許可を入手し出入国しますが、この検問所はハイテクを駆使して造られており「世界一厳しい検問所」と言われています。イスラエル兵と武装した入植者によって何重もの荷物と身体検査が行われ、それをクリ

アしてガザ地区に「入国」すると、むしろホッとするものです。

1回の支援活動で2～7人の少人数、かつ年に2～3回程度という私たち「奉仕団」の「ガザ入国」は、強大なイスラエル軍にとっては、まさに小さな針の穴でしかありません。しかし、国際的に限られた者しかガザ地区への出入りができない現状では、現地の住民にとって「ガザの現状を外部にお知らせする」という些細なことでも、小さくない意義があると考えています。

6 絶句……病院の庭で絶命する患者

厳しい検問を受けながらも「入国」を果たしたガザ地区とは――。

2013年に初めて見たガザ地区は、「完全封鎖」からすでに8年も経過しており、私の眼から見ても「疲弊した街」そのものでした。最も心に刻まれたのは、荷物の運搬にいまだにラバが使用されていたことでした。

日常生活も困難、追い込まれるガザの人々

イスラエル軍による「完全封鎖」下にあるガザの住民が最も恐れていることは、軍事侵攻です。

2014年のイスラエル軍による陸・海・空からの軍事侵攻では、夏の51日間で民間人・子ど

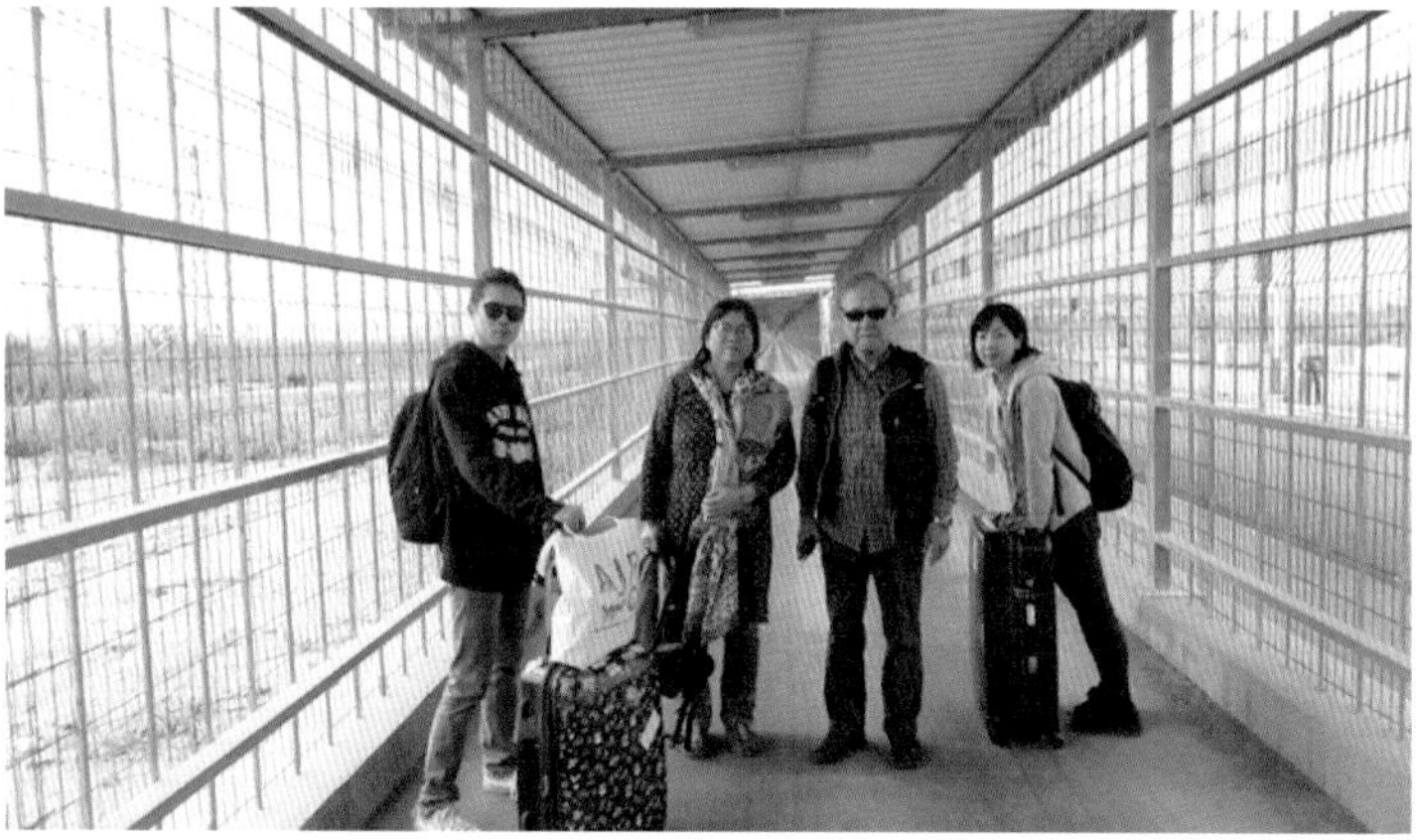

検問所からガザ地区に「入国」するための金網回廊にて

も含めて2300名のパレスチナ人が虐殺されました。

また、イスラエルによる検問所での物資の搬入制限により、ガソリンなど燃料が極端に不足しています。その結果、ガザ地区内の通電時間は、1日に2～4時間しかありません。したがって、夜間は漆黒の闇の中で過ごさざるを得ませんし、冬は暖房のための十分な燃料も確保できません。

燃料不足による影響はそれだけでなく、汚水の処理ができないために生活・工場排水がそのまま川に流され、水質汚染や土壌汚染が起こり、それが食物汚染へ繋がっていきます。また、水質汚染は地中海で豊かな漁業を営んでいたガザの漁師に、壊滅的な打撃を与えているのです。

地中海沿いにあるガザ地区ではすでに多くの井戸が掘られているため、地下水自体が枯渇しかけており、

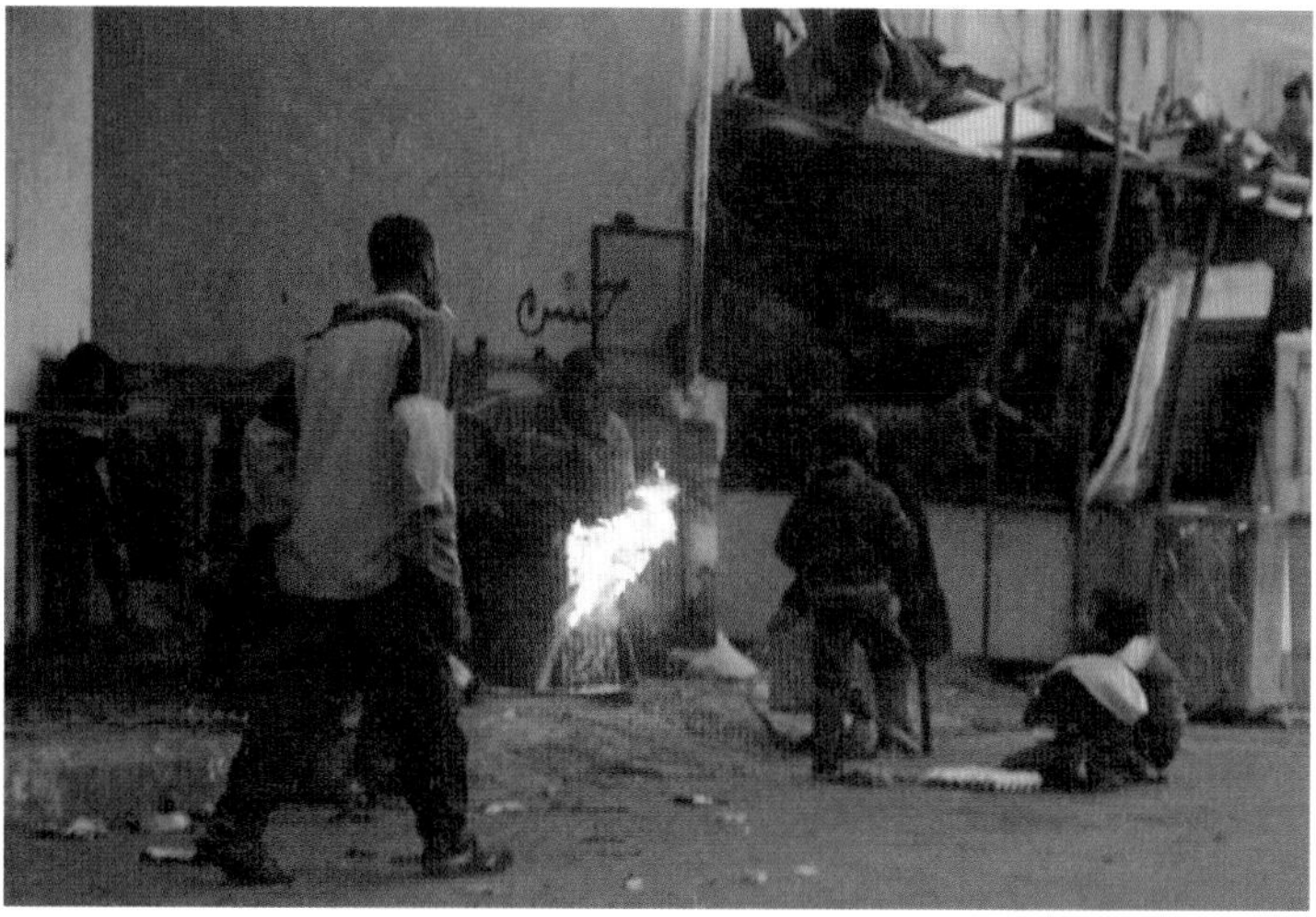

通電がない夜間、明かりと暖をとるための焚火を焚く

水道の蛇口からは塩水の混じった水が出てきています。

　こうした状況にあるガザでは、急速な環境悪化による住民の健康破壊が進行しています。

　同時に、ガザ地区の経済をも破壊され、特に若年層の失業率は実に70％近くまで達しています。ガザ地区には大規模な大学が2つ、中～小規模の大学が5つあります。しかし、ほとんどのガザの若者たちは、明るい未来など語ることができず、貧困状態はより一層深刻化しているのです。

　こうしてみると、イスラエルによるガザ地区の「完全封鎖」は、ガザ地区を人間が住むことのできない土地にする、ガザ市民200万人に「イスラエルに降参するか、さもなくば『緩慢な虐殺』を受け入れるか」を強いているかのようです。事実、最近ガザ地区の中で自殺に追いやられる若者が増加しています。

世界中から医療支援物資が送られるのに――ガザに届かない理由

ガザ地区の医療供給体制は貧弱で､施設や機器も老朽化しているのが一般的です。長引く「完全封鎖」と経済的疲弊により、医療体制の脆弱性は年ごとに進行しています。

ガザがエジプトの支配下にあったときから存在するシーファァー病院（700床）を中心に、国際赤十字赤新月社（日赤）病院、インドネシア病院、キリスト教系病院などがあります。その他に民間病院も含めた中小の病院があり、さらにUNRWA（国際連合パレスチナ難民救済事業機関）などの診療所が220万人住民の健康を支えているのです。

一方、医療施設で使用されている医療器材は貧弱です。10数年にわたる「ガザの封鎖」による医療機器や資材の欠乏は、私たちの日常的医療行為からは想像できないものです。日本の医師が日常使用可能なMRIやCT検査は、ごく限られた患者さんにしか適用されません。

大幅に不足しているのは、抗生剤などの薬剤です。抗がん剤はとっくに底をつき、それまで行われてきたがんへの化学療法も停止されたままです。

また、資材不足は戦乱の中で破壊された人工透析機材の修復をも困難にしており、一人ひとりの透析時間を短縮せざるを得ない状況です。

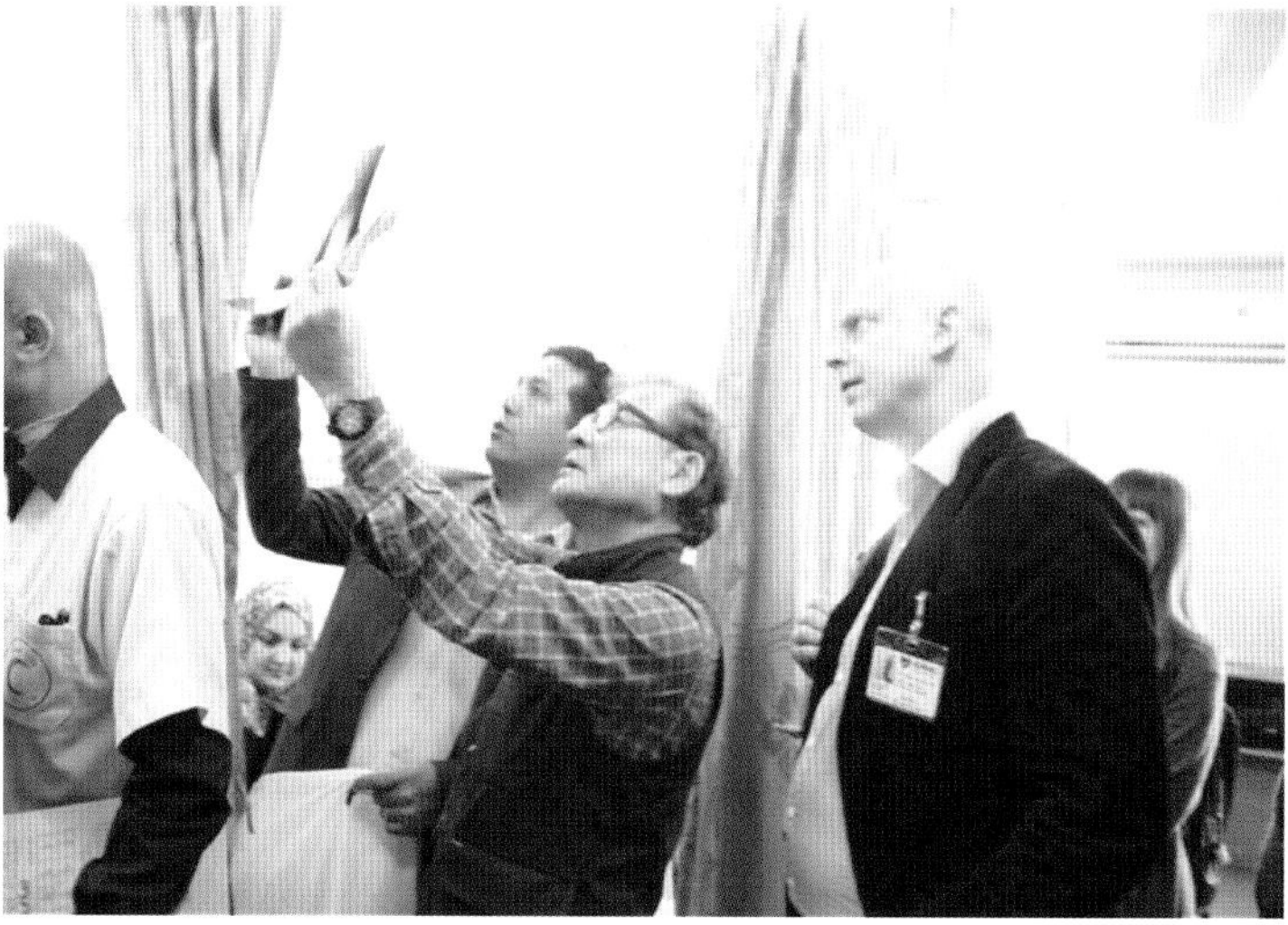

シーファー病院でフィンランドのＮＧＯ医師と回診した際の様子

医療機器が不足するのは、ガザとイスラエルの境界でイスラエル軍が規制していることにより、ガザに物資を持ち込むことができないからです。事実、エルサレムにある国連関係の倉庫には、世界中から支援物資として送られてくる医療器材が山と積まれて保存されています。

繰り返される軍事侵攻によるガザの被害

以上がガザの医療状態ですが、一度イスラエルからの侵攻が始まるとガザ地区は戦場になってしまいます。もちろん、「完全封鎖」のもとで、ガザの住民には逃げ場がありません。空からはミサイルが、海からは艦砲射撃が、そして陸上からはガザ住民を包囲している分離壁やフェンスが開き、戦車がガザの市街地向かって侵攻して、多くの市民を巻き添えにして死傷者を出すのです。

２００８年から２００９年にかけては１５００名、２０１４年の夏には２５００名の死者を出しました。そして、その半数以上はお年寄りと多くの子どもたちなのです。

ひとたびイスラエル軍の侵攻が始まり、ガザ地区内が戦場と化すと、負傷した多くの市民がガザ最大の医療施設であるシーファー病院に運び込まれます。しかし、全ての患者さんを一度には収容できず、病院の前庭では多くの患者さんがテントの内外で横たえられ、治療の順番を待つことになります。中には、前庭で絶命する患者さんもいるのです。

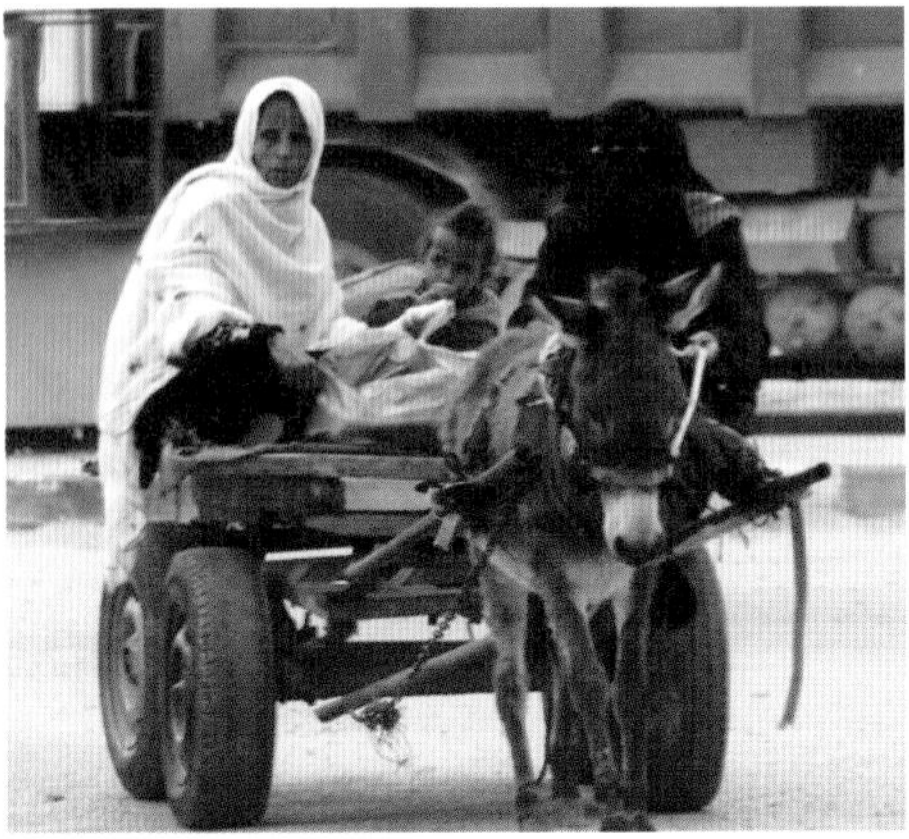

ガザ地区内では
いまだにラバが運搬の主力となっている

７　人道支援の難しさ
――故・中村哲氏の思い出

パキスタンやアフガニスタンで医療活動に従事し、「カカ・ムラト」と呼ばれたペシャワール会の中村哲さんが、アフガニスタンで凶弾に倒れてから、

２０２１年12月４日で丸２年を迎えます。

私は、生前の中村さんと面識がありました。

北海道に初夏を告げる「さっぽろライラックまつり」を翌日に控えた２０１１年５月21日、札幌駅に降り立ったのが、アフガニスタンで用水路建設を進めていた中村哲さんでした。

「海外の前に、国内の過疎地で尽力を」

私たちが２０１０年７月に「北海道パレスチナ医療奉仕団」を立ち上げ、２０１１年２月の第１次支援活動から帰国して数か月が経っていました。

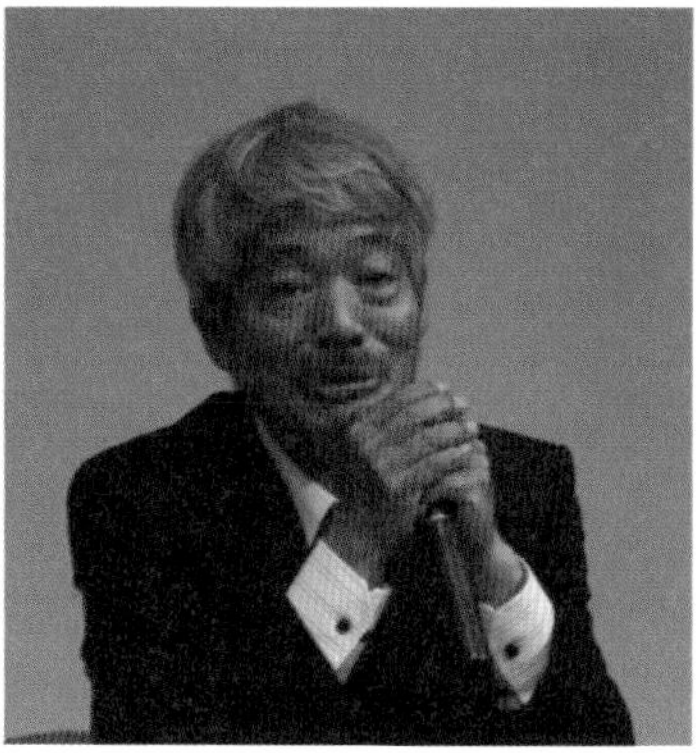
講演に来られたペシャワール会の
故・中村哲先生

実は、中村さんの札幌講演会は、前年の11月に予定されていたのですが、そのときは先生がアフガニスタンを離れることができませんでした。代わって福元満治事務局長（当時）が来札され、中村さんの活動とそれを支えるペシャワール会に関して講演されました。定員７００名の会場には聴衆が溢れ、私も福元さんのお話に感動しながら聴き入りました。

その後も中村さんのお話をじかに聴きたいという希望

がますます高まり、翌年5月にそれが実現する運びとなったのです。当日は、新千歳空港までお迎えに行くことを申し出ましたが、「私は電車で行きます」とやんわり断られたため、札幌駅で中村さんをお迎えすることになりました。

以前にも、中村さんは講演のために何度か札幌に来られています。私はそのたびに会場へと出向き、お話を聴いてきました。

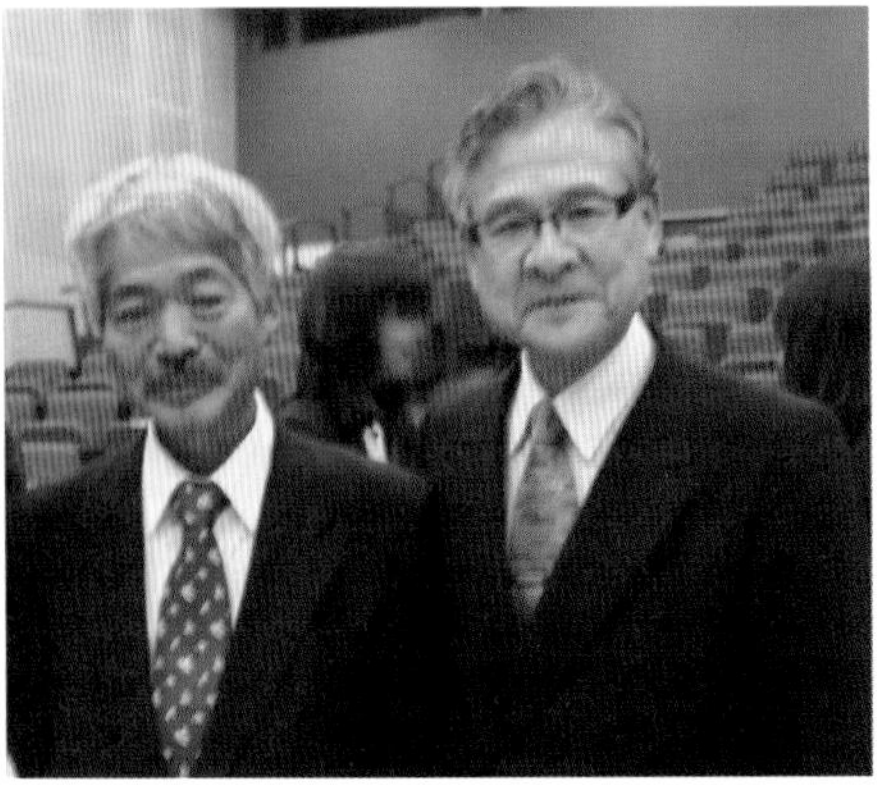
中村哲先生と筆者（2011年5月）

あるとき、北海道大学の学生が先生を招待した講演で、会場にいた一人の学生の「私もペシャワールへ行きたい」という意見に対して、先生は「その前に、日本にある医療過疎地で働いて、その解決に尽力してください」と返答をしていました。血気盛んな学生に対して、気になる物事にすぐ対応するのではなく、一歩、二歩落ち着いた思考と行動を促したことが今でも印象に残っています。
また、他に札幌の仏教団体から招かれた際、私が控室で中村さんとアフガニスタンやパレスチナの状況を話していたときのことです。突然、ドアが開き北海道大学第一外科・藤堂省教授（当時）がお越しになり「哲ちゃん、今晩、飯を一緒に」と声をかけていったのです。藤堂さんと中村さんは、福岡県立福岡高等学校と九州大学医学部の同級生とのことでした。

この場面に立ち合い、私自身も高校時代、大学時代の友人との関係をさらに深めなければならないのだ、との考えを新たにさせられました。

心をわしづかみにされた、中村医師の自然な姿

さて、２０１１年5月21日の場面に戻ります。

講演会には２００名を超える市民、学生の皆さんが集まり、中村さんはアフガニスタンでの井戸掘りから用水路建設へと続く活動を、画像を交えてお話しされました。また、講演後には20〜30名の学生たちの質問に対し、親身に答えておられました。

その後、私たちが始めたパレスチナ医療支援活動についての意見交換に入りました。まず、２００９年のイスラエルによるガザ侵攻に対して、現地のパレスチナ難民への医療支援を目的に「医療奉仕団」を立ち上げ、第1回目の活動を行ったことなどをお話ししました。私はこうした国際ＮＧＯ活動について、中村さんからのアドバイスをいただきたかったのです。

それに対して中村さんが淡々と仰ったのは、「猫塚先生、あなた方が思い立ったことはすぐに始めなさい」という、きわめて率直な意見でした。

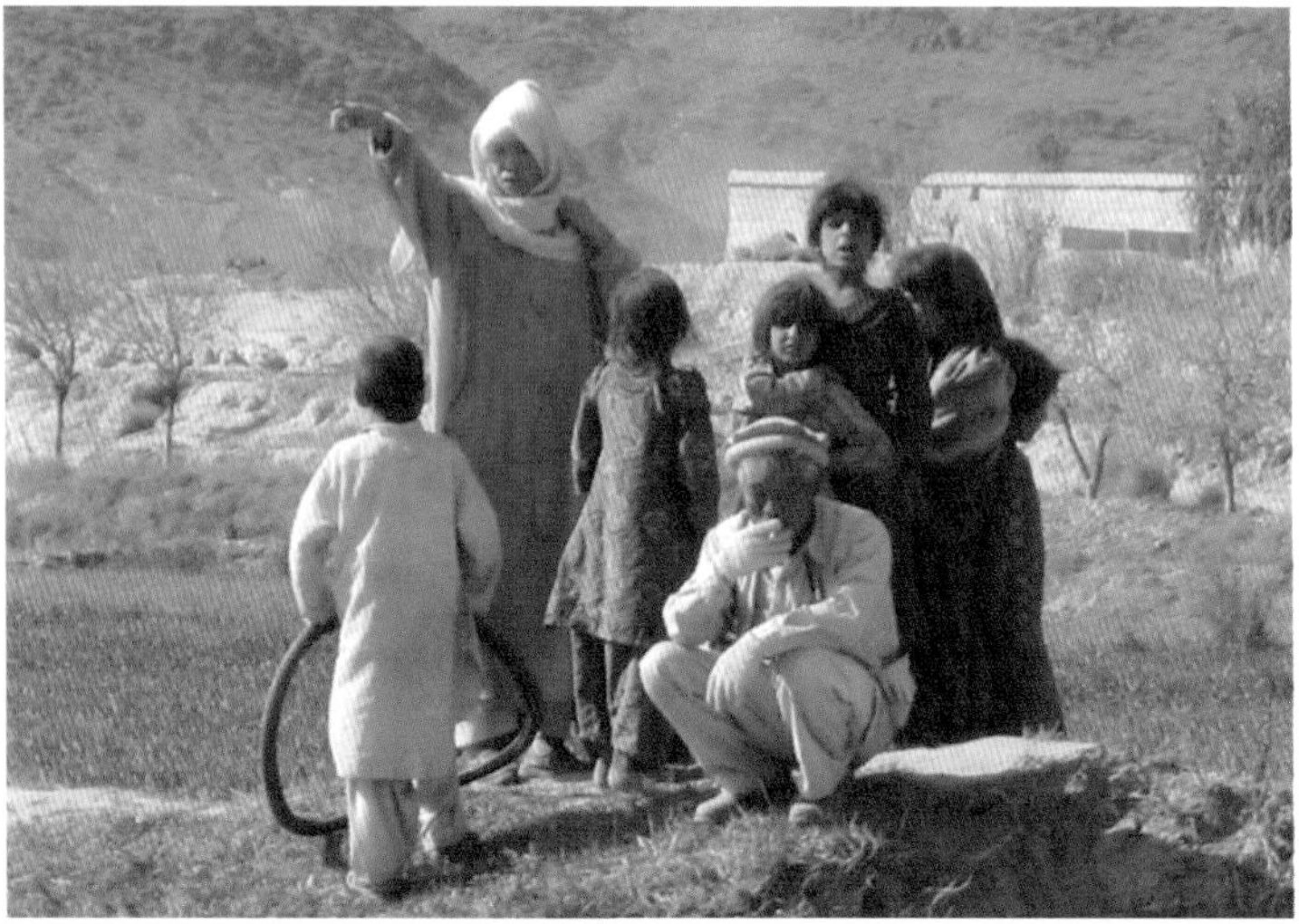

アフガニスタンで看護師の藤田千代子さんと中村先生
現地の子どもたち

私はこの言葉に、これまでパキスタン、アフガニスタンで試行錯誤と幾多の困難を乗り越えてきた、中村さんの経験の深さを感じました。

このときの交流中も、中村さんはあくまでも自然体です。激情的になるのでもなく静かに噛みしめるように、そしてわかりやすく訴える姿に、私は心を鷲づかみにされたのです。

アフガニスタンでの実践に裏打ちされた経験であるからこそ、聴く者の心に沁み入るのではないでしょうか。

中村さんの活動から発せられた珠玉の言葉は数知れません。これまで数多く出版されている先生の著作にも、ぜひ目を通してみてください。

その中でも「武器ではなく命の水を」の精

神は、中村さんの活動の中心軸を形成していたものではないかと思います。

中村先生が教えてくれた、未来への課題

中村さんが活動していた当時のアフガニスタンは、2001年にアメリカを中心に始まったアフガン侵攻による戦乱と干ばつによる貧困・食糧危機、さらにタリバーン政権によるイスラム原理主義に支配されるという三重苦・四重苦のもとで、地域の崩壊と人権侵害が横行する社会でした。

そうした中での中村さんの活動は、現地の人々の生活に寄り添えば寄り添うほど、必然的に反戦・平和の問題、貧困問題、環境破壊・地球温暖化問題など、考えなければならない課題と直面せざるを得ないのでした。

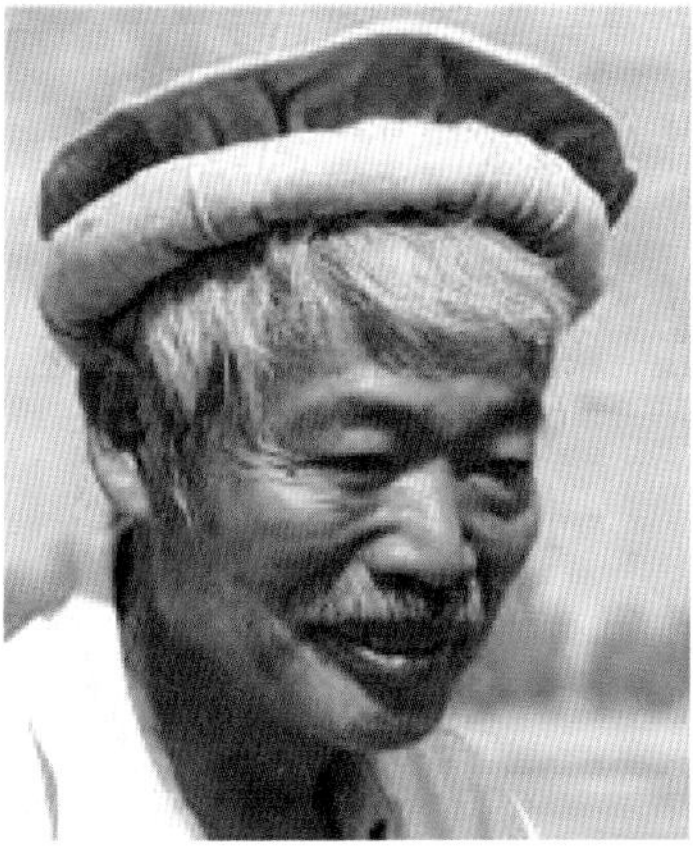
弱い立場の人々のために尽力された

これは、一方でパレスチナが直面しているイスラエルによる軍事支配や、200万人が完全封鎖下に置かれてきたガザ地区のパレスチナ難民の貧困問題、そしてイスラエルの入植地と分離壁（隔離壁）のもとで人権弾圧が行われているパレスチナの苦しさと共通して

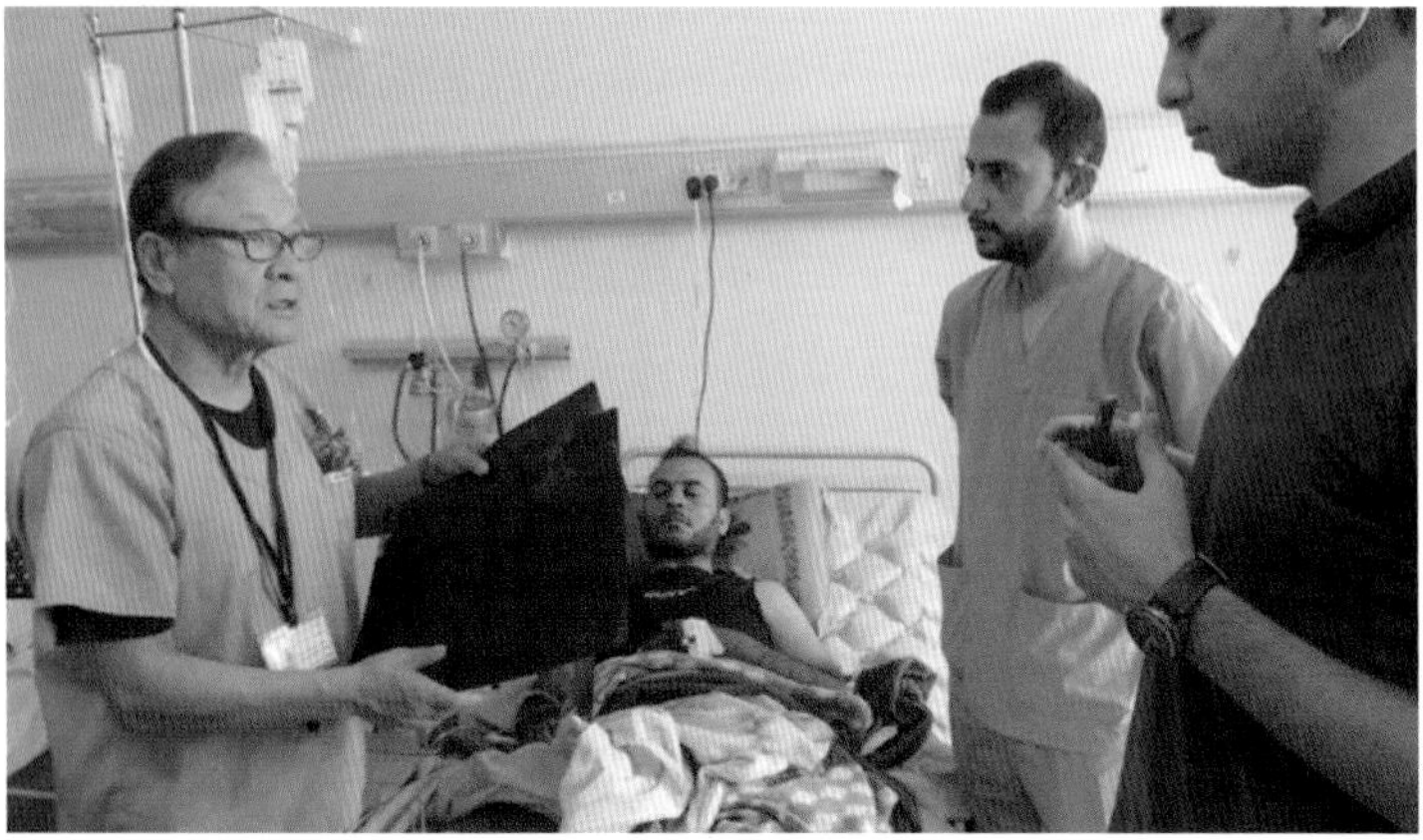
2018 年 7 月、ヨーロッパガザ病院にて手術支援活動を行う筆者

いるものでもあったのです。
こうして、中村さんはアフガニスタンでの活動を通じて、私たちに人間社会で果たすべき課題と「人間の尊厳」の大切さを教えてくれました。それは、これからも永遠に続くものなのです。
新型コロナウイルス感染症の流行が続く現在、この病気を予防・治療し人の命を救うために、私たちが人々の生活に根ざした活動の中で何をすべきかを示しているような気がしてなりません。まさに中村さんの活動の意志と軌跡は、現在と未来への道しるべとなるものと考えています。

8 医師の眼前に〝虐殺〟
……足を撃たれる現地の若者たち

2018年6月の深夜、ヨルダンの首都アンマンに

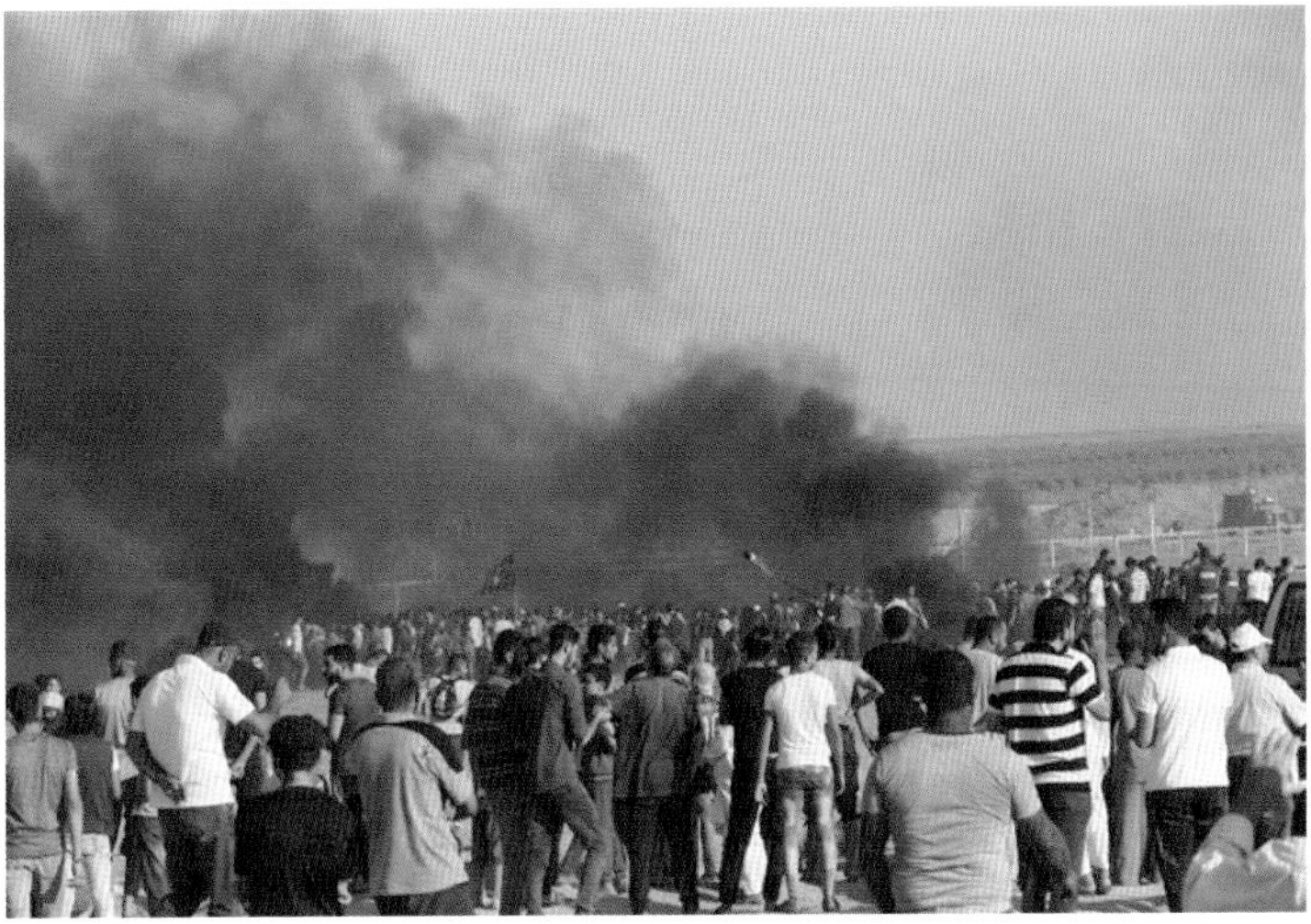

イスラエル軍の攻撃が手術支援に行くきっかけとなった

あるUNRWA保健局長・清田明宏さんから、私のスマホに着信がありました。

「ガザ地区の国境デモでイスラエル軍から下肢を撃たれ、パレスチナの若者に多くの負傷者が出ている。WHOの要請でガザ地区の事情を知っている猫塚先生に手術の応援に来てほしい」

とのことでした。

早速WHOのホームページを開くと、ガザ地区に「整形外科医と血管外科医の応援」を求めるアラートが大きく載っていたのです。

現地の手術支援で見た現実

2018年3月30日の「土地の日」以降、ガザとイスラエル国境付近の5か所でパレスチナ人が「金曜デモ」を開始しました。

さらに、同年5月15日、当時のトランプ米大統領は在イスラエル米大使館をエルサレムに移転。これは、イスラエルによるパレスチナの軍事支配の固定化を認めるものであり、パレスチナ人はなお一層激しく平和的な抗議を開始し始めました。

これに対してイスラエル軍は実弾攻撃を開始、それまですでに145人超の死者と1万4000人以上の負傷者が出ていました。医療スタッフも3名殺害されていました。

そういった現地の事情があり、早速、「北海道パレスチナ医療奉仕団」のメンバーと相談しガザ行きの準備に入りました。

パレスチナ・イスラエルへの入国はいつも通りでしたが、その後ガザ地区への「入域」には、イスラエル軍からの「入域許可証」が必要です。

試行錯誤の末、英国の国際NGO団体であるMAPUK（Medical Aide for Palestine UK）に依頼し入手することができました。しかし、それも札幌を出発する当日だったほど、ガザ地区への「入域」は、イスラエル軍により厳重にチェックされていたのです。

7月2日、ガザ地区北部のエレズ検問所から入域しました。

WHOガザ事務所や現地保健省や内務省と連絡をとり、ガザ市内の宿舎に落ち着くと、翌日からガザ地区南部にあるヨーロッパガザ病院（以下、EGH）へ出向いたのです。

整形外科医は13名在籍し、3つのグループに分かれそれぞれが専門を持っていますが、外傷患者さんについてはどのグループも診療することになっていました。私は、その中のガッサーン医師のグループに入り診療を援助することとなったのです。

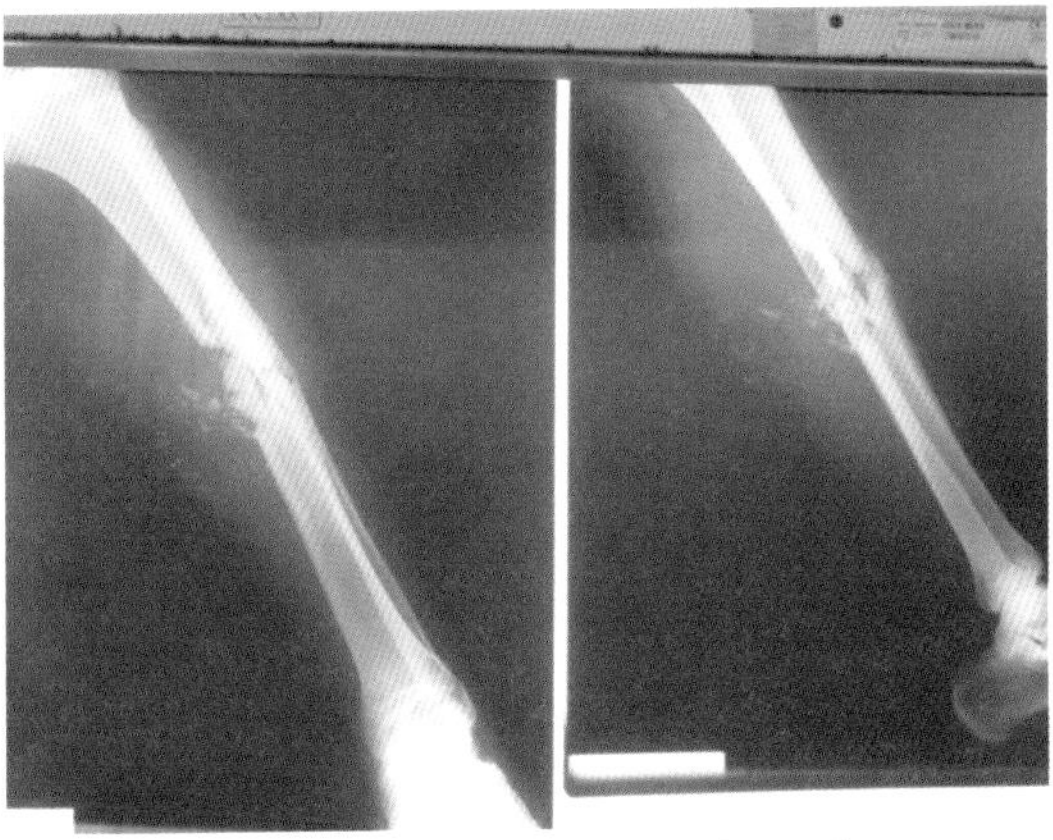
実際の患者さんのレントゲン写真

士気を挫く下肢への攻撃
――イスラエル兵の射撃訓練の面も

EGHでは通常1週間で医師1人当たり10～20例の手術があり、特に、金曜日に外傷患者さんが多い傾向があります（その他、小手術10例や一般外傷（高齢者など）4例などが加わってきます）。

当直は月8回、国境デモがあるときは眠る時間がないほど外傷患者さんが急増します。

私は、金曜日に病院で泊まり込み、救急診療を支援しました。

国境デモが行われる時間帯になると、救急外来へは銃創を中心に1時間で約40名の患者さんが運びこまれてきます。赤新月社（赤十字社）の救急車は、イスラエル軍の察知を避けるため、サイレンを鳴らさずに救急部の入口へ静かに滑り込んできます。

イスラエル軍はデモに参加している若者の下肢を狙って銃撃してきます。

これは、平和的なデモ隊の銃殺を避けて国際的批判をかわしつつ、デモ行進の勢いと士気を下げるためなのです。同時にイスラエル軍からすると若い兵士の「射撃訓練」的要素もうかがわれます。

攻撃で多く使われるのは蝶型弾丸です。最初は小さく、体内に入ると開いて回転し、身体の組織をえぐりとり、血管をつなぎようにもつなげない状態にします。

医師も不足しているため、撃たれた方の5割が被弾した下肢の切断という判断に至ります。

こうした患者さんを手術室へ移送して緊急手術に入ります。

停電した手術室、術野をスマホで照らす

手術室の中では、麻酔科医も含めて医師・看護師たちのチームワークの良さに感心しました。

しかし問題は、術中突然停電することがあるという点です。

手術室が薄暗くなり、非常電源で麻酔器のみが音を立てているだけになってしまいます。もちろん手術は継続できないかとも思われました。

すると麻酔科医と看護師さんがスマホの照明を持ち寄り、術野を照らして手術が続行される

のでした。

私はイスラエルのガザ攻撃により「病院では停電時に携帯電話の明かりを集めて手術している」という情報に接し、札幌でパレスチナ支援を始めたときのことを思いました。「ああ、これが停電時の手術室の、まさに現場なのだ」と思ったものです。

後日、私も国境デモに参加してみました。救急車も配置されている中で、イスラエル軍が催涙弾を撃ちこみ、実弾も飛びかっています。乾いた弾丸音を聞いて慌てて後方の車の陰に走りましたが、すぐ前方の若者が左顔面を撃たれ、イスラエルの軍事行動は「虐殺だ」と感じました。

デモには若者だけではなく、女性やお年寄り、子どもも家族と一緒に参加しています。着飾った女の子に写真をせがまれ一緒に撮りました。

なぜデモに参加しているかと聞くと、「土地のため」と答えたのが印象

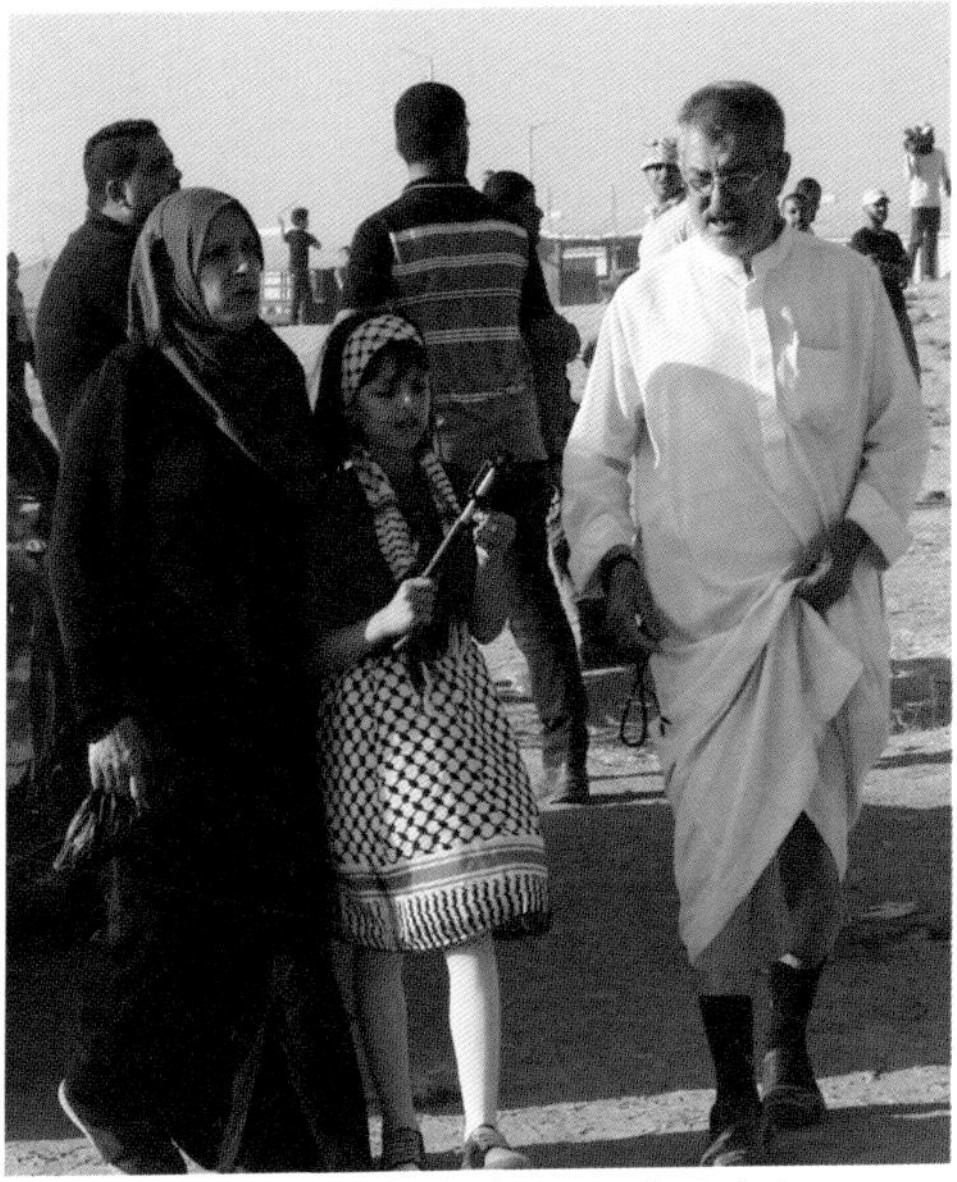

デモに参加するパレスチナの人々
女性や子どもも、「土地のため」と参加する

的でした。私は、国境デモの中で「この抗議行動は、自分たちが暮らす土地に対する想いが世代を超えて受け継がれているものなのだ」とつくづく感じさせられたのです。

第２章

日本人医師のパレスチナ・ガザ日誌
―２０２２年―

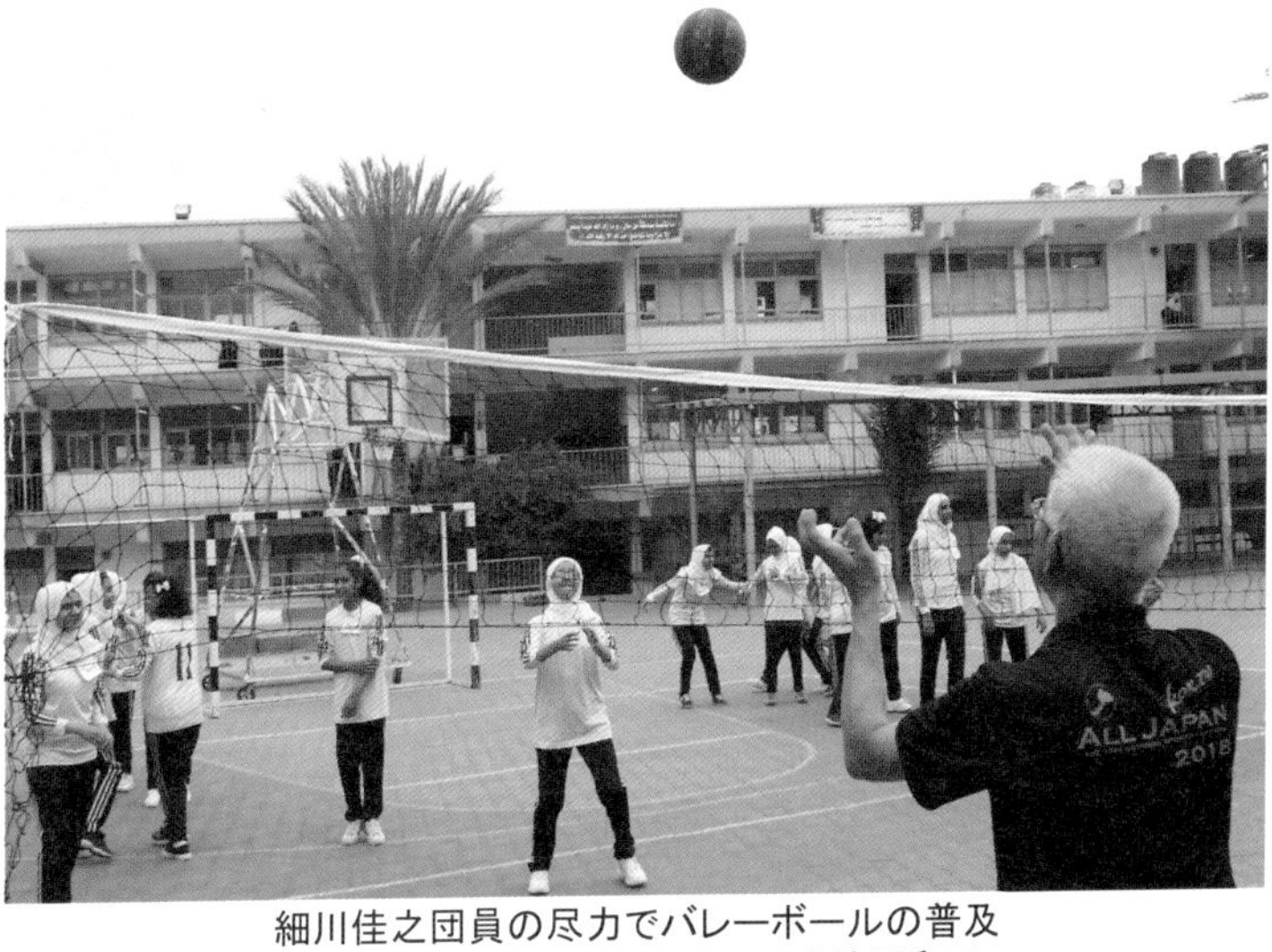

細川佳之団員の尽力でバレーボールの普及
スポーツを通して、チームワークや平和で
相手を思いやる心が育まれることを願っています（2022 年 8 月）

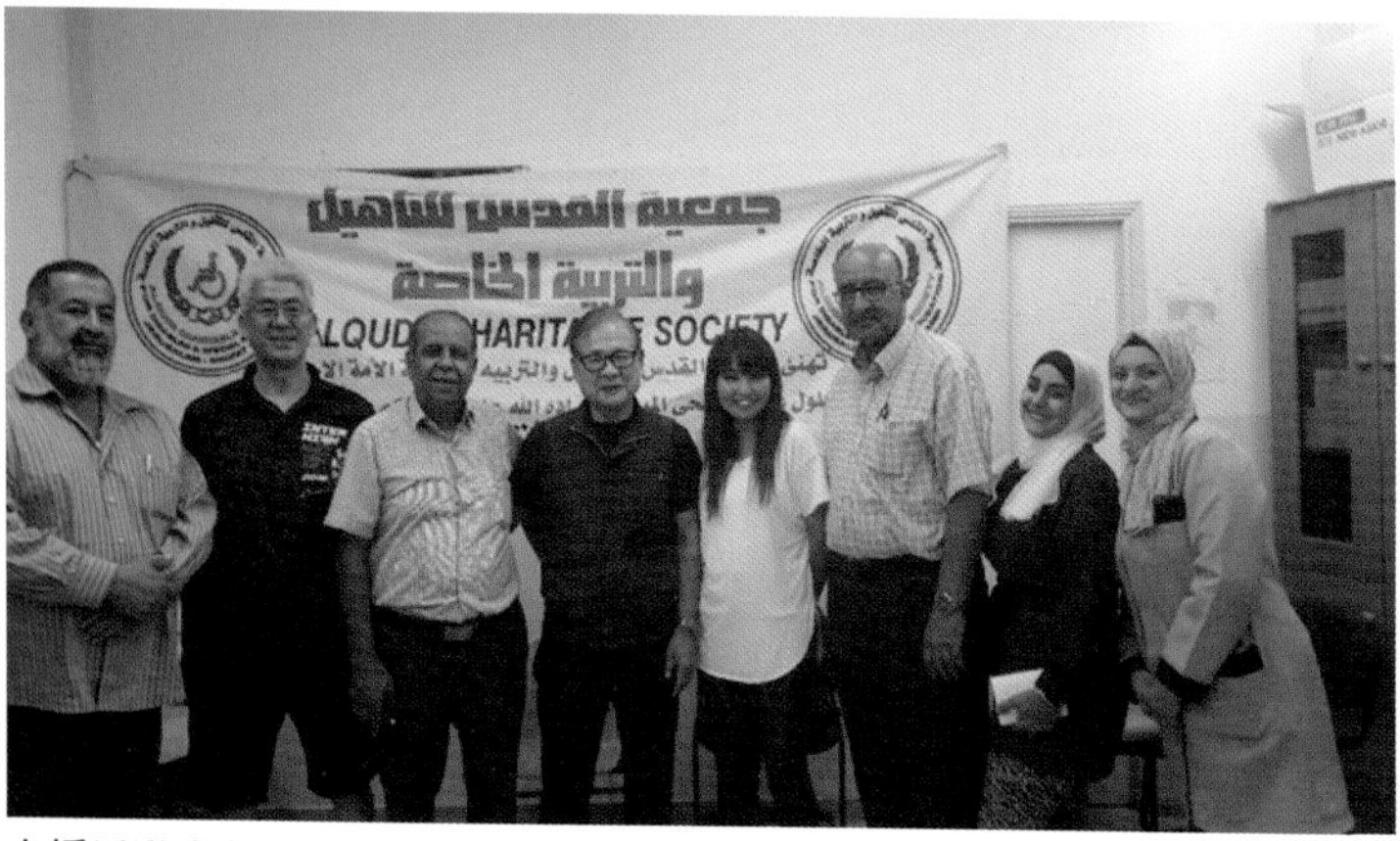

支援活動を共にした８月前半メンバーと、エルサレム慈善協会のメンバー

1　医師が3年ぶりにパレスチナへ……
銃撃が〝日常〟の現実

このたび、コロナ禍の中で２０２２年８月におよそ1か月間、約３年ぶりとなる第14次支援活動を実施。ヨルダン川西岸と東エルサレム、およびイスラエルによる封鎖が16年続くガザ地区に赴き、軍事支配の現状や難民キャンプでの過酷な生活、そして人権侵害の実際を目の当たりにしてきました。

本章では、支援活動を行った1か月間の私の手記をお届けします。世界には、今も紛争により生活や健康を脅かされている人々がいます。そうした現状を、少しでも身近に感じていただければ幸いです。

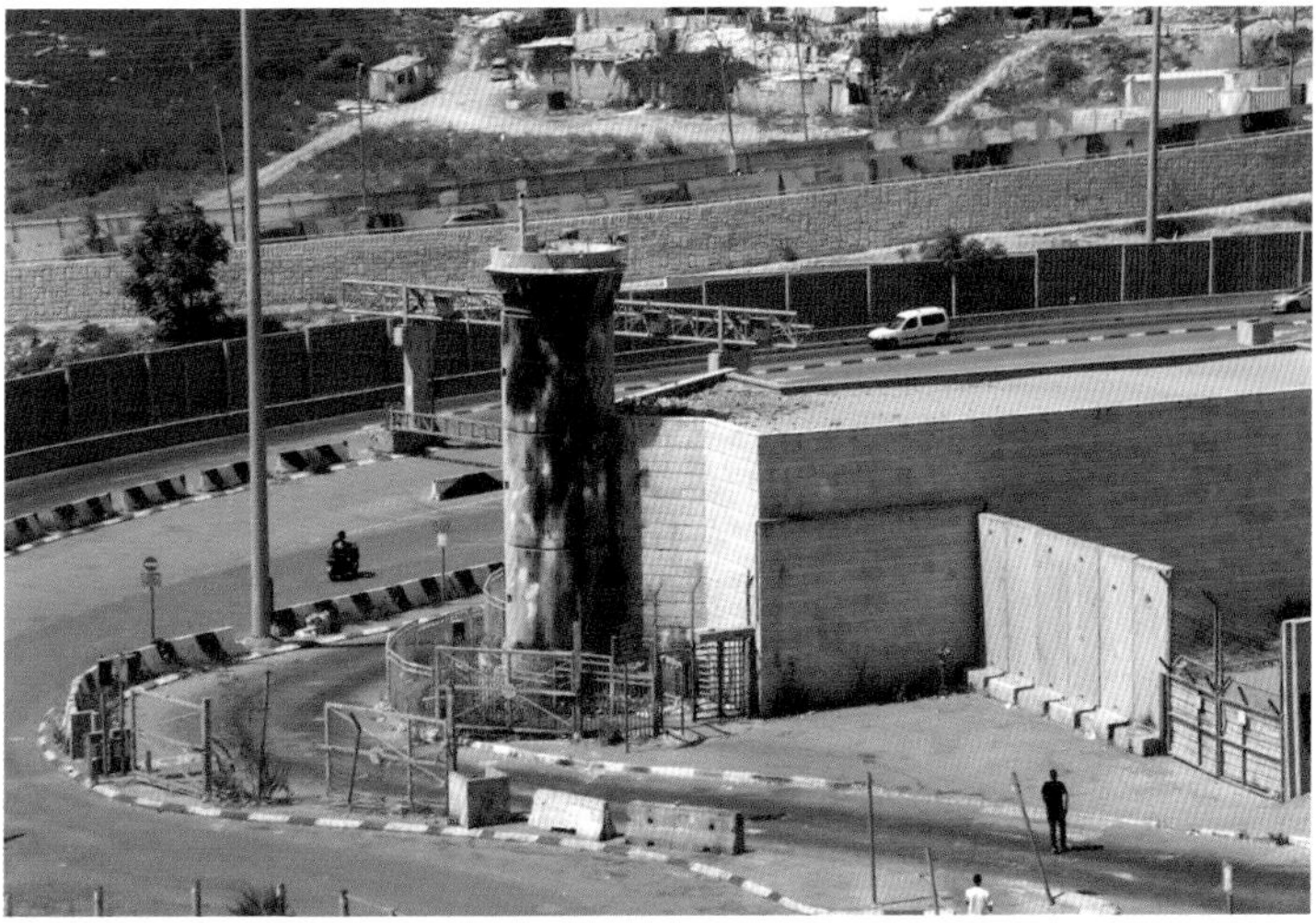

3年ぶりに目の当たりにする、パレスチナを世界から分断する分離壁

8月6日（土）――2日遅れでパレスチナへ

2022年8月4日から始まる「北海道パレスチナ医療奉仕団」による「第14次パレスチナ医療・子ども支援活動」にあたり、その日その日の現地の状況と私たちの活動を報告いたします。

私は新型コロナウイルス感染症感染の疑いで、パレスチナに向けて予定より2日遅れで、本日8月6日、成田空港を発つこととなりました。

イスラエル側がガザ地区の組織「イスラム聖戦」の幹部を拘束したことを端緒とする、8月1日から始まったイスラエル軍とパレスチナ（イスラム聖戦）間の緊張状態、確執は徐々にエスカレートしています。

8月5日にはガザ地区への唯一の入り口であるエレズ検問所が、イスラエル軍により閉鎖されてしまいました。ガザから80km以内はイスラエルの交通規制がなされ、ガザに近寄ることもできません。

8月5日、すでに現地に到着している「医療奉仕団」の3人のメンバー、副団長で教師の細川佳之さん、同じく教師の斎藤育さん、医師の植村和平さんから、現地の状況について情報が寄せられました。私たちと友好関係にあるエルサレム慈善協会のサリム（Salim）医師とともに、東エルサレムでの「医療・子ども支援活動」が開始されています。

それにしても、イスラエルによる軍事支配が続くヨルダン川西岸と東エルサレム、2005年に封鎖が開始された「ガザ地区」……どちらも私たちの難民支援活動への要望が少なくありません。今回もガザ地区ではUNRWA（パレスチナ難民救済事業機関）が多くの援助をしてくれると同時に、私たちの支援活動を公式に取材する旨の申し込みがありました。

私自身がコロナ感染を経験し、その身体的な恐ろしさとともに、社会活動に及ぼす影響と心理的な負担を感じざるを得ませんでした。しかしこうしたことも、パレスチナの難民の皆様が置かれている状況と比べると、とてつもなく小さく感じてしまうのです。

私がコロナ感染で感じたときよりも、現地ではもっと多くの難民が大きな不安や恐怖を抱え、明日への希望を持てずに暮らしているのですから。

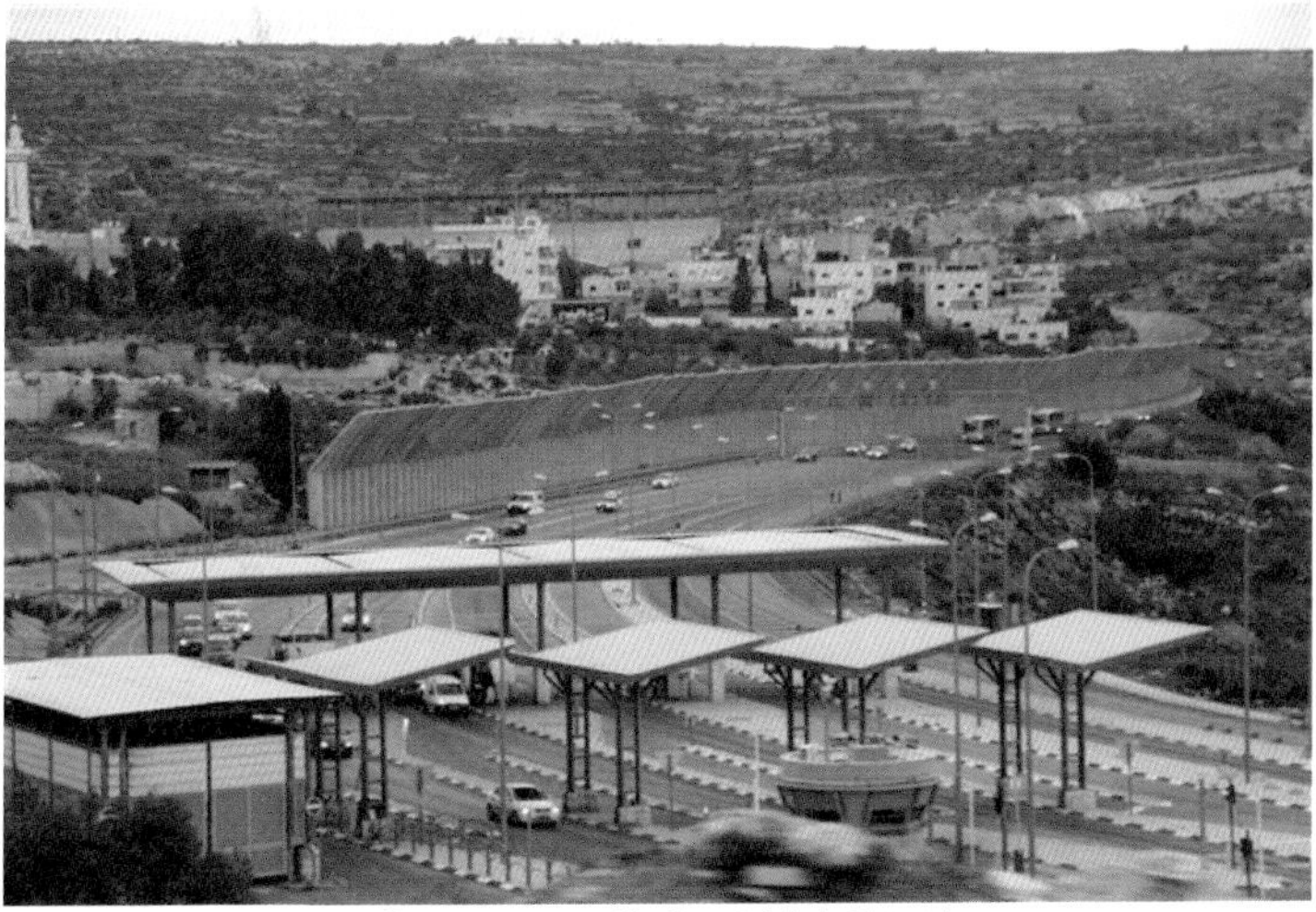

パレスチナ・ガザへ入域するには
イスラエルの検問所を通らねばならない

今回も私は、難民キャンプやＵＮＲＷＡの診療所、砂漠の遊牧民・ベドウィンへの往診などといった医療活動、難民の子どもたちへの関わりなどを通して、自分の目で見た現地の状況を皆様にお届けいたします。同時に、「医療奉仕団」の延べ8名のメンバーを危険から守り、無事日本へ帰ることに責任を持つ覚悟を決めました。

8月7日（日）
――3年振りのパレスチナ、現地の様子は

午後になって、先着していた3人と、現地活動家で「医療奉仕団」の盟友であるガリコ美恵子さんを加えた4人で、3年ぶりの再会を喜び合いました。その後、東エルサレム・シュファァット難民キャンプ、慈善協会理事長

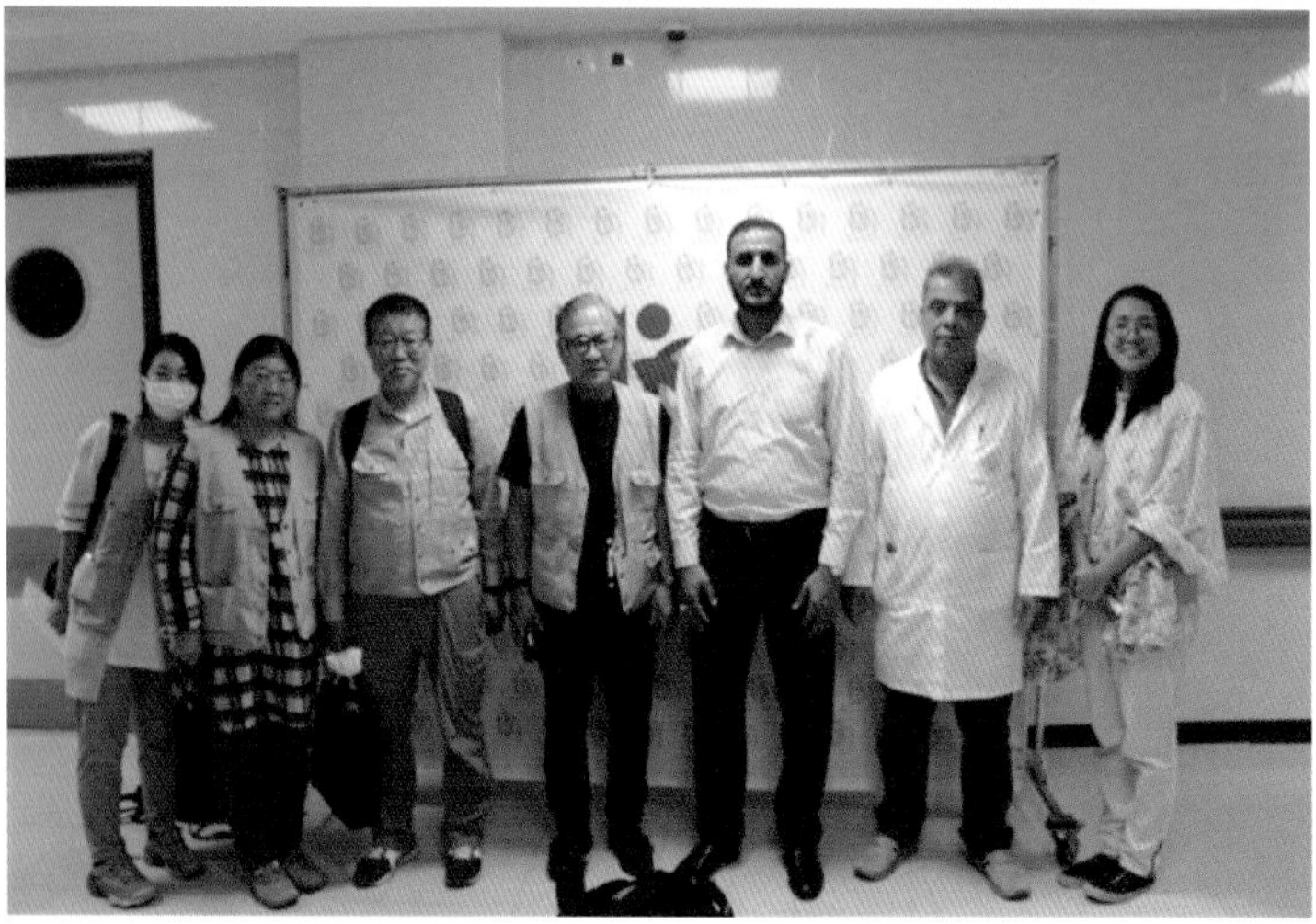

8月後半のメンバーと、ガザ地区・ワッファ病院の人々

で医師のサリムさんご一家の訪問を受け、明日からのスケジュールを立てました。

21時30分からはガリコ美恵子さんと連れ立って、夜の旧市街を散策しました。あの有名な「嘆きの壁」は混雑しており、さらに横に回って「小さな裏の壁」まで行くことができました。

この通路は、イスラエル兵がアルアクサモスクで不当逮捕したパレスチナ人を、大衆の目から逃れて連れ出そうとするいわゆる隠し通路であるかのように、細くうねった形で作られていました。

また、22時を過ぎても旧市街のあちこちには重装備したイスラエル兵が目を光らせ、ダマスカス門に集まるパレスチナ人を弾圧する警察官たちが集まってくるのでした。

8月8日（月）——総合診療医と難民キャンプの診療へ

明けて翌8月8日の朝、聞くと、私が宿舎に戻った後、イスラエル側からの銃撃があったそうでした。どこまで、イスラエルはパレスチナ人たちを弾圧するのか……。

今回の支援活動でも、パレスチナの置かれている実態をつぶさに観察・報告する予定です。

さて、7日の23時30分に、ガザ地区の武装組織「イスラム聖戦」とイスラエル軍との間で停戦協定がなされました。

しかし事前に入域の連絡をしていたにもかかわらず、ガザ地区に入域できるのは、ジャーナリストと外交官のみとのこと。

やむなく私たちは予定を変更し、東エルサレム・シュファット難民キャンプでの難民の診療と子ども支援活動に切り替えました。サリムさんのお迎えで宿舎を出て、難民キャンプへ……。

慈善協会理事長のサリムさん方による事前の宣伝が効いたのか、40人近くの人々が受診に見えました。今回は、総合診療医である植村さんも参加されています。

これまでの私一人で診療活動をこなしていたときと比較して考えると、身体所見のみならず、難民の方々の仕事や生活背景まで聴けたうえ、私自らリハビリの方法を教えたりなどといった

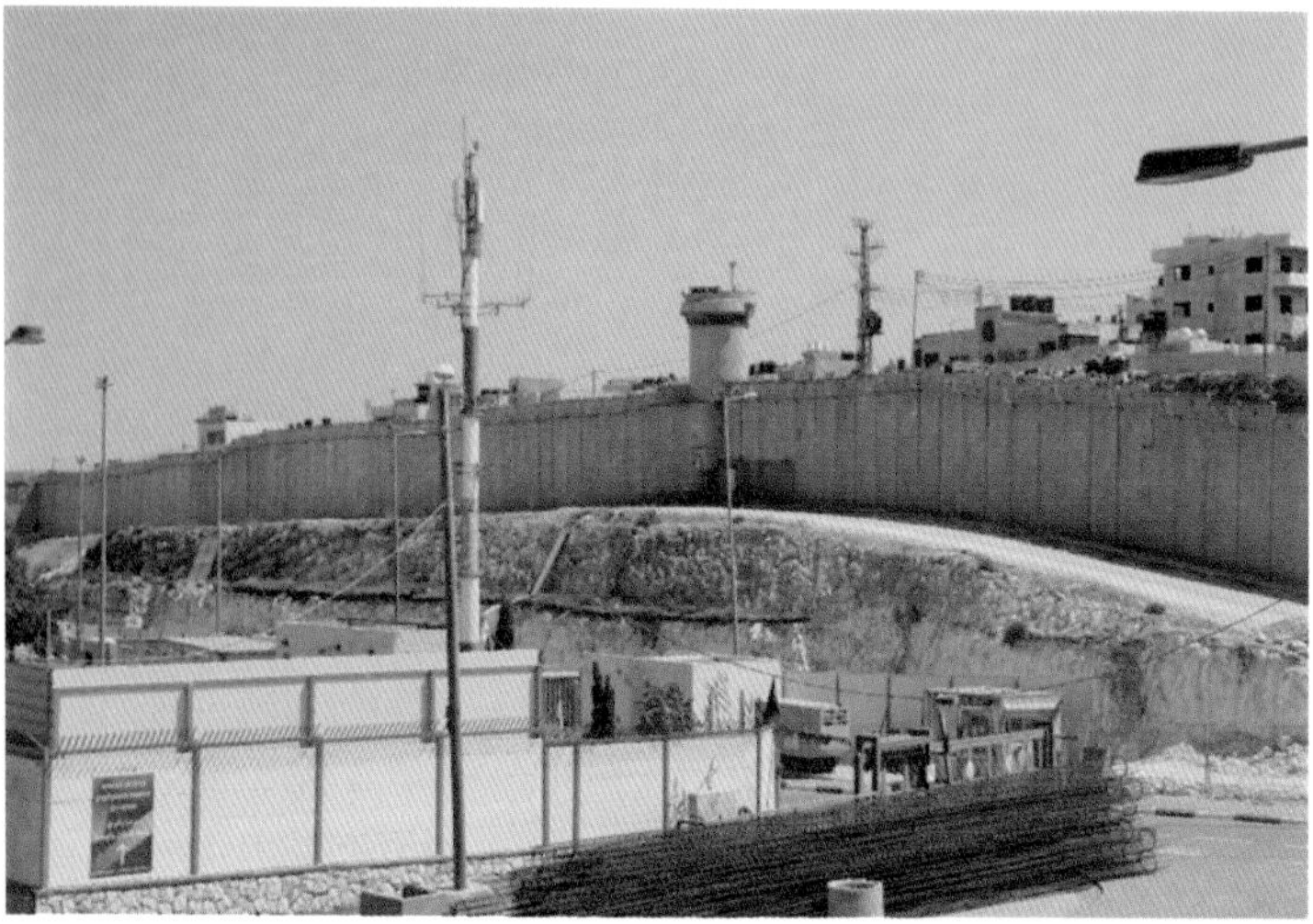

見る人に威圧感を与えるカンディア検問所付近の分離壁

ことが可能になり、これまでの診療活動から一歩前進したように感じました。

特にガリコ美恵子さんが傍にいて、患者さんの生活背景を教えてくれたことが大きな助けとなりました。

その後、サリムさん方と昼食を摂りながら、8月末までのスケジュールの調整を行います。ガザ地区に入域できないときにはパレスチナの首都・ラマラ近くの難民キャンプ、西岸で最も厳しいといわれるカランディア検問付近の難民キャンプ、そして医療施設も学校もない砂漠の遊牧民で、イスラエルからの弾圧が激しいベドウィン集落にも行くこととなりました。

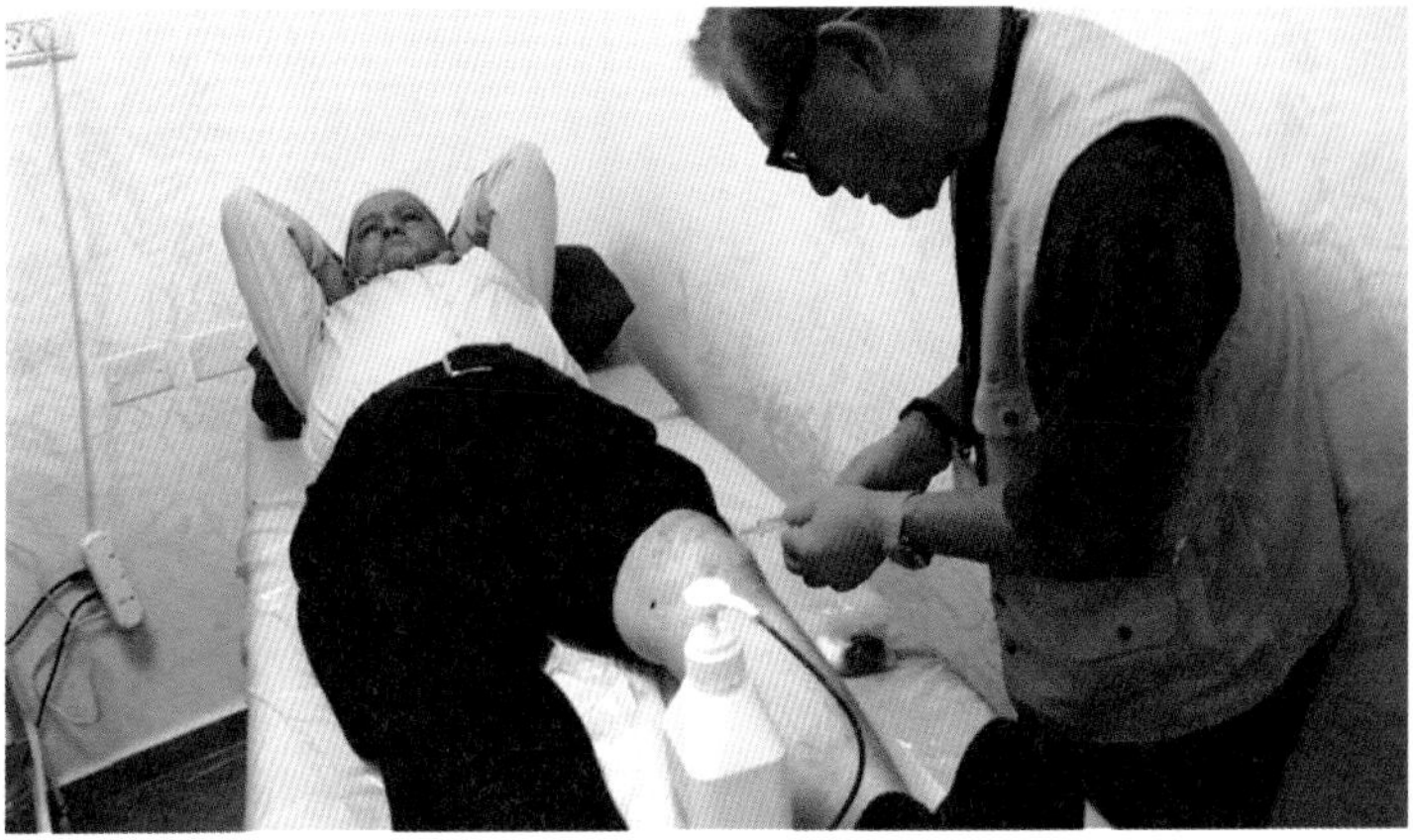

シュファット診療所で診察を行う筆者

2　医師がガザ地区で診た女子中学生、7年後になんと

8月9日（火）――スマホの明かりを寄せ集め診察

8日に続き、東エルサレム・シュファット難民キャンプでの診療と、子ども支援活動に時間をかけました。

相変わらず、イスラエル兵と入植者がパレスチナ人を検問する、ということが続けられているのです。イスラエルの軍事支配に喘ぐパレスチナ人の生活の断面を、診療活動でも明らかにする必要性を感じながら、公共バスに揺られて難民キャンプに出掛けました。

本日は、昨日の5名（細川佳之さん、斎藤育さん、植村和平さん、ガリコ美恵子さん、猫塚）に副団長の山村順子さんが加わり、アラビア語の通訳と、安全担当として私たちの活動行程の臨機応変な組み立てに多大な力を発揮してくれています。

その活動の最中にUNRWAの担当者から、明日のガザ入域の許可が下りた、という連絡が入りました。細川さん・斎藤さん・植村さんの各メンバーにお知らせし、サリムさんと相談し、明日からの難民キャンプでの活動に若干の変更を加えたのです。

そうした中でのシュファット難民キャンプにおける診療と子ども支援活動なので、自然と熱が入りました。

昨日と同様、40名以上の患者さんが難民キャンプ以外からも受診に来るのです。ある患者さんは、イスラエル南部にあるネゲブ砂漠から、車で2時間半もかけてやってきたそうです。シュファット難民キャンプに日本から「医療奉仕団」が来ていることを、ヨルダンの友人から聞いてきたとのことでした。

また、持ちかけられる相談や診療内容も、一度手術を受けた患者さんのその後のことや、家庭環境に問題がありそうなご婦人など多岐にわたっており、それに伴い私たちの活動も、これまでのような〝身体的な診断と治療〟という枠を超える内容に深化しているように感じました。

途中、電源が切れて電気がつかなくなってしまったのですが、そのときにスマホの明かりを寄せ集めて行った診療は、私が12年前にパレスチナ支援を決意した原因である「携帯電話の明かりを集めて手術をしていた」、電気不足が恒常化しているガザの病院の有様を彷彿とさせる

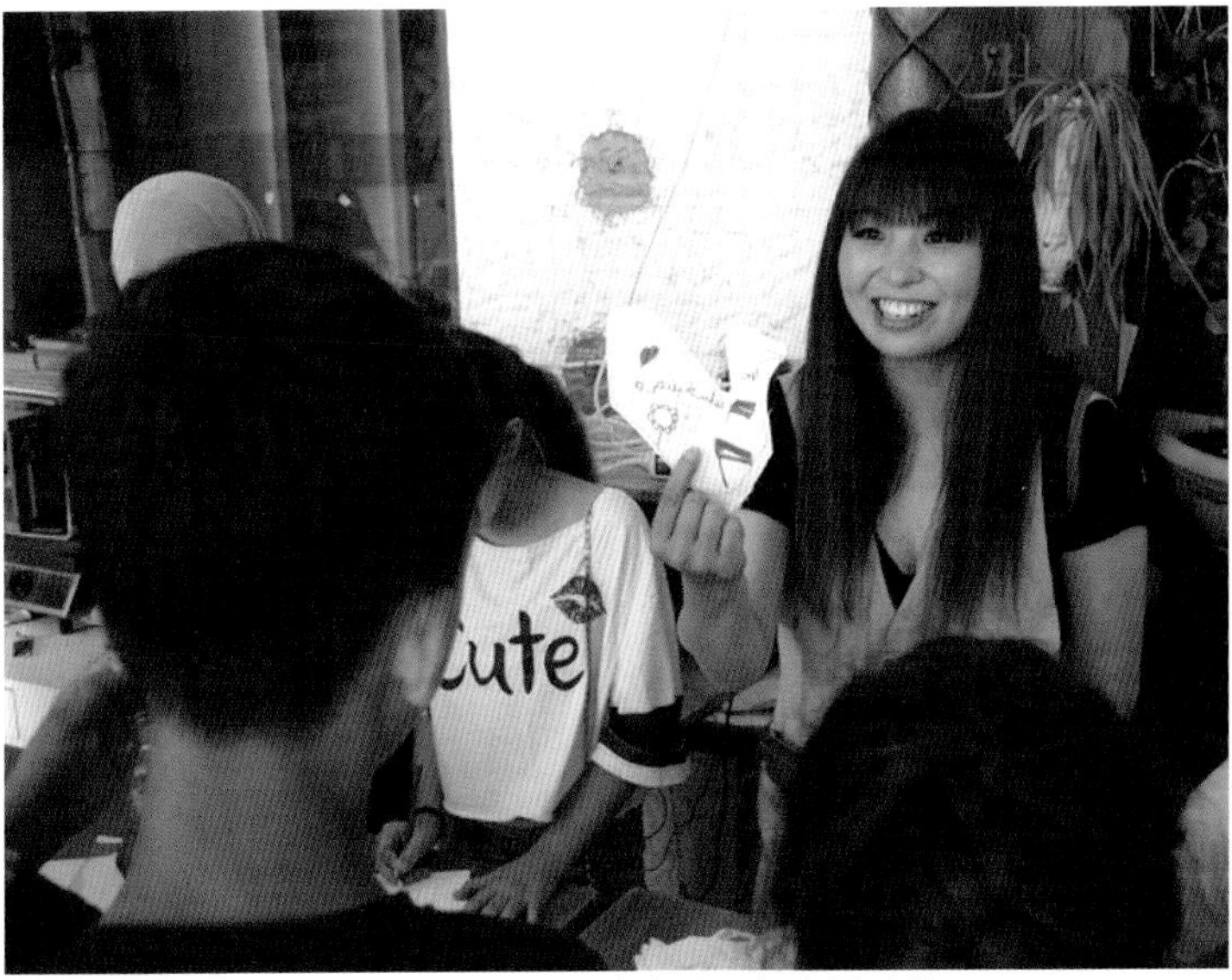

子どもたちとの交流も重要な支援活動

ものでした。それでも患者さんの協力もあり、無事に診療を終えることができました。

その後、サリムさんのご自宅でお茶をいただいている最中に、UNRWAの担当者から電話が入り、明日7時30分に宿舎からガザ地区に向かう旨の具体的な打ち合わせが行われました。

さあ、いよいよ3年ぶりにガザ地区に入るときが来たのです。しかも8月1日からの「戦争」で子ども5名を含む46名以上が殺戮された直後なのです。

大変な緊張感の中で行われる「医療・子ども支援活動」ですが、安全第一として診療や子ども支援活動をしつつ、できる限りガザの状態を把握することに尽力することといたします。

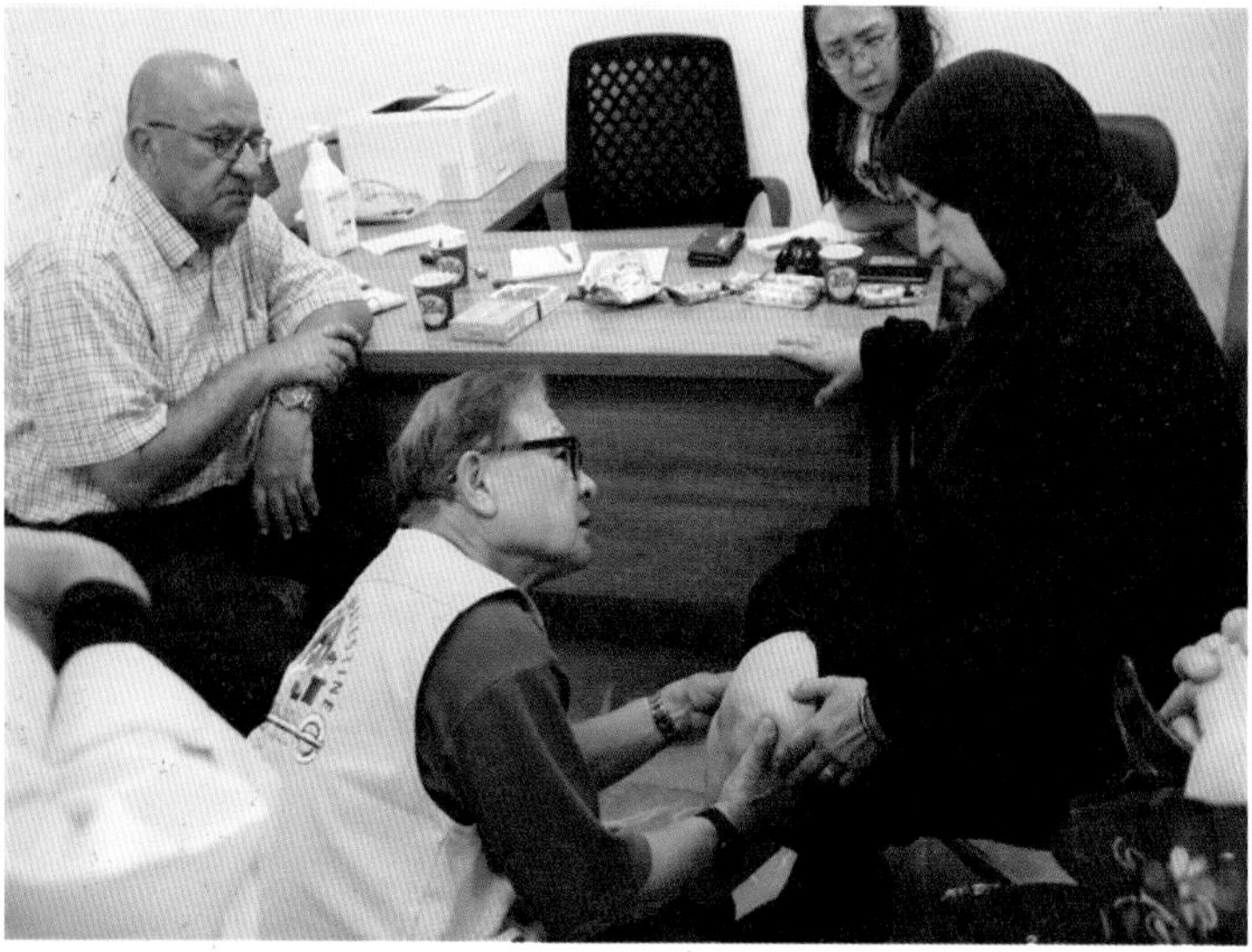

遠路はるばる
筆者たち「北海道パレスチナ医療奉仕団」の診察を受けに来る人々

8月10日（水）――7年前に出会った中学生と再会！　なんと……

今回の「支援活動」の予定から遅れること2日、いよいよガザ地区に入域する日となりました。昨夜は、翌日の活動に備えて23時には眠ったのですが、緊張のあまり朝の4時30分に起床してしまいました。せっかく早起きしたので、前夜に準備した荷物を再点検し、7時45分にUNRWAの車でエレズ検問所まで行きました。

これまでガザへの入域は10回を超えますが、イスラエル軍の侵攻直後の入域は初めての経験なので、いつも以上に緊張しました。

一昨日に開いた検問所は、待機する自動車で多少混んでいましたが、報道機関以外ほとんど入域する人々はいませんでした。

前述のとおり、ガザは数日前までイスラエルからの爆撃に晒され、子ども15名を含む43名のパレスチナ人が虐殺されているのです。現在は、イスラエル軍に逮捕された「イスラム聖戦」のメンバーが1週間以内に釈放されることが停戦の条件なのです。イスラエル側の誠実な対応がなければ再度の混乱が待っているでしょう。

入域後、直ちに行ったのは、ガザ地区北部にあるベイトハヌーン難民キャンプでの診療です。そこには、2015年のイスラエル軍によるガザ侵攻で大変な被害にあったイマンさんが、彼女の子どもを連れてやってきました。1歳半の男児の診察と、これからの治療の相談にやってきたのです。

UNRWA清田医療局長からの依頼があり、診療所の院長、理学療法士、看護師さんたちと一緒にこれからの治療と経過観察について、イマンさんと相談いたしました。

2015年のガザ侵攻時にお会いしたとき、彼女は中学生でした。すっかりお母さんになったのを見て、私の心が少し和やかになるのを感じました。

診療所の廊下では、斎藤育さん、細川佳之さんが子どもたちに平和の手形づくりやお絵描きを教えて大盛況でした!!

久しぶりに見るガザの町並みは、3年前と比較してラバに引かせた荷車が多く、ガソリン不足をはじめ貧困に喘ぐガザ地区の住民の状況を想像せざるを得ませんでした。車窓から眺めた街中に、5日前にイスラエル軍から爆撃を受け破壊されたビルを見て、あらためてガザ市民への哀悼の意を抱くとともに、イスラエル軍への怒りが湧いてくるのでした。

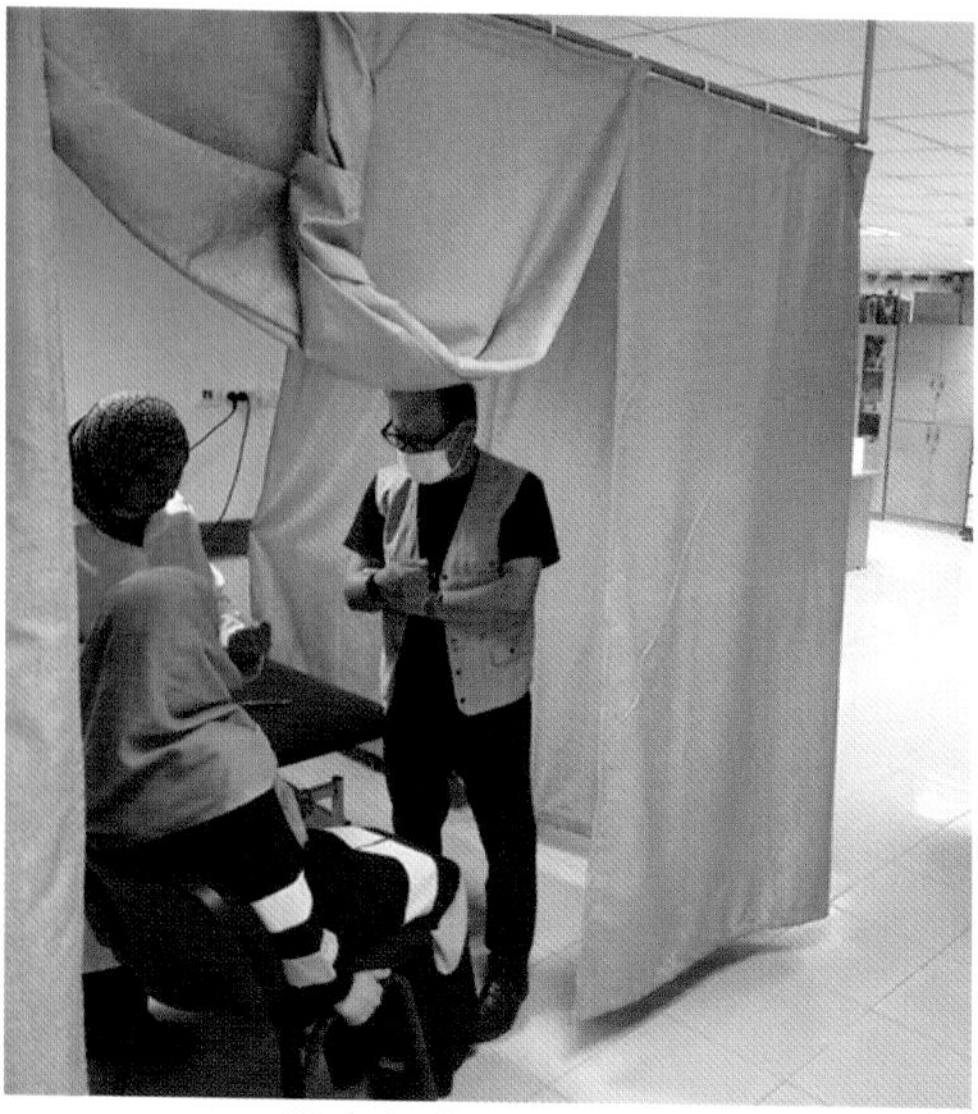

予定より2日遅れで
ガザ・ベイトハヌーン難民キャンプへ

私たちは医療支援活動とともに、16年におよぶ「完全封鎖」下に置かれている「戦争を知らない子どもたち」の心に寄り添うため、アートやスポーツを通した交流を続けてきました。

今回はガザ地区・UNRWA教育局の美術担当とスポーツ担当の方々と、これまでの経過とこれからについてゆっくり懇談することができました。こうした懇談は初めての取り組みでしたが、これからも毎年行いたいと思いました。

3　銃撃で寝たきりになった患者を、洞窟で診る現実

8月11日（木）――ガザ地区の難民キャンプ診療所へ

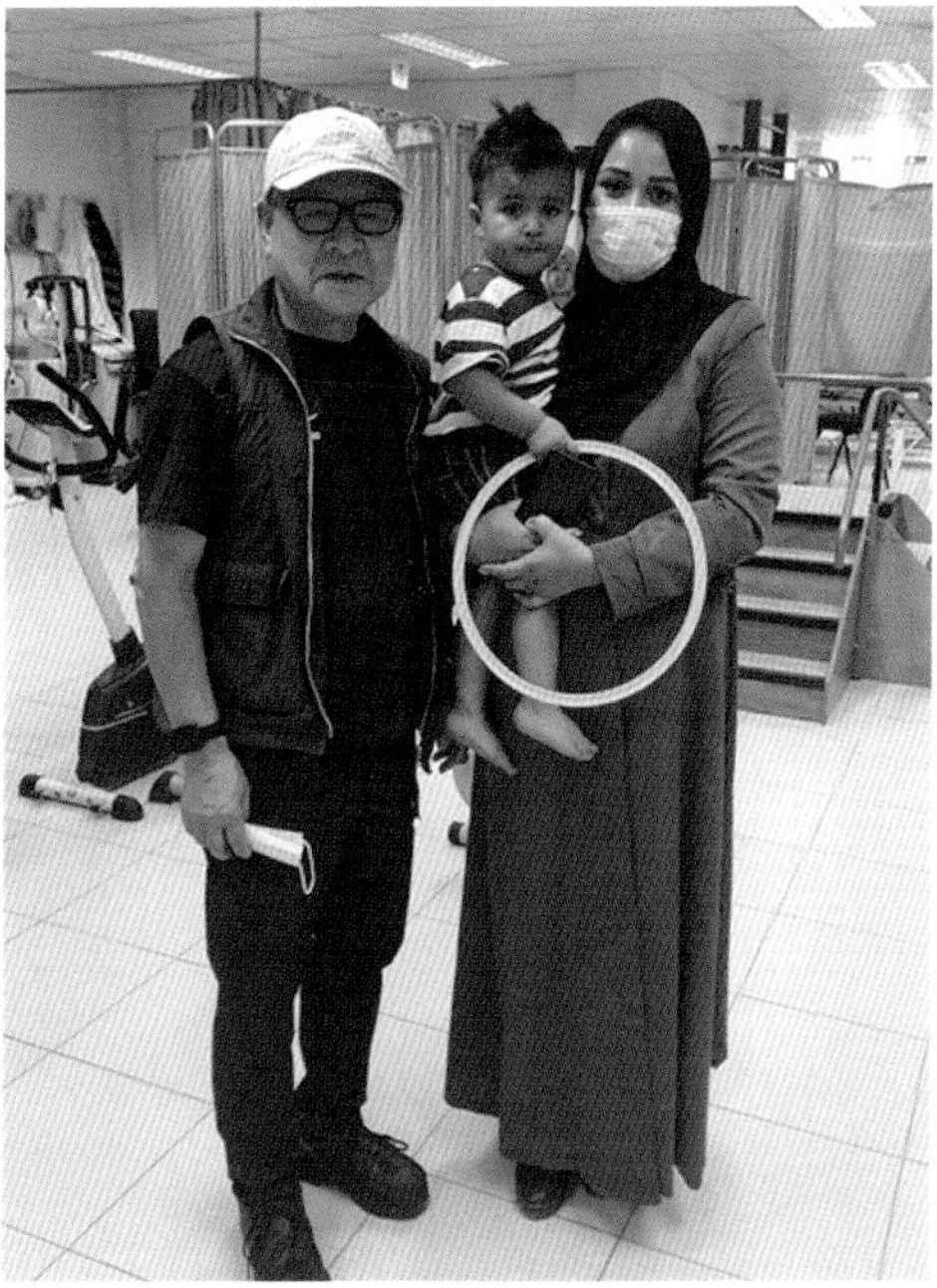
お子さんを連れたイマンさんとの久々の再会

今回の「第14次パレスチナ医療・子ども支援活動」において、ガザ地区での活動は2回の予定です。今日はその1回目となるガザ地区での活動、2日目です。イスラエルによるガザ空爆で活動期間が短縮されたため、タイトな行動にならざるを得ません。

朝7時30分に宿舎を発ち、ガザ地区中南部のブレイジ難民キャンプ診療所へ。いつもと違う道をUNRWAの車で走ります。というのも、イスラエルからの爆撃が停止されているとはいえ、安全第一

のため、車両で移動する経路が決められているのです。もし路上にイスラエル軍の不発弾が放置されていれば、事故につながりかねないという理由からです。

8時からの診療開始予定に合わせて、ブレイジ難民キャンプ診療所の院長先生自身が先頭に立ち、アラビア語と英語の通訳を買って出てくれました。リハビリ部の技師さんたちは患者さんを中心に扇状に集まって私の診察を見学しながら、患者さんの治療方針を注意深く聞いてくれました。

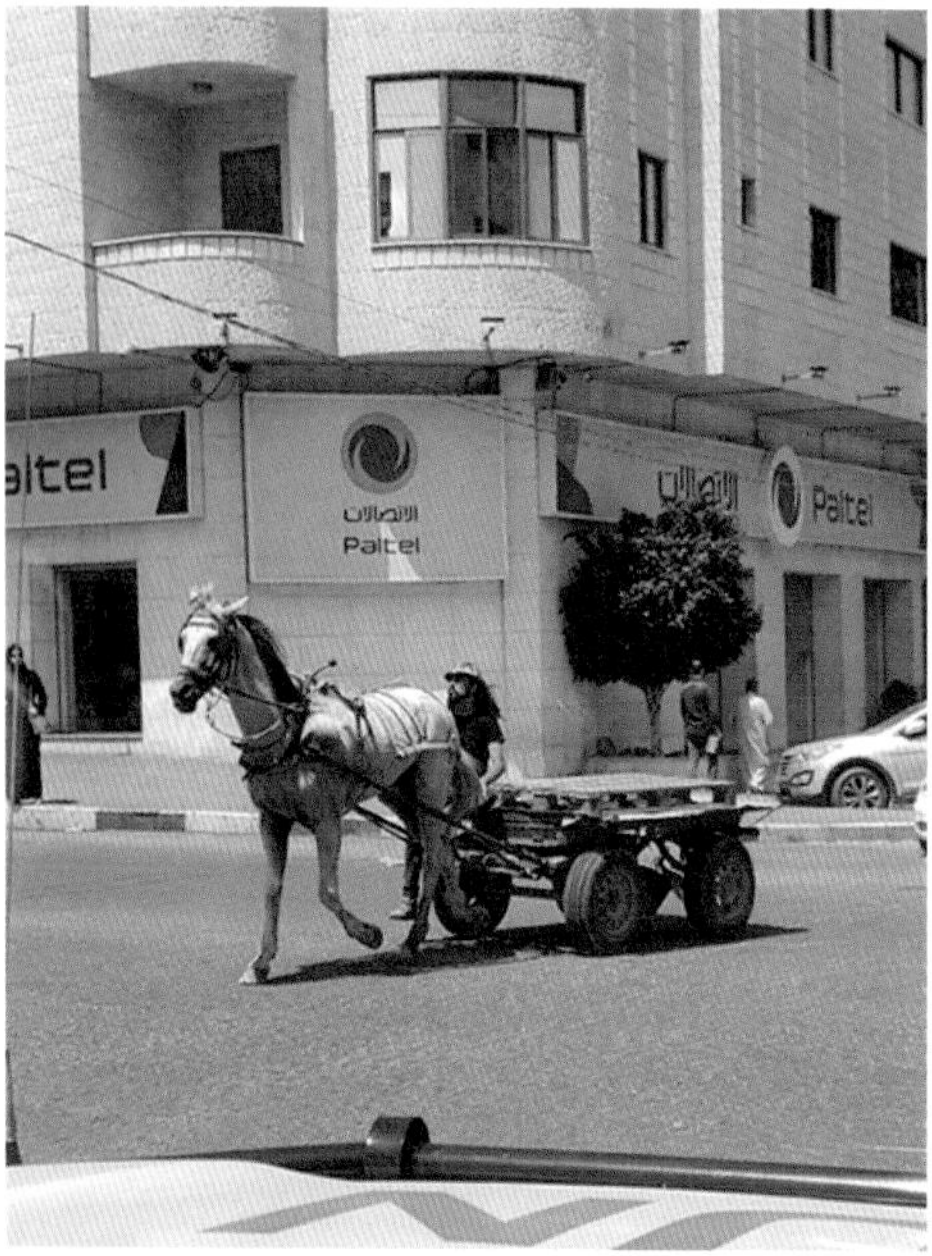

燃料不足に喘ぐガザでは
動物たちが荷運びで活躍している

診療所に来られる患者さんは、肥満で腰痛・ひざ痛を来したご婦人から、脳性麻痺の3歳の女児までさまざまです。ガザの医療従事者たちは、隔離されたガザという限られた空間の中で医学を学んでおり、少しでも医療状況を改善するための努力が必要であることを身に染みて感じました。

翻って私自身とその周りを見て

いると、環境の違いこそあれ、持てる医療資源で最大限の努力を惜しまないガザの皆さんから学ぶことが多いのだと考えさせられます。

一方、診療所のロビーで開かれていた子ども支援活動のほうも大盛況で、いつものように子どもたちでごった返していました。10時30分に診療と子ども支援活動を終了し、ガザ地区から出るために一路、北部のエレズ検問所へ向かいました。

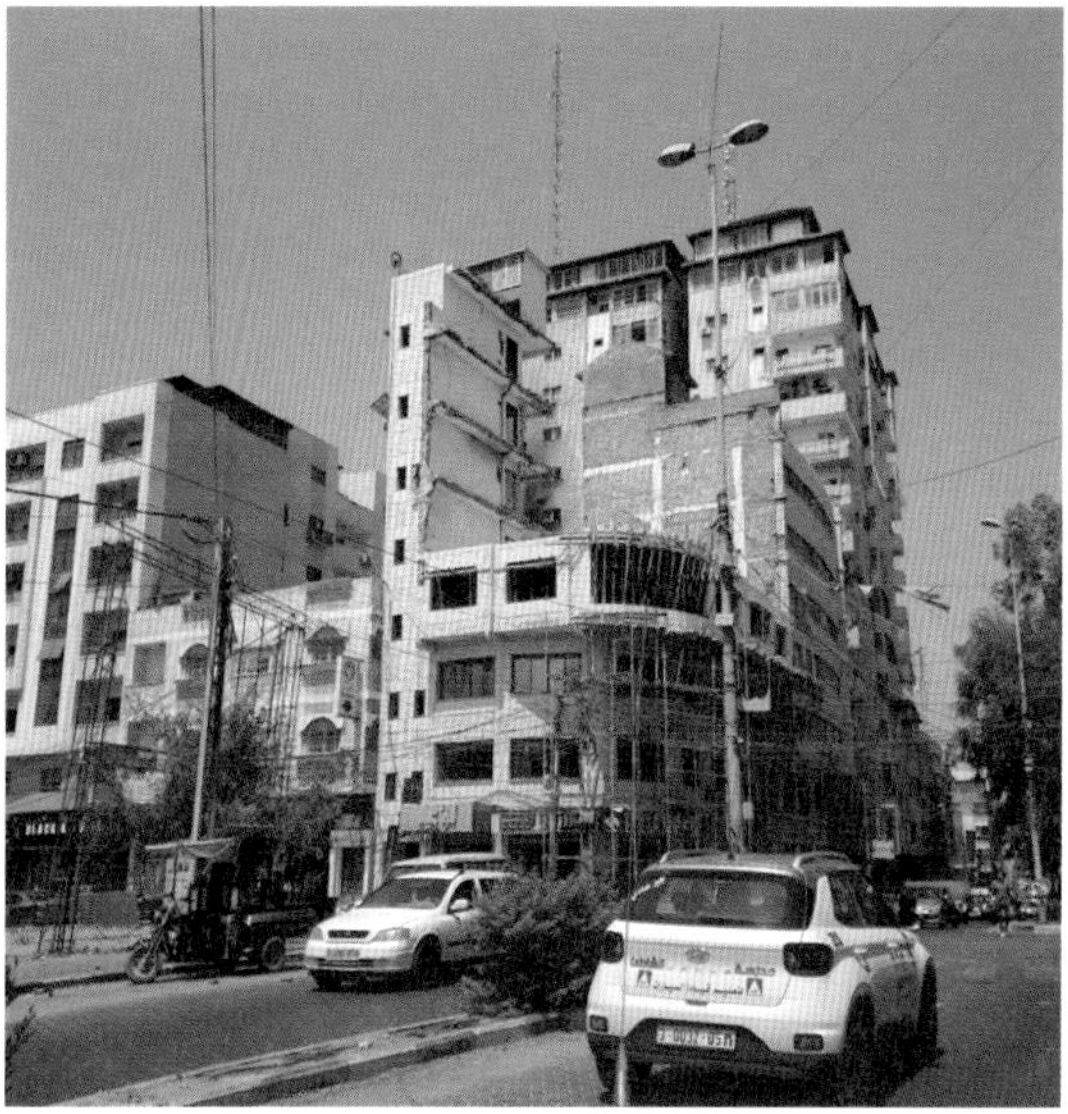

1週間前のイスラエル軍による爆撃で上層階が崩壊したガザ地区のビル

ここでのガザ出域は、イスラエル側からするとイスラエルへの「入国」となります。

したがって検問所での検査は執拗で、入念に荷物をすべて開けられ、内容物はかき回されてメッチャクチャなのです。さらに今回はパソコンを起動されていました（PCに表示される日本語がわかるのでしょうか?・）。

青く澄みきった空にはイスラエルのバ

ルーンがあげられ、ガザ地区住民を監視しているのを見ると、イスラエルの野蛮さにあらためて怒りが湧いてくるのでした。

15時過ぎ、タクシーをお願いしてエルサレムの宿舎まで、渋滞に巻き込まれながら帰ってきました。明日はいよいよ、ビリン村へ向かいます。

8月12日（金）――軍と現地住民の対立が続く地は今

本日、14日に帰国する斎藤育さん・植村和平さんが帰国前に行うＰＣＲ検査を施行。これは日本政府が出している瀬戸際作戦のひとつです。7時からヴィクトリア病院のＰＣＲ検査場に行きました。由緒ある教会付きの、格式のある病院でした。

その後、タクシーを乗り継いであのビリン村へ……。パレスチナ西岸地区にあるビリン村は、村の中に分離壁が作られることになり、イスラエル軍と建設反対運動をするパレスチナ人との間で幾度となく衝突が起こった場所です。

ビリン村在住の著名なフォトジャーナリストであるハイサム・ハティーブさんと、「車いすのラニー」で知られるラニーさんを訪問しました。ハイサムさんもビリン村での抵抗運動のドキュメンタリー映画「『車椅子のジョディ』パレスチナ、ビリン村の抵抗の記録」を製作されています。

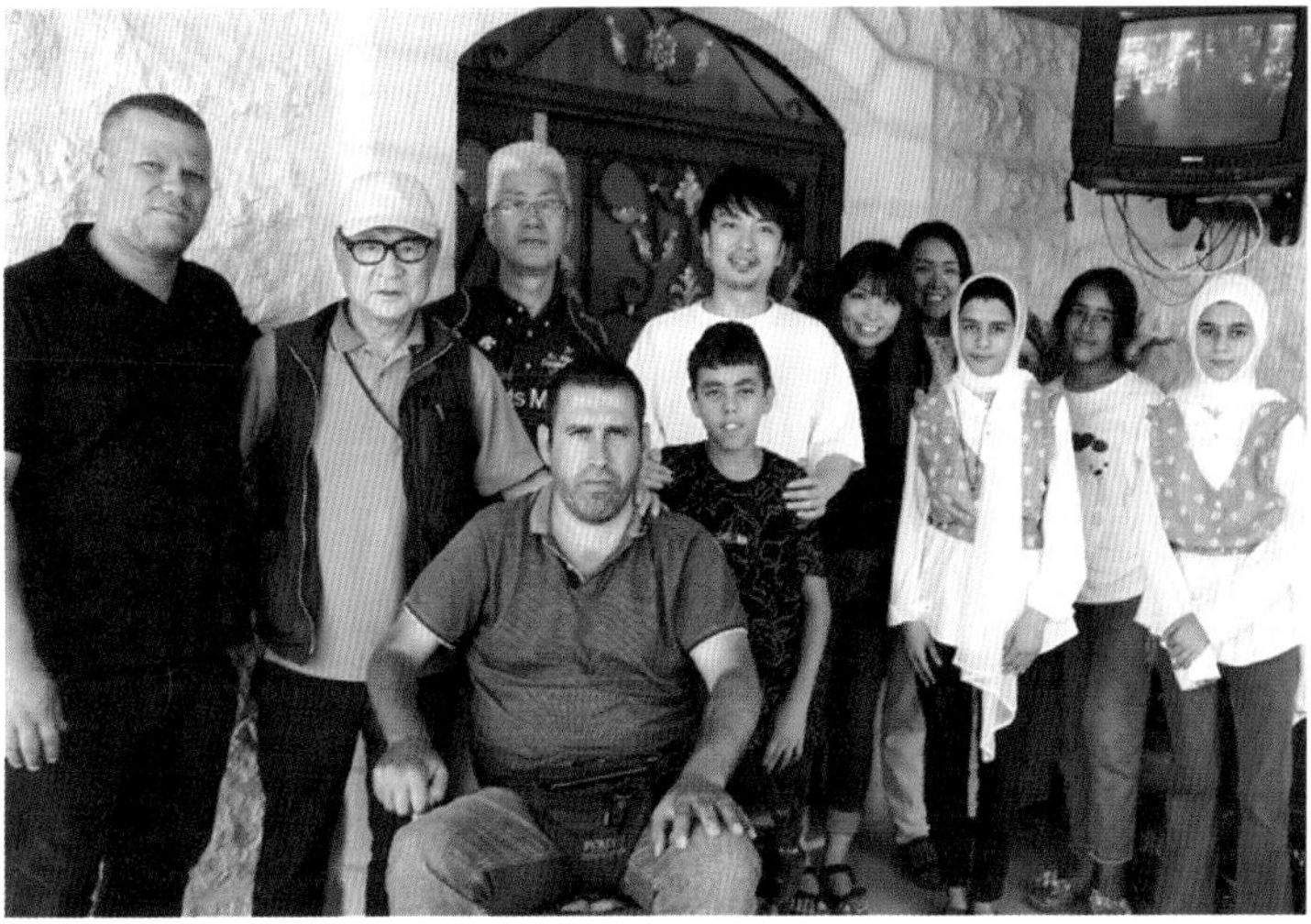

左からハイサム氏、筆者、手前がラニー氏

ハイサムさんからパレスチナ問題を考えるうえでの基本的なことを聞き、ラニーさんには、褥瘡の治療材料をお渡ししました。

また、ハイサムさんは、固い鋼線を使った数々の造形作品を紹介してくれました。残念ながら写真には収められませんでしたが、彼は「これらの作品は、私の心」と語ってくれました。

16時からエルサレム市内・シェイクジャラ通りで、金曜恒例のパレスチナに自由を求める集会が開かれました。70～80名のパレスチナを支持するメンバーと、それを弾圧しようとする15名の入植者と、それを警護するイスラエル警察がこの通りを中心に対峙しています。

一触即発の状態が1時間以上続けられました。その中で暴力的なユダヤ人が盛んに、パレスチナを支持する人々を挑発するのです。そんなことが私の目の前で行われていました。

8月13日（土）——洞窟生活を強要される人々

本日は午前4時起床、5時30分に宿舎を出発し、朝もやの中、イスラエルの人権団体の人々と一緒に、南ヘブロンへ出かけました。ヘブロンも入植者からの暴力的支配が酷い町ですが、南ヘブロンも入植者やイスラエル軍による土地の収奪と、家屋破壊が進行している地域です。新しく参加した植村さんも含めて5人のメンバーで参加しました。

パレスチナの実態を自分の目で見ることが目的ですが、もう一つ、約2年半前にイスラエル兵に頸椎部を撃たれながらも一命をとりとめたハルーン・アブラムさん（受傷時24歳）の往診をかねているの

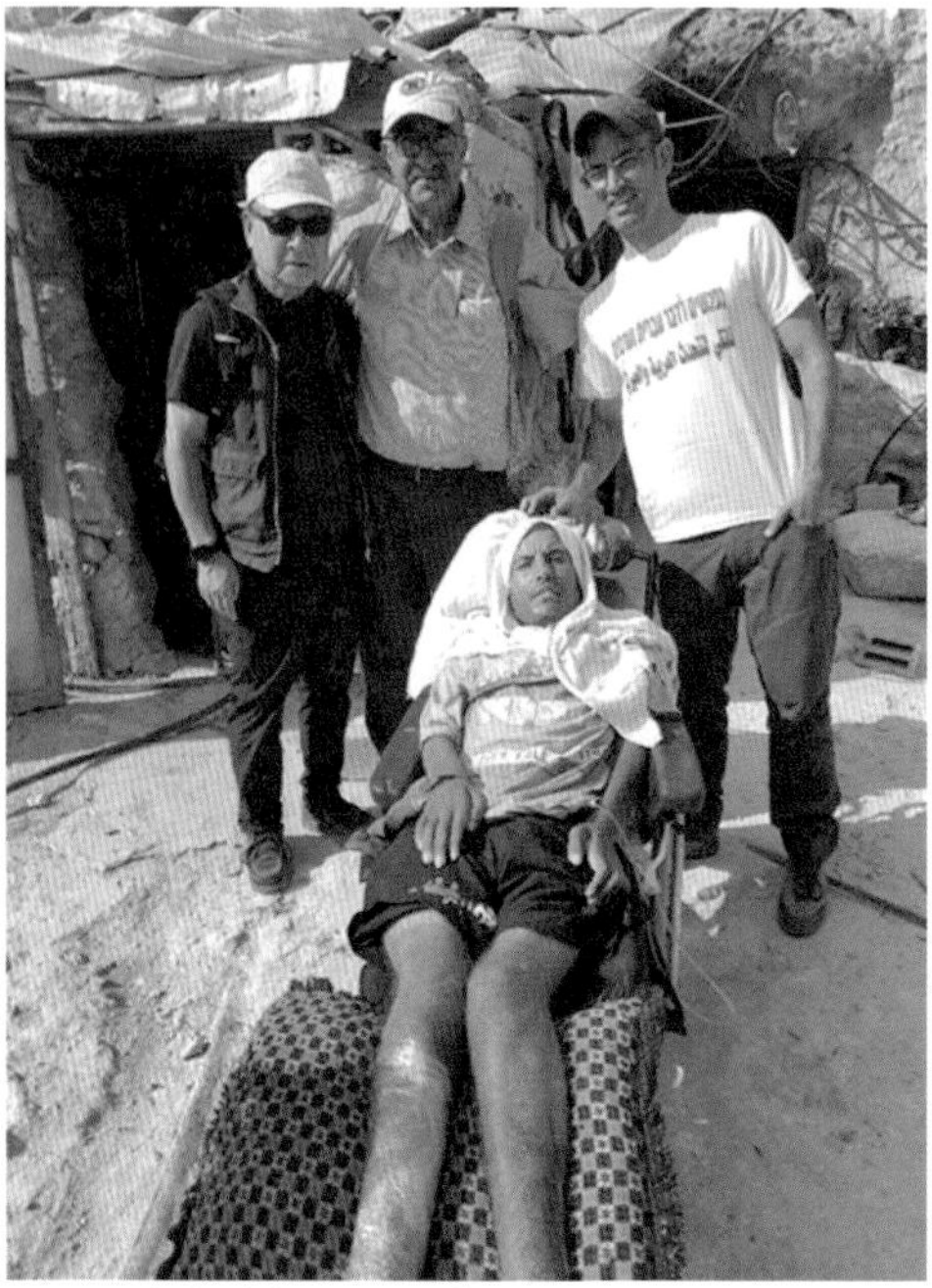

家屋破壊が進む南ヘブロンのハルーンさんと

です。

ハルーンさんはイスラエル軍（ＩＤＦ）と入植者たちによる家屋破壊で、現在は洞窟での生活を強いられてきた９人家族の長男です。ＩＤＦの銃撃により、高位頚髄損傷と気管損傷でほぼ寝たきり状態です。

右は下腿からかかと、左はかかとのみ、そして仙骨部には深い褥瘡が生じていました。風通しが悪く空気が淀み、湿度も高い洞窟内での生活が彼には劣悪だと直感しました。

同行したサリムさん、植村さんと一緒に両下肢の褥瘡部を観察し、今回は「湿潤療法」を行うこととして創洗浄後、持参したサランラップで創をラップしました。

また、気管切開後、気管カニューレが挿入されており、奥

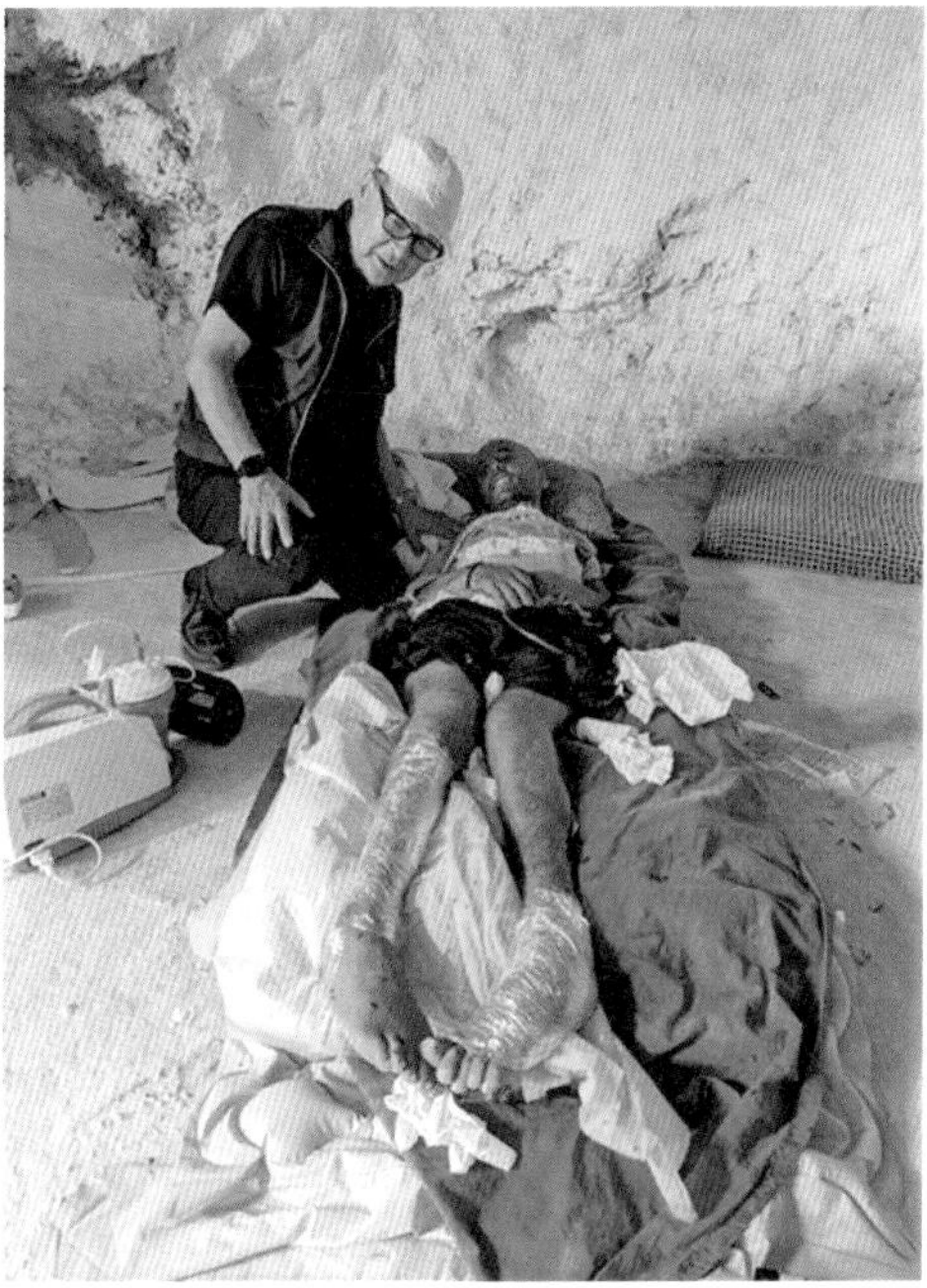

ハルーンさんは洞窟生活で
脊髄損傷、呼吸困難、褥瘡に苦しんでいる

様が頻回に喀痰の吸引を行っていました。…これらを洞窟内で行うのです。私自身も今までで初めての経験でした。現代の文明社会で、なぜここのパレスチナ人が洞窟生活を強要されるのか……。

それはパレスチナ人がイスラエル兵に家屋破壊されたとしても、洞窟生活を選んでまで、自分の土地での生活を続けようとするからなのです。

彼ら農民たちが見せる土地への執念と、人権破壊に立ち向かう強い意思が垣間見える姿から、私は自分がこれから生きてゆくための軸や立ち位置を再確認させられたのでした。

その後、5人のメンバー全員で、羊小屋の床にできた分厚い糞の層を除去する作業をし、休憩をはさんでズッキーニ畑の雑草取りをするなど、南ヘブロン住民への援農的な支援も用意されていました。

未経験な私たちが行う農作業ですからあまり要領が良くなく、パレスチナの農民に迷惑をかけたかもしれません。

こうした私たちのパレスチナへの支援を、高所に陣取った小屋からイスラエル兵が監視を続けていました。

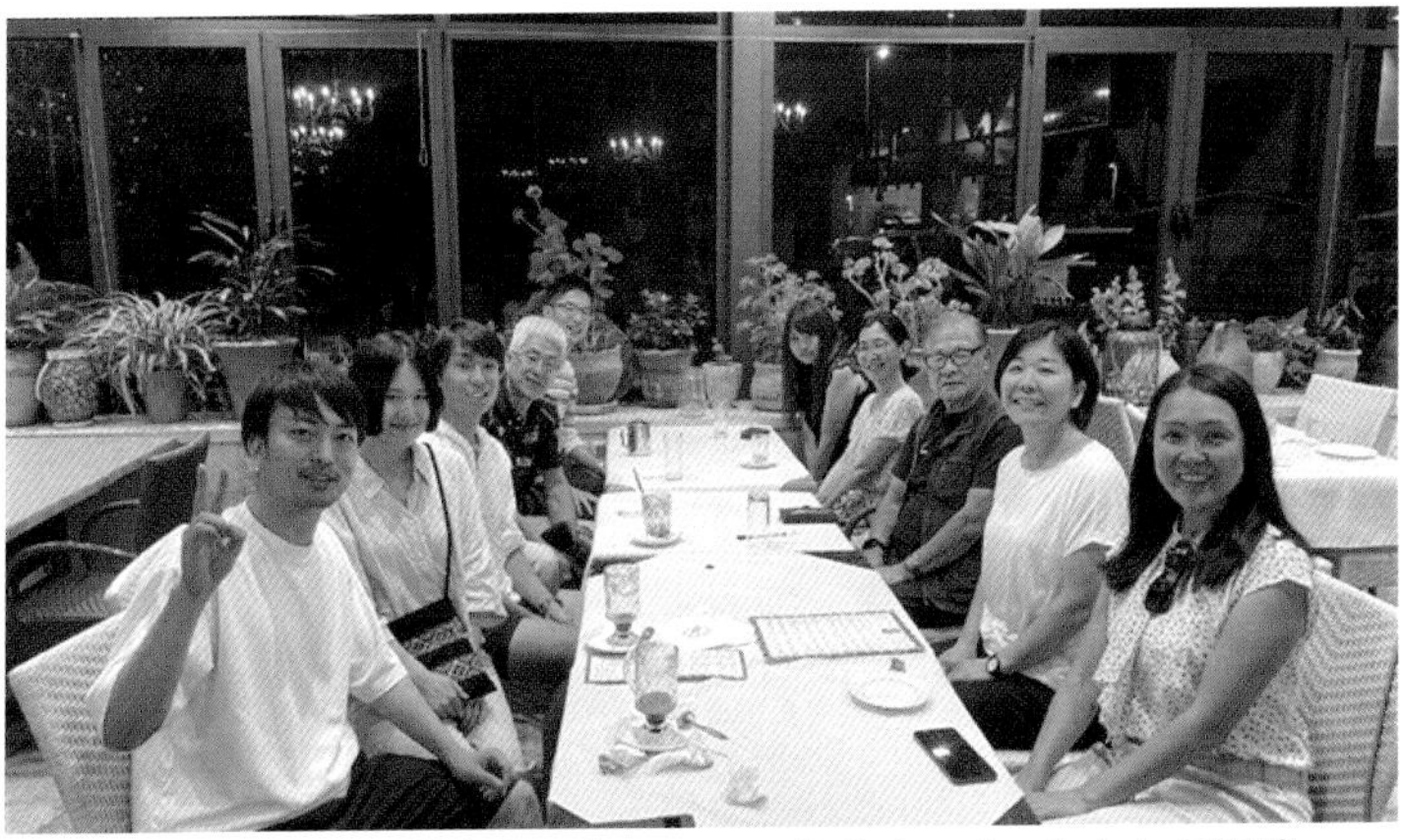

パレスチナで活躍する日本ＮＧＯの若手メンバーたちとの懇談

4　女性患者が見せた涙に、医師が感じた〝信頼関係〟

８月14日（日）――14回目の支援が報われた瞬間

本日は、朝からシュファット難民キャンプでの診療です。いつものようにエルサレム慈善協会で運動器疾患を中心とした診察が続きます。診断や治療上の相談に来られる難民の患者さんは、レントゲンやＣＴ、ＭＲＩなどの画像を持参されます。

それを動きの良くないデスクトップＰＣで再現するので、要望に応じた結論を出すまでに時間を要します。その間、患者さんの仕事や生活状況などついてお話しするのも大切であり、楽しいものです。

本日で、斎藤育さんと植村和平さんが帰国する予定です。しかし、お二人とも出発予定時刻ギリギリまで、

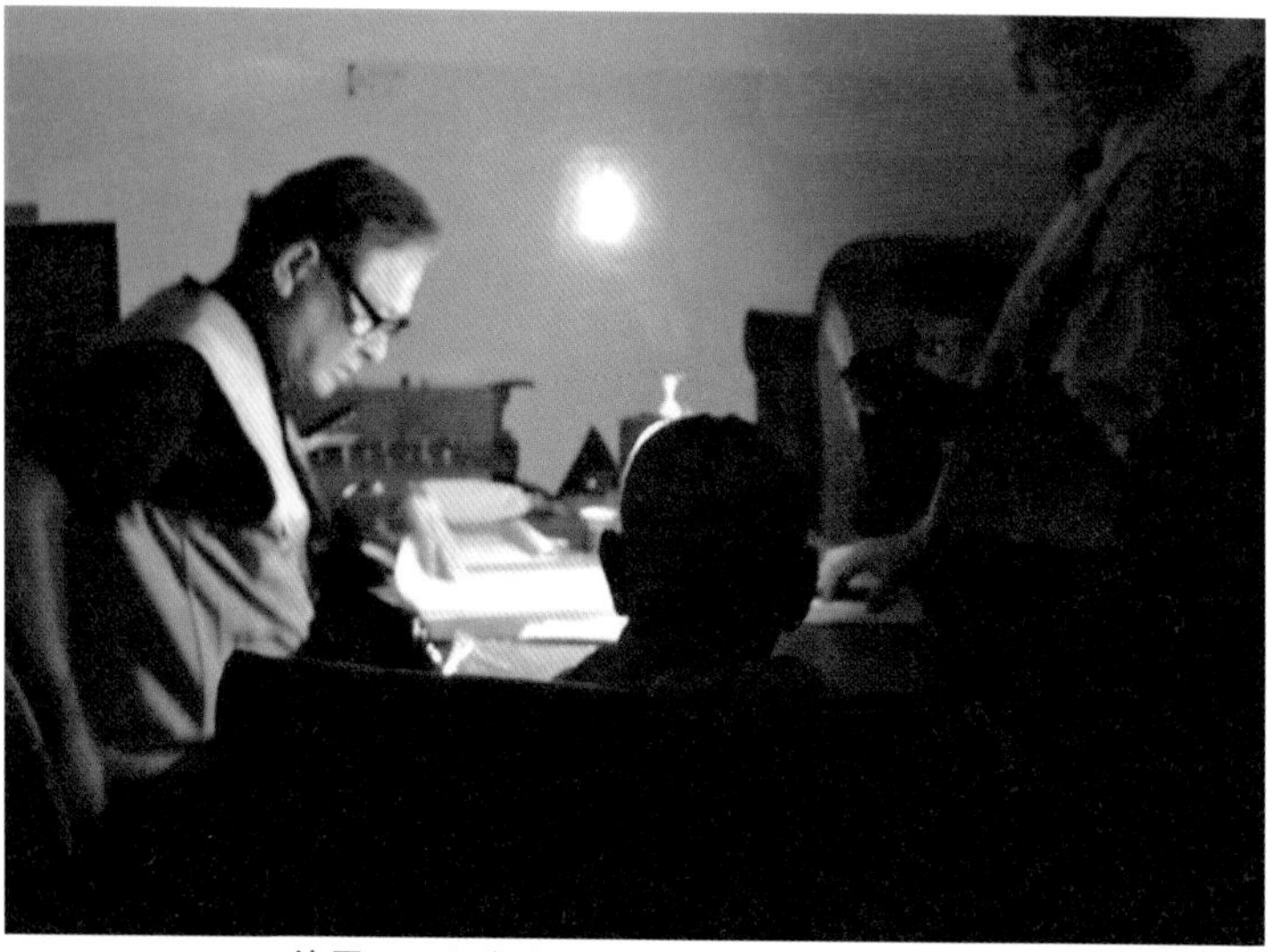
停電下で行われたシュファットＲＣ診療

子ども支援活動と診療に尽力してくれていました。

前日の13日には総括会議とご苦労さん会を開き、これまでの総括とこれからの活動について前ＪＶＣ（日本国際ボランティアセンター、エルサレム駐在）の山村順子さんも加わり、大変貴重な意見交換と提案がされました。

皆さんが共通して指摘されたのは、今回で14回目となる我々の活動の継続性でした。私は、私たちの活動を支えてくれている友人や職場の同僚、家族、そしてさまざまなアドバイスをくれるキリスト教関係者や、中東問題の専門家の皆様への感謝で胸が熱くなったのでした。

また、ガザ地区での活動をサポートしてくれているＵＮＲＷＡの清田明宏医療局長と現地教育局の吉田美紀さん、東エルサレム・シュファァット難民キャンプのサリム医師には本当に助けていただきました。心からの感謝の気持ちでいっぱいです。

「1年に一度、定期的に診療と子ども支援活動にやってくる」日本の医療チームの情報が徐々に西岸、東エルサレムとガザ地区へ広まっていっていることは、受診される患者さんの出身地から予想できます。

14時30分頃、活動を終えてシュファァット難民キャンプを出るとき、いつものようにパレスチナ人が乗り合いバスを降ろされ、列を組んで一人ひとりIDをチェックされました。車内に残った私たちは、自動小銃を抱えた女性兵士と入植者にパスポートをチェックされます。

こういった経験をすると、パレスチナがイスラエルの軍事支配下に置かれている現実を目の当たりにし、イスラエル兵士にチェックされるパレスチナの青年たちの無念な思いに自然と心を寄せ、1日も早いパレスチナの解放を願わずにはいられませんでした。

夕方から、サリム医師の案内でパレスチナにある「世界文化遺産」のあるバティール村へ。ここにはローマ時代に作られた階段状の耕作畑があり、夏は冷たく冬は温かい水が湧き続けて、ローマ時代の流水網により耕作畑を潤しているのです。のどかで歴史あるこの村は2014年に世界文化遺産に指定され、パレスチナ人にとっては大切な心のよりどころとなっています。

しかし、パレスチナと国連教育科学文化機関（ユネスコ）からの強力な反対にもかかわらず、

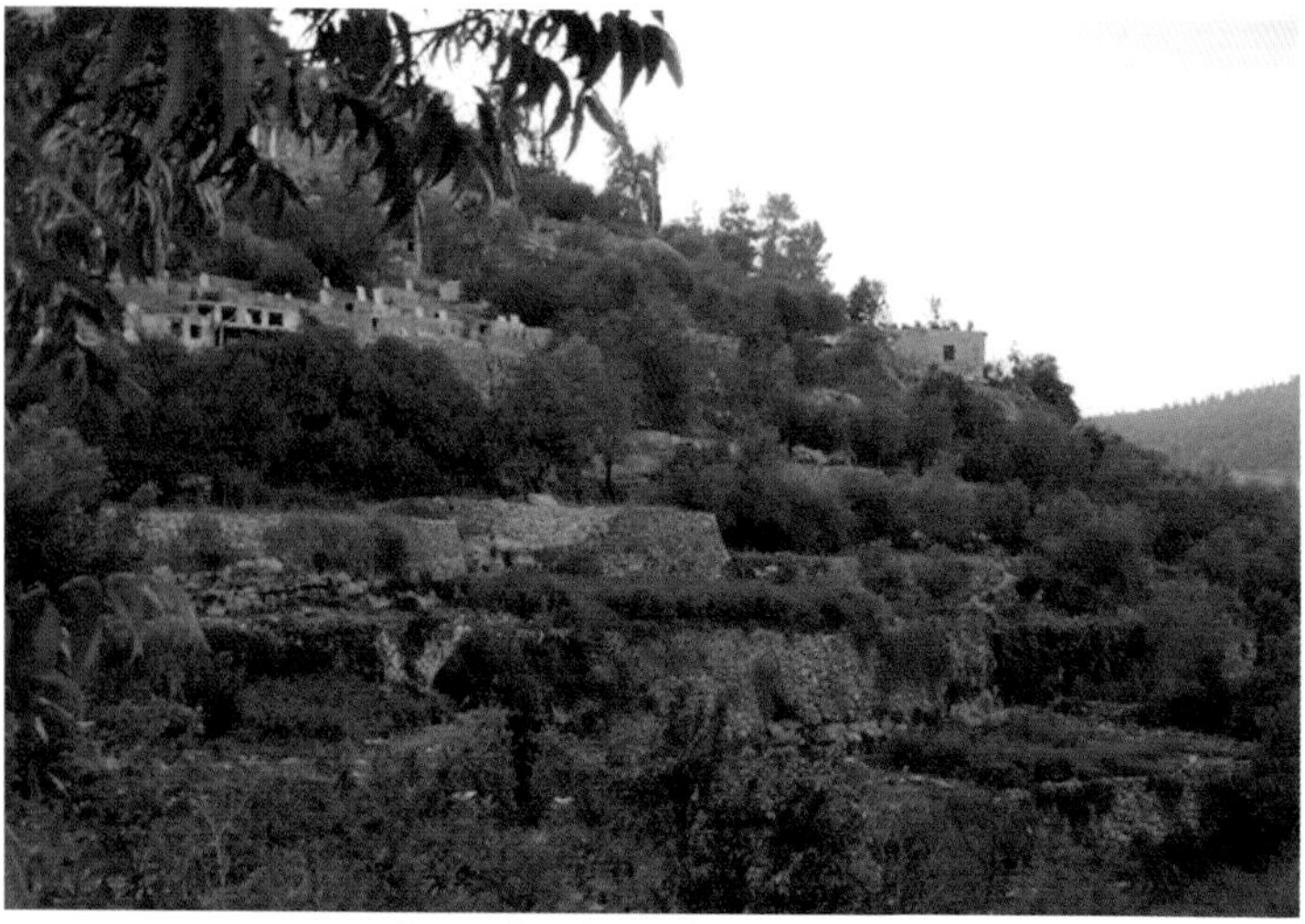

ローマ時代に作られたバティール村の段々畑
世界文化遺産に指定されている

イスラエルはここに鉄道を敷き電車を走らせ、遺産の破壊を続けているのです。

8月15日（月）——女性患者の涙にみた信頼関係

本日から当面、細川佳之さん、山村順子さんと私の3人での活動になります。

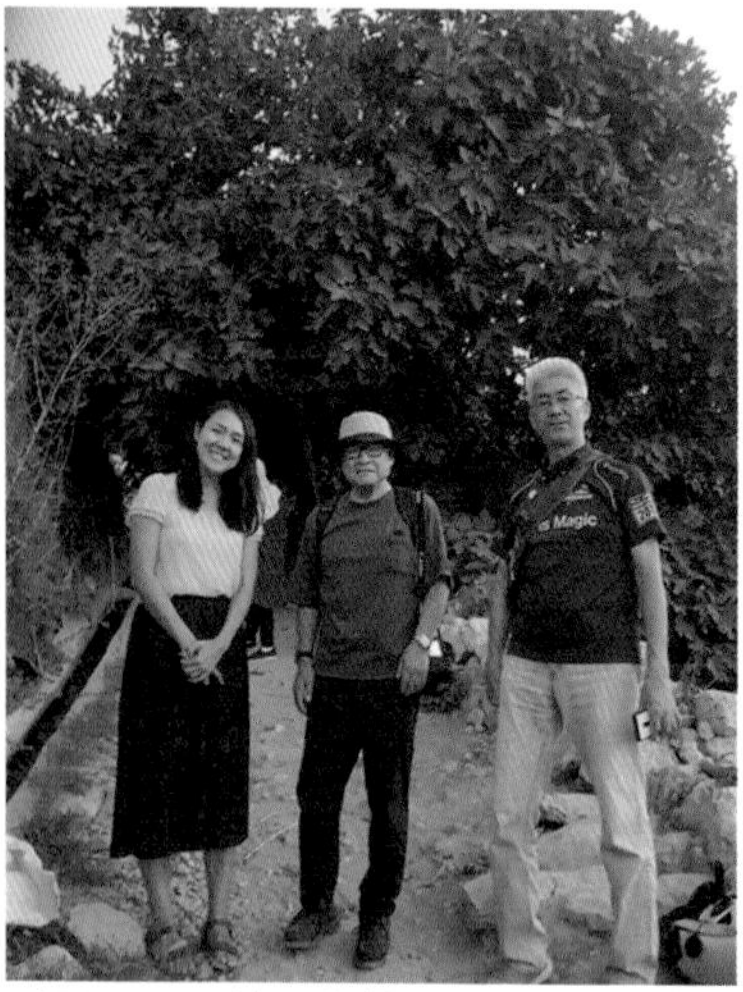

バティール村の小径で、ローマ以来の
歴史と現在の戦火に思いを馳せる

まず、パレスチナ自治政府の首都ラマラにある都市型のアマリ難民キャンプにある慈善センターへ、サリム医師の運転で出かけました。

ラマラへと近づくにつれ、悪名高い分離壁が迫ってきます。その分離壁に沿って走るのです。全長約650㎞の壁が西岸中に網の目のように張りめぐらされ、パレスチナの住民の人権や生活を根本から阻害しています。直線距離にすると東京から広島まで届く距離です。

仕事へ行くにも、学校へ行くにも、分離壁とともに建設されている検問所を通る必要があり、イスラエル兵の「許可」のもと、ようやく移動が許されるのです。

どの国でも移動の自由はあるはずであり、このような侵害は現代の人権擁護の視点からも許されません。

しばらく車を走らせ、アマリ難民キャンプへ到着。ここも他の難民キャンプと同様に狭い道路（通路）をはさんで、肩を寄せ合うように家々が密集しています。

ただちに診療を開始すると続々と患者さんがやってきて、腰痛・肩こり・ひざ痛などを訴えます。ときには患者さんが持参したCD‐ROMをパソコンで開いて、画像を確認することもあります。

また、股関節疾患や分娩麻痺の少年、脳性麻痺の女性などが、私たちを待っていたかのようにやってきて受診されていきました。

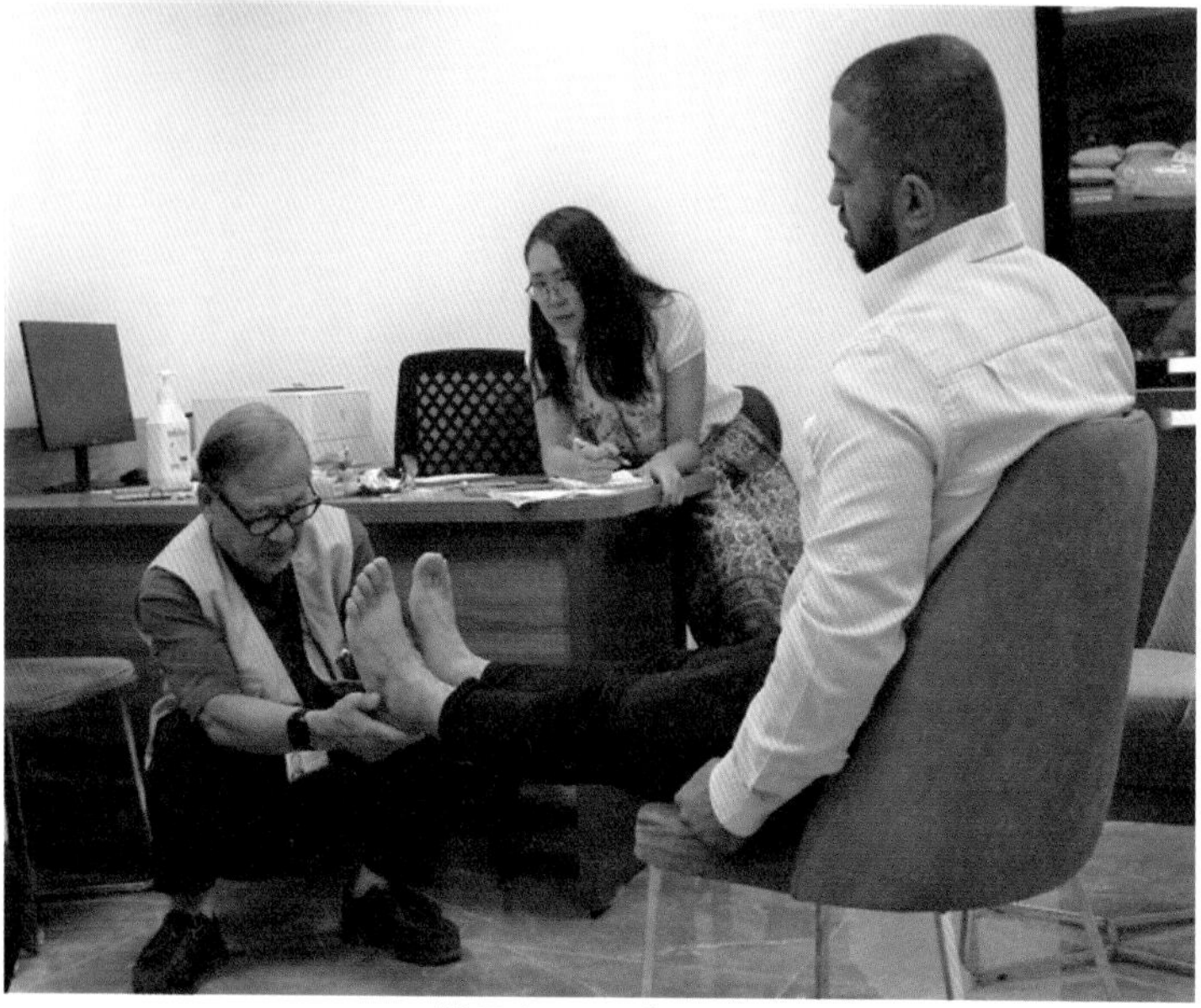

アマリ難民キャンプでの診療風景

総計45名の診察を終えた頃には午後2時になっていましたが、札幌ではこうした外来患者さんの混雑はいつものことですので、あまり苦にはなりません。

今回、一緒に活動している山村順子さんの活躍が素晴らしかったです。時間のかかるPCでの画像の立ち上げ、診療記録作成を援助していただきました。彼女がいなければ午後2時に終えることはできませんでした。

また、アラビア語が堪能な彼女が、患者さんの問診の際に生活や仕事の状況などを的確に聞き取ってくれます。

ある女性患者さんは、息子さんがイスラエルに逮捕され勾留が長引いてお

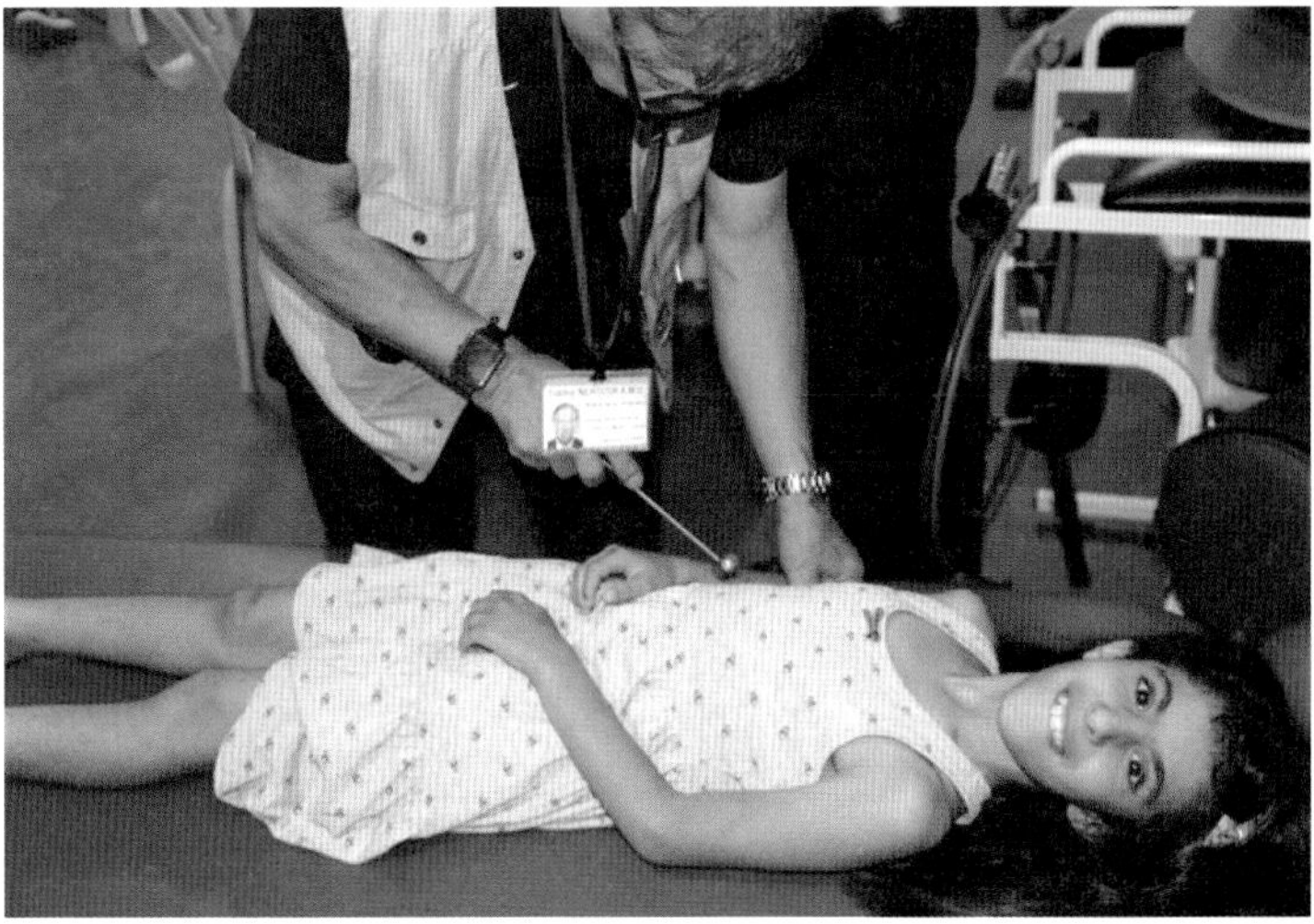

ジャラゾーン難民キャンプでは子どもに特化したＲＣ診療を行った

り、それによる精神的苦悩を、涙して私たちに訴えてこられました。それを見て山村さんは、患者さんの傍に寄り添い一緒に涙していました。

そんな様子を見て、私は「奉仕団」のもつ質の深化と、難民患者さんとの信頼関係の構築がまた一歩前進したと感じたのでした。

また、ここではバレーボールなどスポーツ担当の細川佳之さんが、診療時間にやってくる子どもたちとロビーで球技をして汗を流していました。「医療・子ども支援活動」はシュファット難民キャンプへの支援活動を通して、イギリス・イタリアなどのＮＧＯと連携を模索し始めています。継続されている私たちの子ども支援活動も、国際的な関係の構築が待たれるところです。

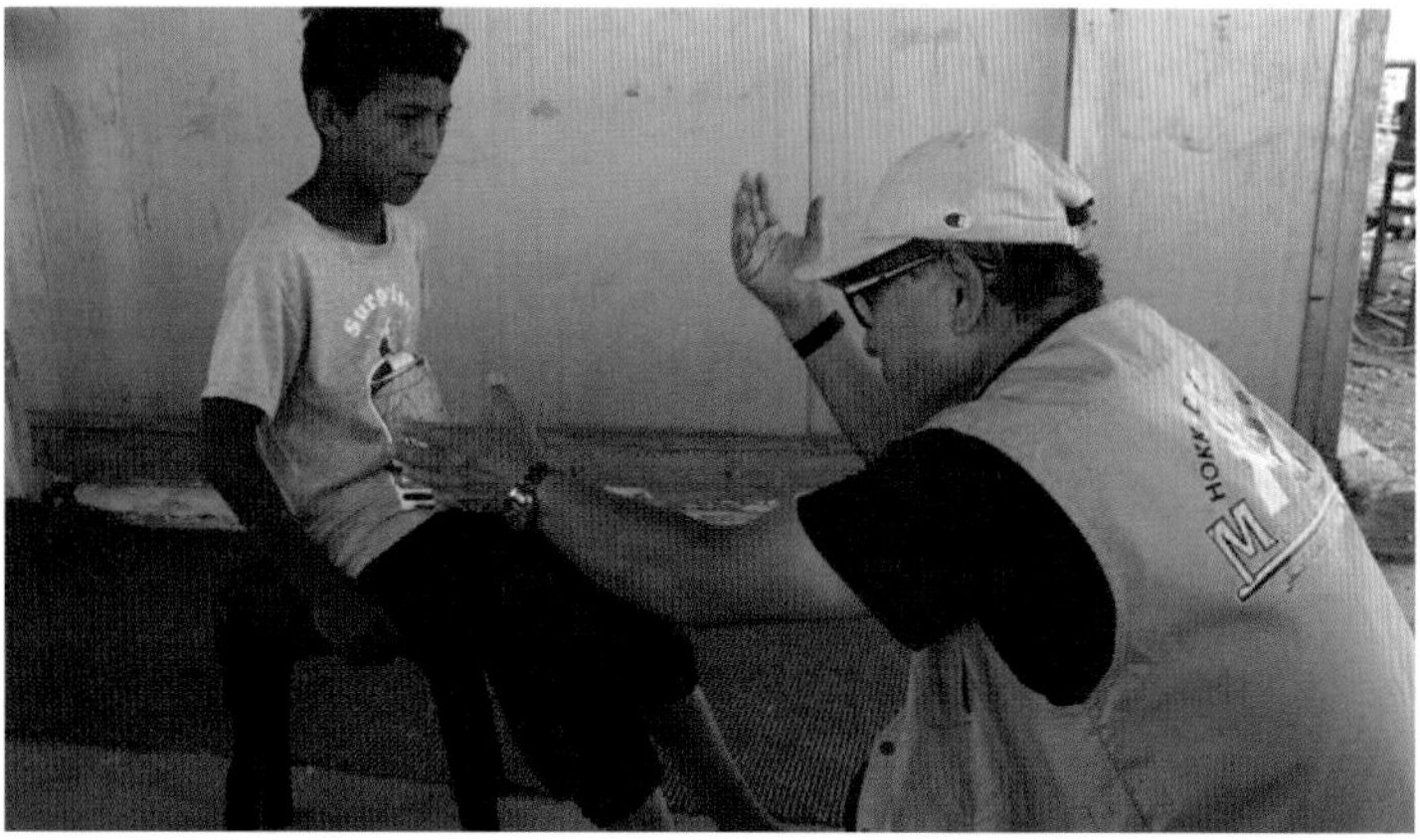

アブファラ地区、ベドウィンの子どもの診療の様子

さて、午後3時にはラマラの北部約10㎞にあるジャラゾーン難民キャンプへ出かけました。そこでは小児整形外科にかかわる疾患に特化した診療を行いました。患者さんは主に外反足や内反足、O脚や股関節疾患などがある人たちでした。

これからもこうした、疾患を限った医療支援の在り方も検討したいと思います。

5 医師がイスラエルとシリアの国境で見た、異様な光景

8月16日（火）――砂漠の遊牧民の集落へ

朝だけは、多少涼しさが出てくるパレスチナ・エルサレムの街です。やがて陽が上がると一気に気温が上がります。ただ、湿度が低いためいくぶんか楽で、なんとか活動に支障はありません。

本日は、砂漠の遊牧民であるベドウィンの集落で行われる無料検診と子ども支援活動です。イスラエルが「入植地」間をつなぐ道路を建設し、縦横無尽に結ぼうとしているため、ベドウィンの人々は羊やヤギを放牧しながらの移動を禁止・制限され、生活は貧困を極めています。

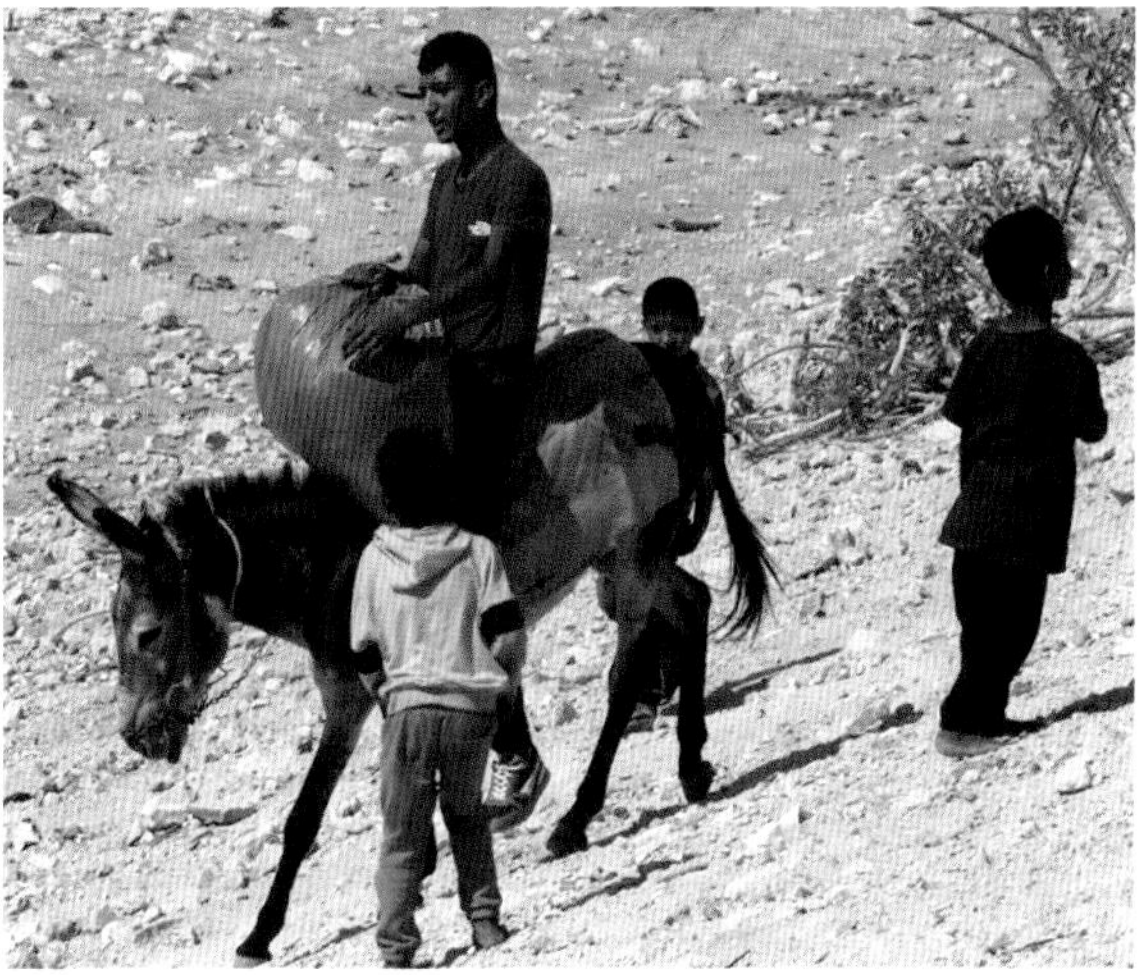
アブファラ地区にある集落の、ベドウィンの家族

ここパレスチナでは、「パレスチナVSイスラエル」の他に「ベドウィンVSイスラエル」の構造があるのです。

サリム医師のお迎えで、東エルサレムからさらにジェリコ方面へ東に向かい、アブファラ地区にある集落を訪ねました。

ベドウィンには一夫多妻制が残っており、この集落の主人には3人の夫人がいます。したがって子どもが多く、聞いたところによると現在23人の子どもたちとともに暮らしているそうです。

教師である細川さんがボールを使ったさまざまな球技で子どもたちに楽しさを教え、一方で私が山村順子さんの助けを借りながら、成人や子どもたちの診療を進めました。隣ではサリム医師が必要な方に無料で薬を渡し、次に私が診察を行います。

成人は腰痛やひざ痛がありますが、医療へのアクセスが難しい彼らは、病院へ行く機会も多くはありません。脊髄障害の子どもは、後日シュファット難民キャンプに来ていただき、リハビリを含めて長期的な治療戦略を立てることにしました。また、足に熱傷がある男児には湿潤療法を教え、持参した抗生剤軟膏を手渡しました。

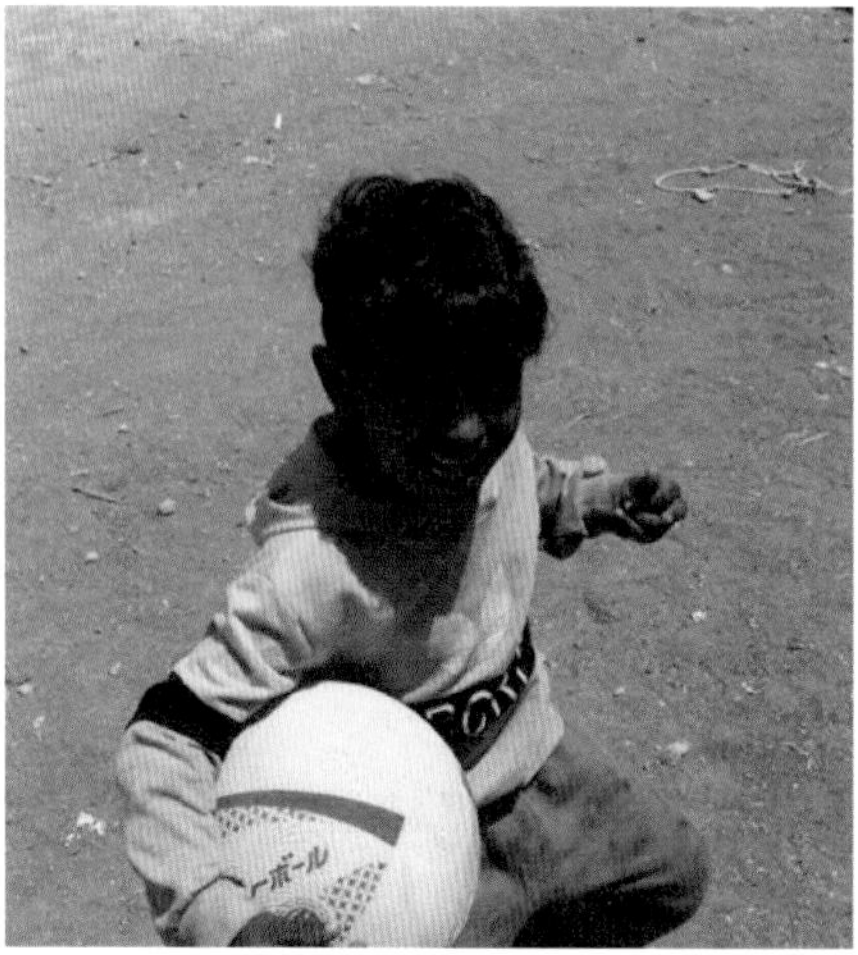

球技を楽しむベドウィンの子ども
無邪気な笑顔を見せてくれた

すでに、このベドウィン集落を訪れるのは3回目となり、人々の表情から見るに何かしら親しみを感じていただけていたかもしれません。

夜は、サリム医師の案内でオリーブ山（標高800mあまり）に行き、夕闇から夜にかけて旧市街をゆっくり眺めながら、弾圧されるパレスチナ人の心や、貧困の中で二重三重に苦汁をなめさせられているベドウィンのこれからに考えを巡らせました。

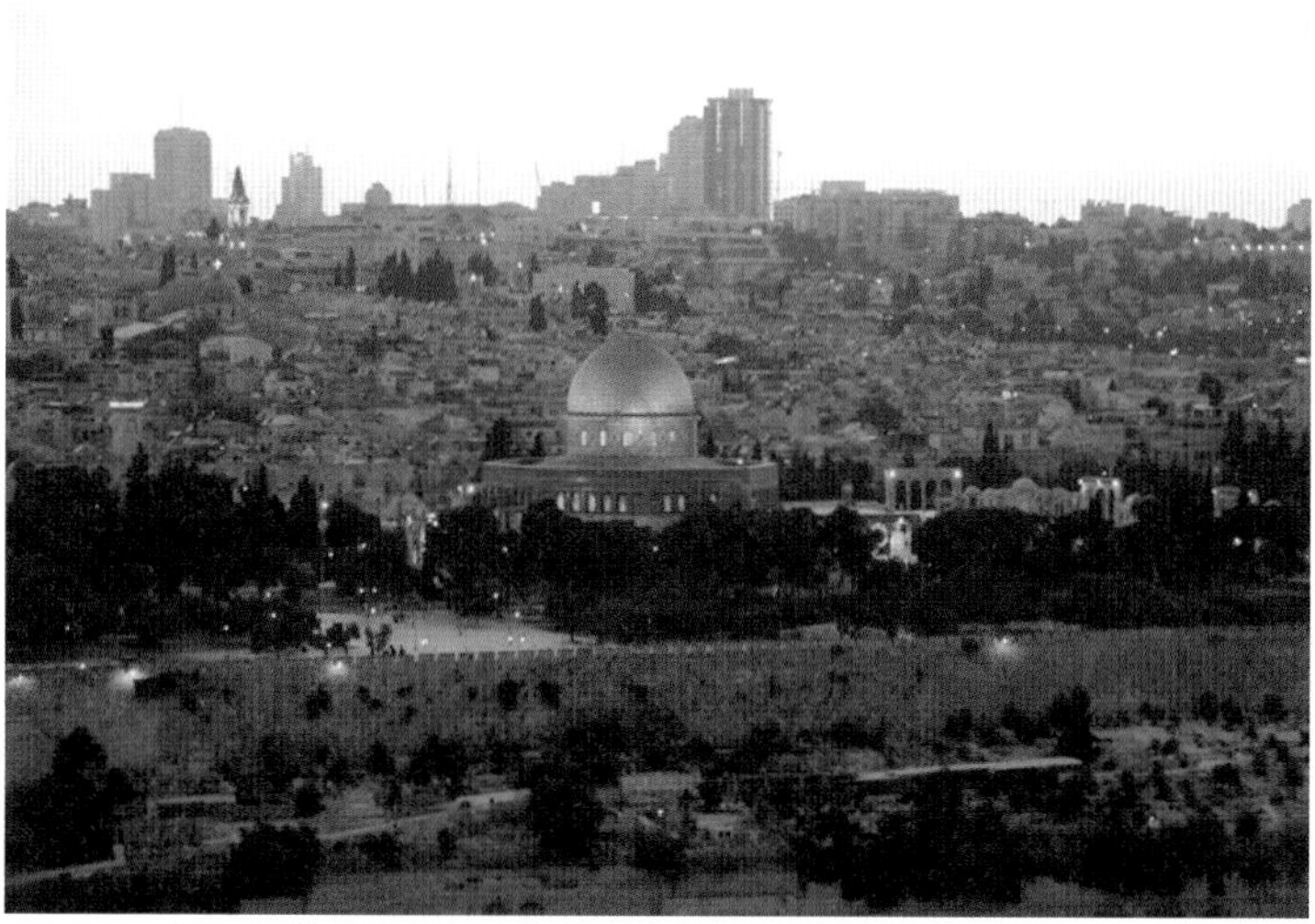

オリーブ山から、夕暮れのエルサレム旧市街を一望する

8月17日（水）

——雄大な高原で目の当たりにしたのは

今日は、これまで支援活動をしていたエルサレムを離れ、イスラエル最北にあるゴラン高原へのPolitical Tourを計画しました。明日、日本へ帰国の途に就く細川さんがパレスチナにいる間に実現できて本当によかった!!

パレスチナとヨルダンが接するヨルダン川と、その横に広がるヨルダン渓谷（略称時渓谷）を国道90号線で一気に北上する行程で、片道250km、移動に3・5時間を要します。

渓谷は肥沃な土地でイスラエルも多くの入植地を作り、パレスチナ人の家屋の破壊や土地の収奪を行った場所であり、また、イスラエル空軍基地の存在もあり、西岸地区でも緊張の著し

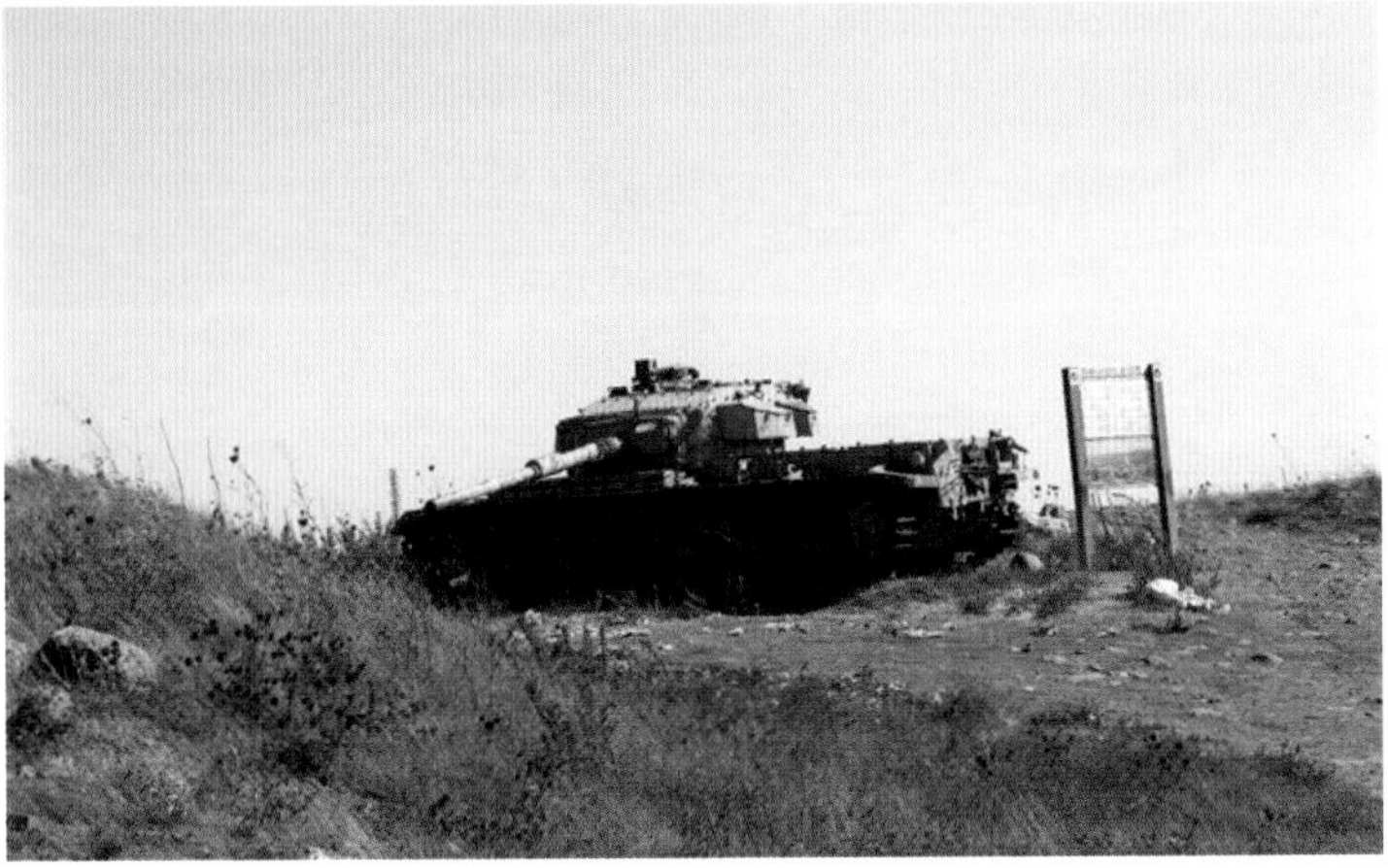

イスラエル軍が放置している戦車　紛争の歴史を思い起こさせる

いところです。

パレスチナ北部に位置して、ヨルダン川の源流ともなるガレリア湖の東岸を通り抜け、午後1時近くにゴラン高原の中心地マジダル・シャムス（Majdal Shams）の街に到着しました。

途中には多くの入植地と、少なくとも35個以上の風力発電装置が設置されていました。

イスラエルは入植地建設で侵略の既成事実を積み重ねながら、高原のみならず電力産業も利益追求の場としているのです。

現地のイスラム教ドルーズ派も参加しているゴラン高原アラブ人権センター（Arab Human Rights Center in Golan Heights）の事務所で、代表の弁護士・カラマ氏からゴラン高原の歴史と現状の説明をうけ、直ちにフェンスで分けられているシリアとの国境へ。

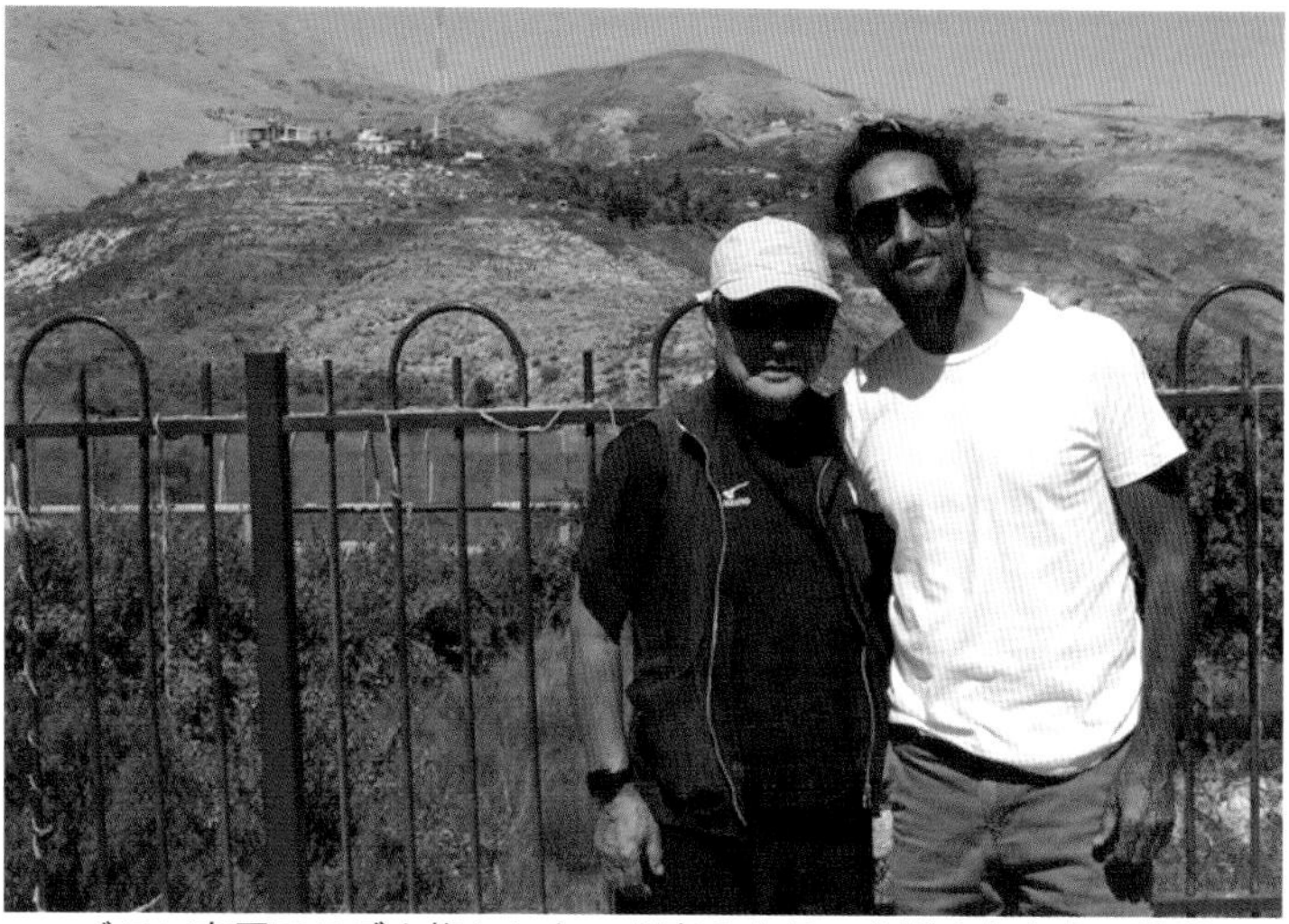

ゴラン高原アラブ人権センター代表のカラマ弁護士とともに撮影

1963年の第3次中東戦争以来、イスラエルがシリア国内に軍事侵攻し、占領されてしまったのがゴラン高原の現状の始まりです。また、依然として住民と原住動物に地雷による被害が出ています。

しかし、高原内にあるレーム湖を見晴らす高台に上がると、いかにゴラン高原の緑が豊かなことか……イスラエルがこの肥沃な土地の収奪を考えているのは、現在もまったく変わりません。

これまで見てきたように、イスラエルが1948年に侵略的国家建設をはじめ、同時にパレスチナ難民を作り出したのが今日のパレスチナ・イスラエル間の問題の始まりです。

しかしイスラエルの侵略性は、国内でのパレスチナへの軍事支配だけでなく、国外的にはシ

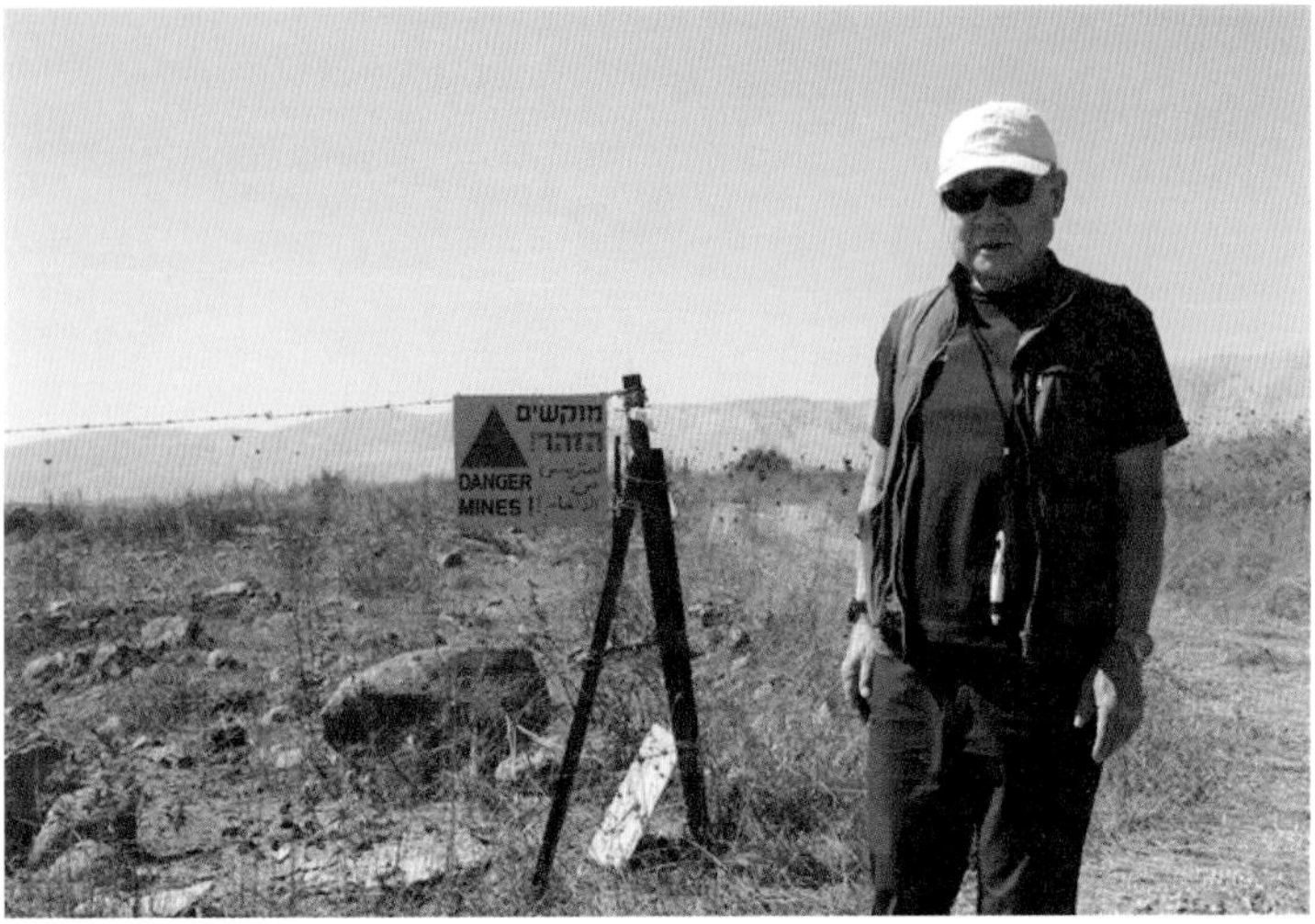

イスラエルがゴラン高原に敷設した地雷原の前にて

リア領に侵略し、領土の略奪を行いながら「国家形成」をしていることが、ここゴラン高原の現状を見ればわかります。

まとめると、イスラエルは、国内ではパレスチナ人と砂漠の遊牧民・ベドウィン、そして国外へはイスラム教ドルーズ派の3方向に及び、弾圧と侵略の国家政策を進めていることが鮮明になります。

紛争地における国境地帯は、どこも異様なものです。高い山の頂上にはイスラエルの軍事基地がおかれ、シリアとゴラン高原の人々を監視しているのです。

しかし、ここでも若い精悍な青年弁護士のカラマ氏が、自身が語った人権の保障を具体的な形にする活動に身体ごとぶつかっているのを見ると、私たちのさまざまな政治・社会活動に、

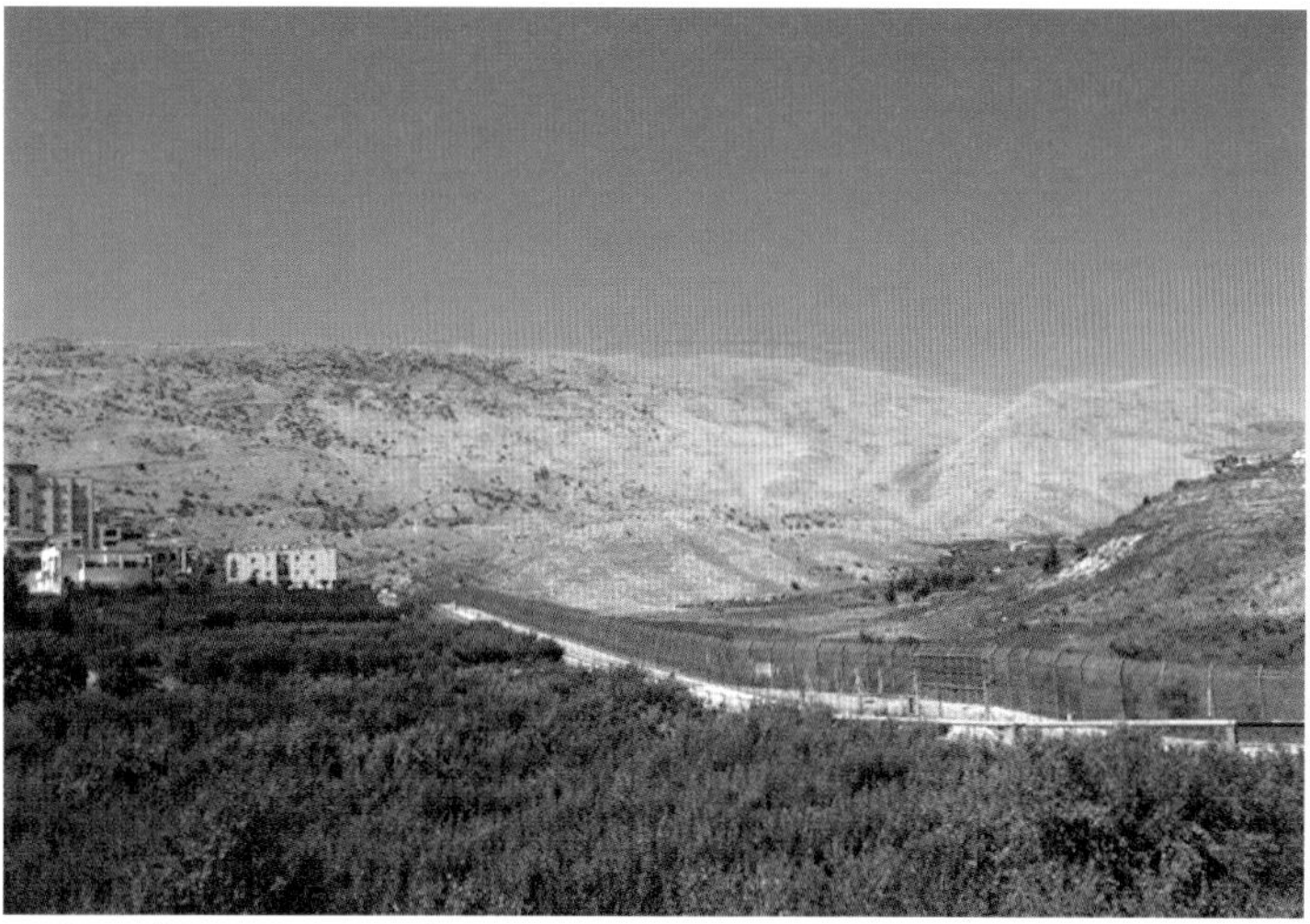

ゴラン高原、シリア国境の肥沃な大地　乾燥した土地に現れる緑の豊かさ

不十分さを自覚せざるを得ませんでした。

そうした自覚を帰国後の自らの姿に重ね合わせ、実践できるかと自問しながら渓谷の夕陽に見送られて帰路につきました。

もの凄く勉強になり、充実した「ゴラン高原への一日旅」でした。

6　医師が垣間見た、紛争地域の子どもの深い〝憎しみ〟

8月18日（木）

――新たな診療拠点は軍の脅威が間近な地

再び、活動の場をシュファット難民キャンプに戻しました。実はこの難民キャンプの中に、UNRWA診療所のほかにもう一つ、新

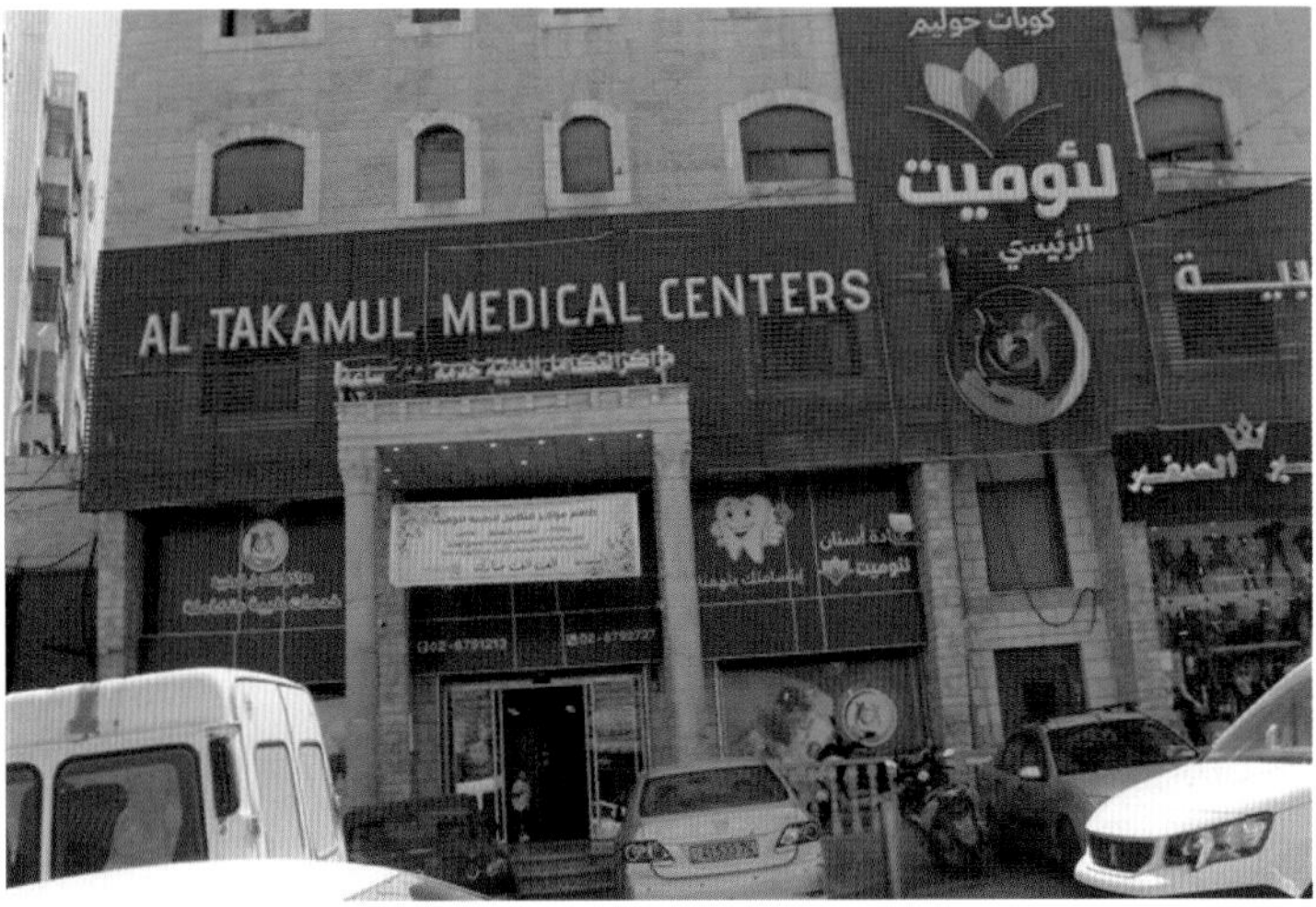

パレスチナ人の篤志家の寄付でオープンしたタカムル診療所

しい診療所がオープンしました。タカムル診療所といい、パレスチナ人の篤志家が寄付する形で建てられたのです。場所はキャンプの入り口で、イスラエル軍が進行してくる道に面しています。

以前はマーケットでしたが、その1階内部を改装してメディアセンターとして出発しました。内科・小児科、産婦人科、歯科、リハビリ科などが開かれています。

パレスチナ難民キャンプでも劣悪な環境にあるここシュファット難民キャンプに、このように新しい診療拠点ができることは、この上ない喜びです。

そこで、サリムさんを通して私に運動器疾患の診療依頼が届きました。若者から成人まで腰痛・ひざ痛の方の診療が続きます。運動療法のやり方を教えるのは、札幌でも研修した現地のラビベ理学療法士さん。診察後、薬の処方や検査の依頼、専門クリニックへの紹介状は私が担当します。

やはり、すでに手術を受けた方の相談も持ち込まれました。また、ごく少数ではありますが、関節穿刺もせざるを得ませんでした。

診療の合間、屋上に案内していただきました。屋上から、シュファット難民キャンプの全景、特に遠くまで連なる分離壁を見ると、ここでもイスラエル軍によるパレスチナ人への差別と弾圧、軍事支配の現実が私たちの前に迫ってくるのでした。

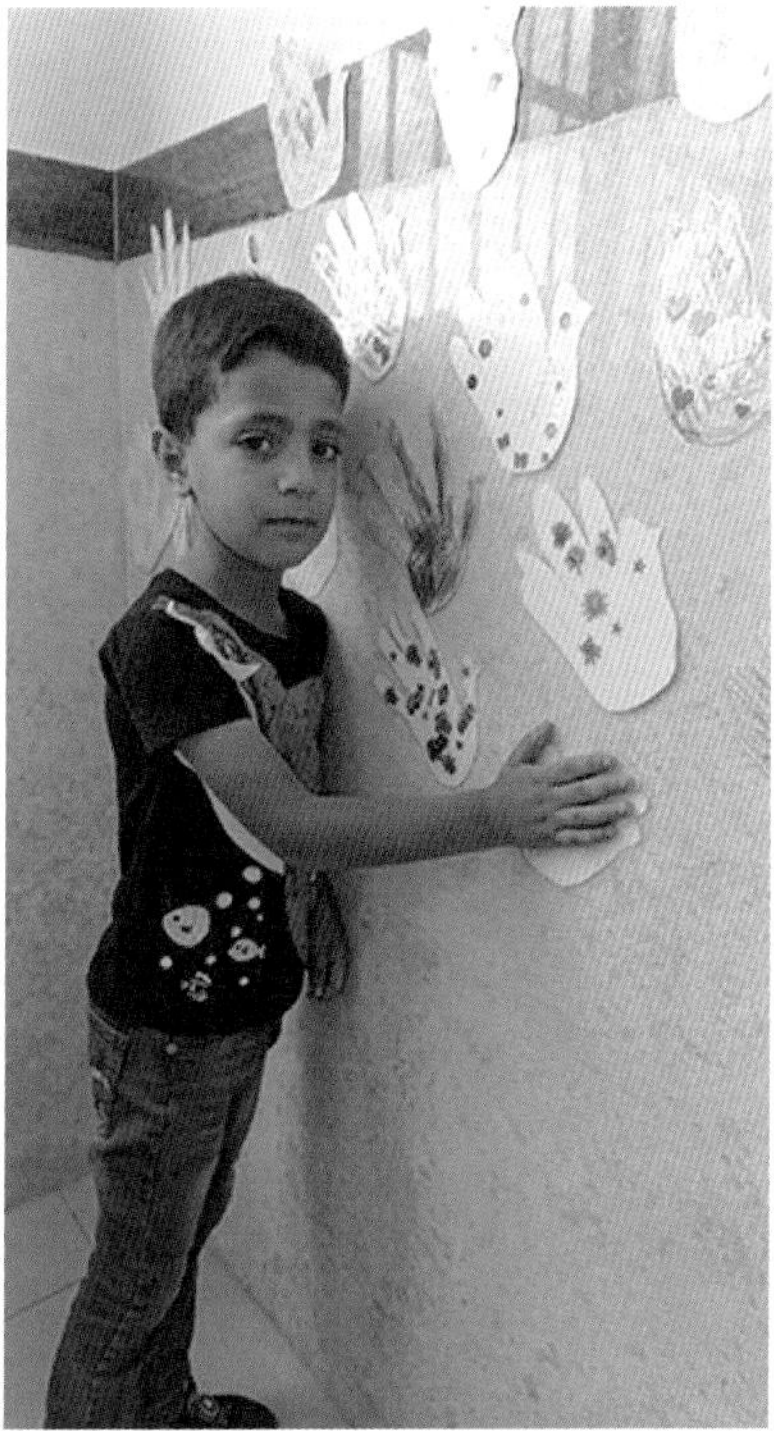

診療所の壁に展示された
『平和の手形』に手を添える子ども

同時にキャンプの入り口に目をやると、抗議行動の際に黒い煙の煤がついた監視塔も上から見ることができました。

東エルサレムに位置するシュファット難民キャンプは、いざ、ことがあるとイスラエル軍が侵入

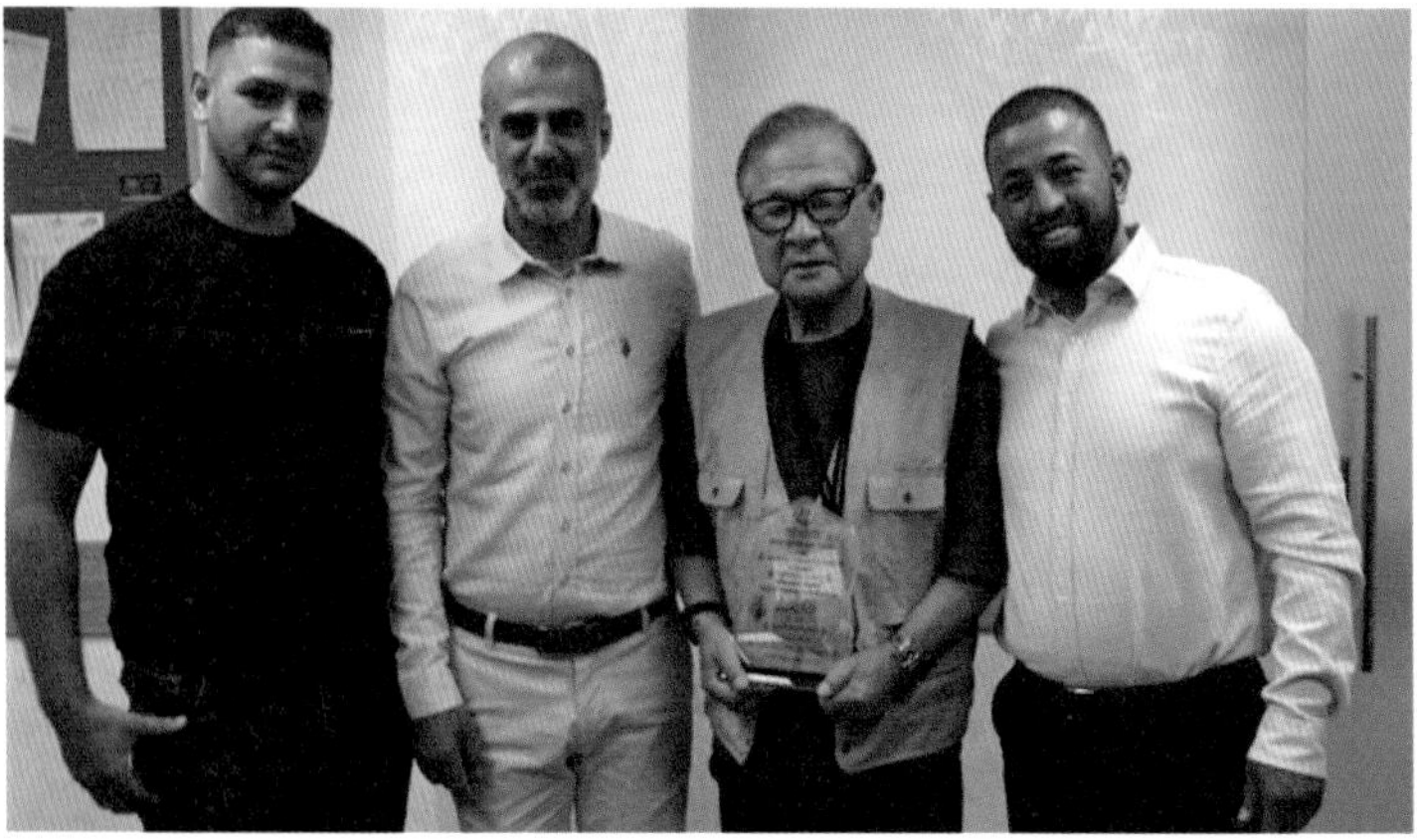

モニュメントの贈呈をいただいた際の、喜びの一枚

してくるところなのです。

診療の一方で、細川佳之さんと山村順子さんがUNRWA診療所内の壁に、斎藤育さんが子どもたちと作成した『平和の手形』の展示に出かけてくれました。もう6年以上も継続している、平和を求める子ども支援活動なのです。

一日の診療が終わると、パレスチナではどこでも昼食が用意されます。と、そのとき、メディカルセンターの設立者から私と「奉仕団」に、記念となるモニュメントの送呈が待っていました。感謝・感激です!!

パレスチナ難民の皆さんの「心」が私たちに届けられたように感じました。イスラエルからの差別と弾圧の中でも他者への思いやりを忘れずにいる、広くて深い思いやりがどこから養われてくるのか……。私自身に宿題が与えられたような気がしつつ、

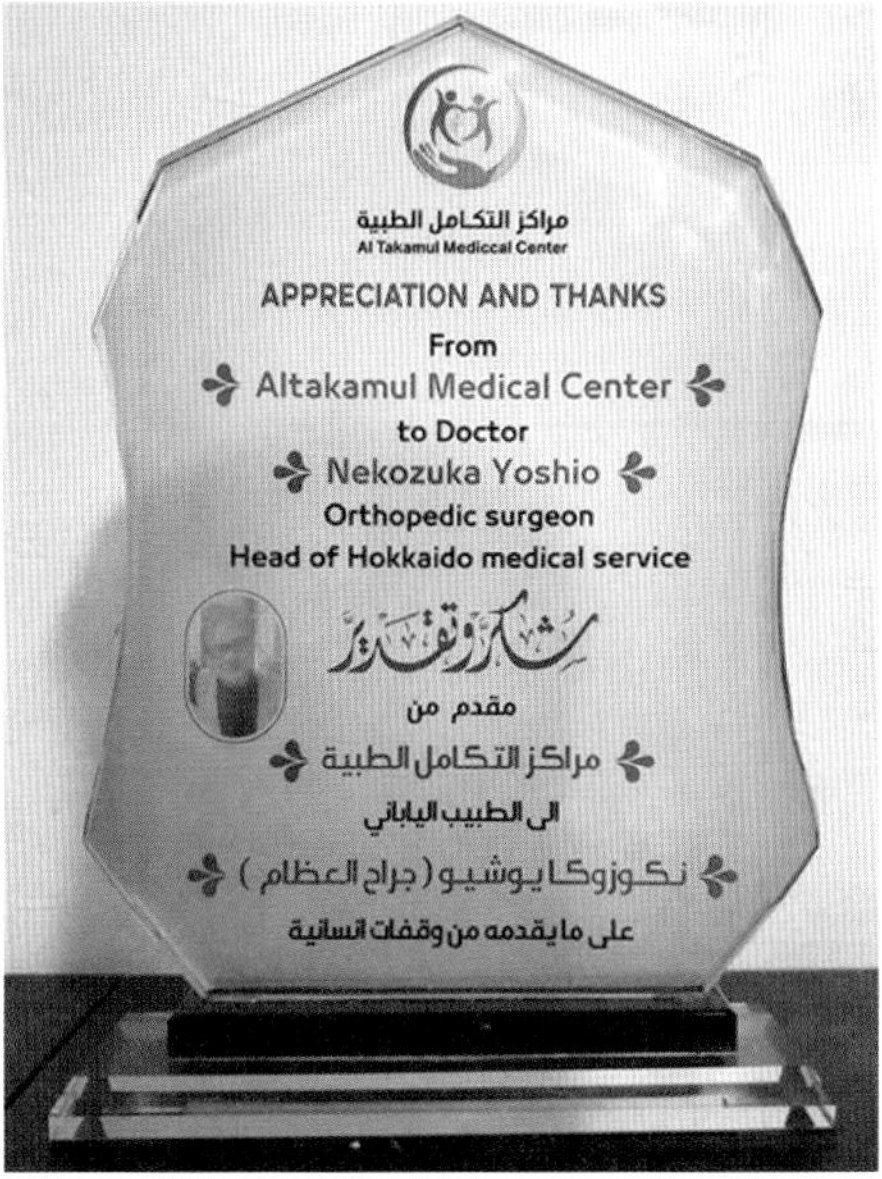
مراكز التكامل الطبية
Al Takamul Mediccal Center
APPRECIATION AND THANKS
From
Altakamul Medical Center
to Doctor
Nekozuka Yoshio
Orthopedic surgeon
Head of Hokkaido medical service
مقدم من
مراكز التكامل الطبية
الى الطبيب الياباني
نكوزوكا يوشيو (جراح العظام)
على مايقدمه من وقفات انسانية
贈呈してただいたモニュメント
筆者の写真まで入っている

シュファット難民キャンプを後にしたのでした。

8月19日（金）、20日（土）
——お休みをもらったものの……

この2日間、休養をとるよう皆さんに勧められ、活動をお休みすることになりました。とはいえ、8月26日に日本〜パレスチナを繋いで行われるオンライン「現地報告会」のために、さまざまな準備があります。資料作成なども行っているうち、あっという間にこの2日間が過ぎ去りました。

8月21日（日）——垣間見えた、子どもの深い憎しみ

本日も快晴のエルサレムです。本日、サリム医師と二人でジェリコ市の近くにあるベドウィン族が住むアユジャ村へ無料検診に出かけることとなっています。

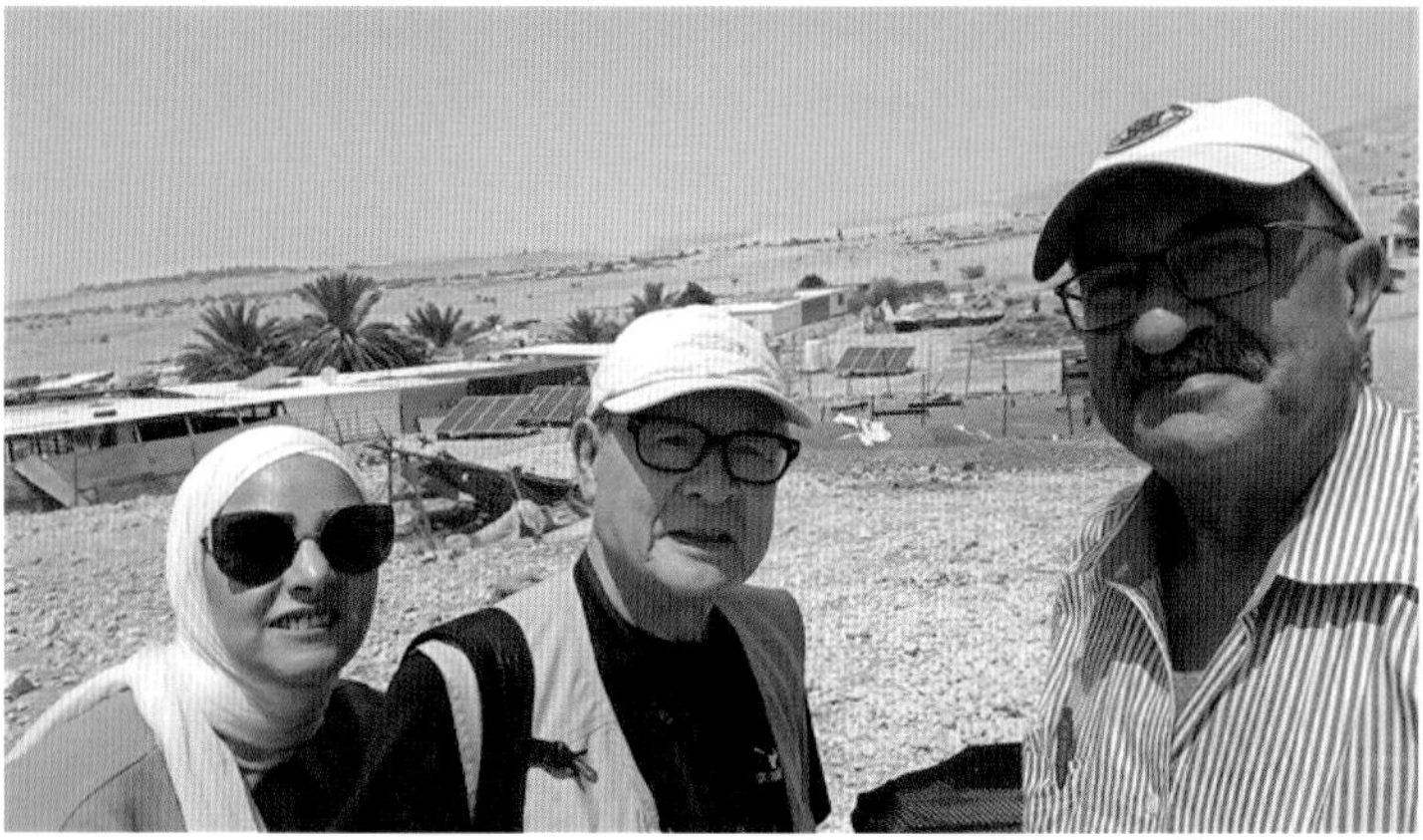

容赦なく夏の太陽が照りつける、アユジャ村の全景

ジェリコといえば、２０１１年1月に私たち医療奉仕団が初めてパレスチナで医療活動を始めた街です。そこで副所長をされていたのがサリム医師でした。

私たちが使用していたアパートも残っており、改めて活動を開始した原点をかみしめながらの行程でした。

ジェリコとは、１万年前に歴史上初めて作られた世界最古の都市といわれているのですが、その発祥地がエンスルターンという地区です。

まさに歴史的遺産の中を通り抜けて、本日の無料診療を行うアユジャ地区に到着。ジェリコ市からは15㎞の地点で、人口が約１００名でした。

住民からのお話では、ここでもイスラエル軍と入植者による侵略が続いていました。

生活に必要な水は、イスラエル企業が堀を掘って井戸水を枯らしてしまいます。現在の水の購買価格は２

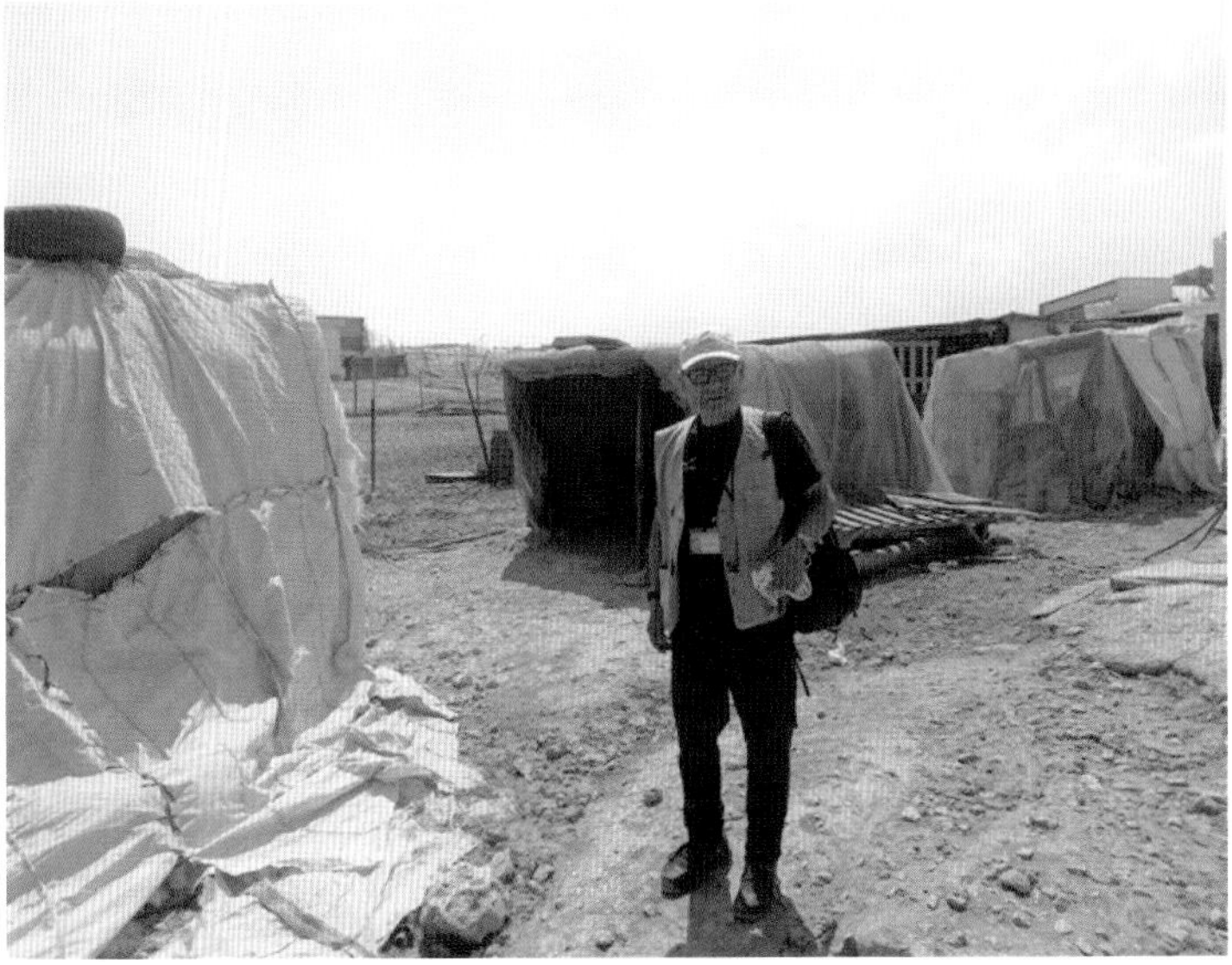

イスラエルによる家屋破壊が行われるため
アユジャ村にはテント式住居が少なくない

ガロン40シェケル（160円）。近くに水が流れているのに、イスラエルからの規制のために使えません。

また、入植地の拡大でベドウィンの土地が狭められ、生活の糧である羊やヤギの食糧が減少し、ついには死亡、生活手段の消失へと繋がっているのが現状です。

さらに、数か月に一度はイスラエル軍と入植者による家屋破壊が行われています。こうした負の連鎖が、ベドウィンの貧困化を加速しているのです。

診療が始まると、村中から大人や子どもたちがやってきます。大方は体を酷使し過ぎ……といってもそれが彼らの生活なのです。印象的だったのは、1日

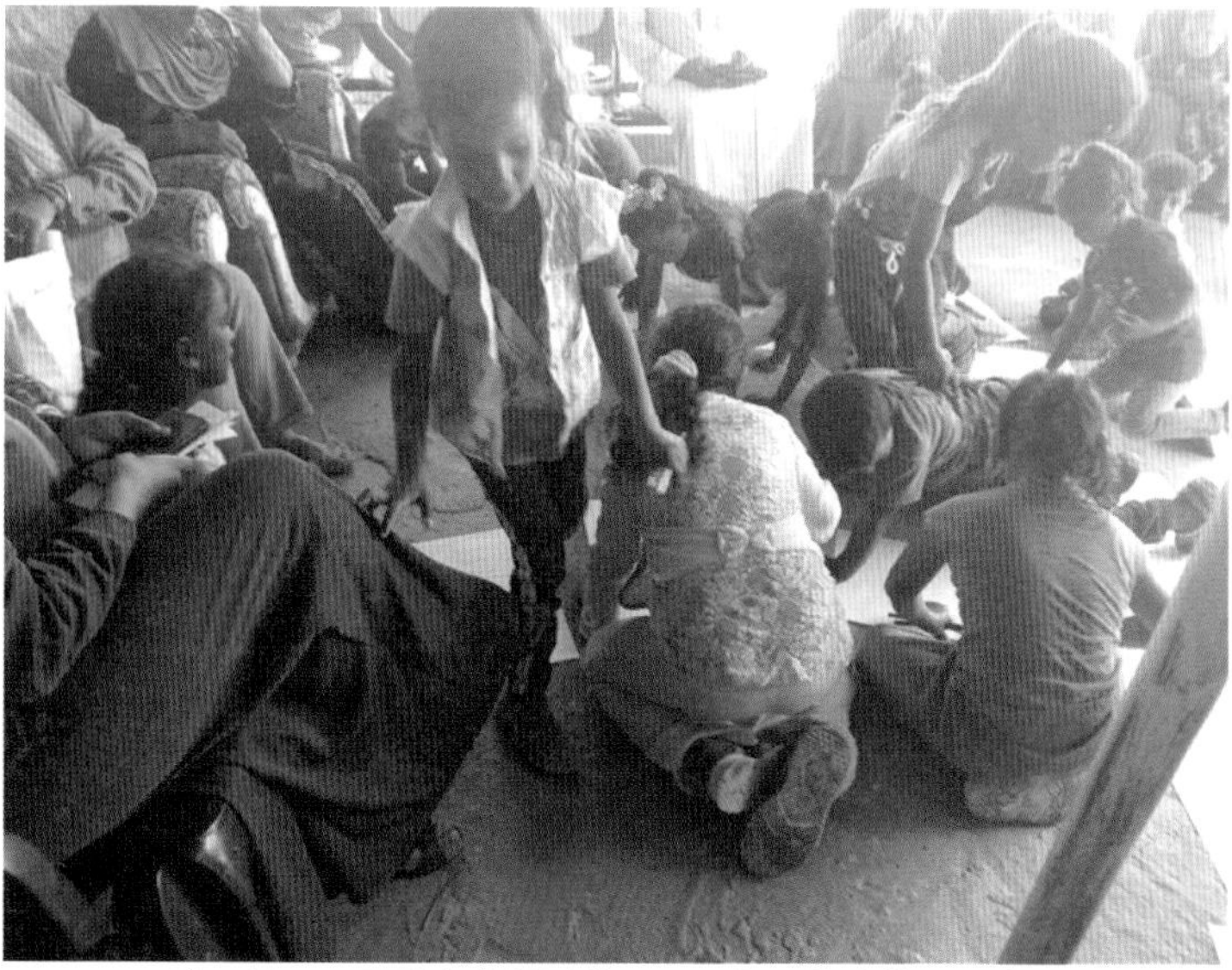

アユジャ村での子ども支援活動。みんなに絵を描いてもらった

150匹のヤギの乳しぼりを自分の手で行う若いお母さんでした。こうした過重労働が、彼らの生活の実態なのです。

また、半数の子どもたちは裸足ですし、怪我人が出てしかるべき状況でした。

診療の横で集まった子どもたちに絵を描いてもらいました。各人思い思いの絵を描いていましたが、一人の女子がパレスチナの旗とイスラエルの旗を描き、その後イスラエルの旗を描いた絵をビリビリ破り、別の女子がそれを踏みつけていました。

それを見るに、子どもの心の底にまでイスラエルへの憎しみを醸成させるほどの、イスラエルによる軍事支配の酷さを感じさせられました。

気温を聞くと40℃、額から汗がだらだら

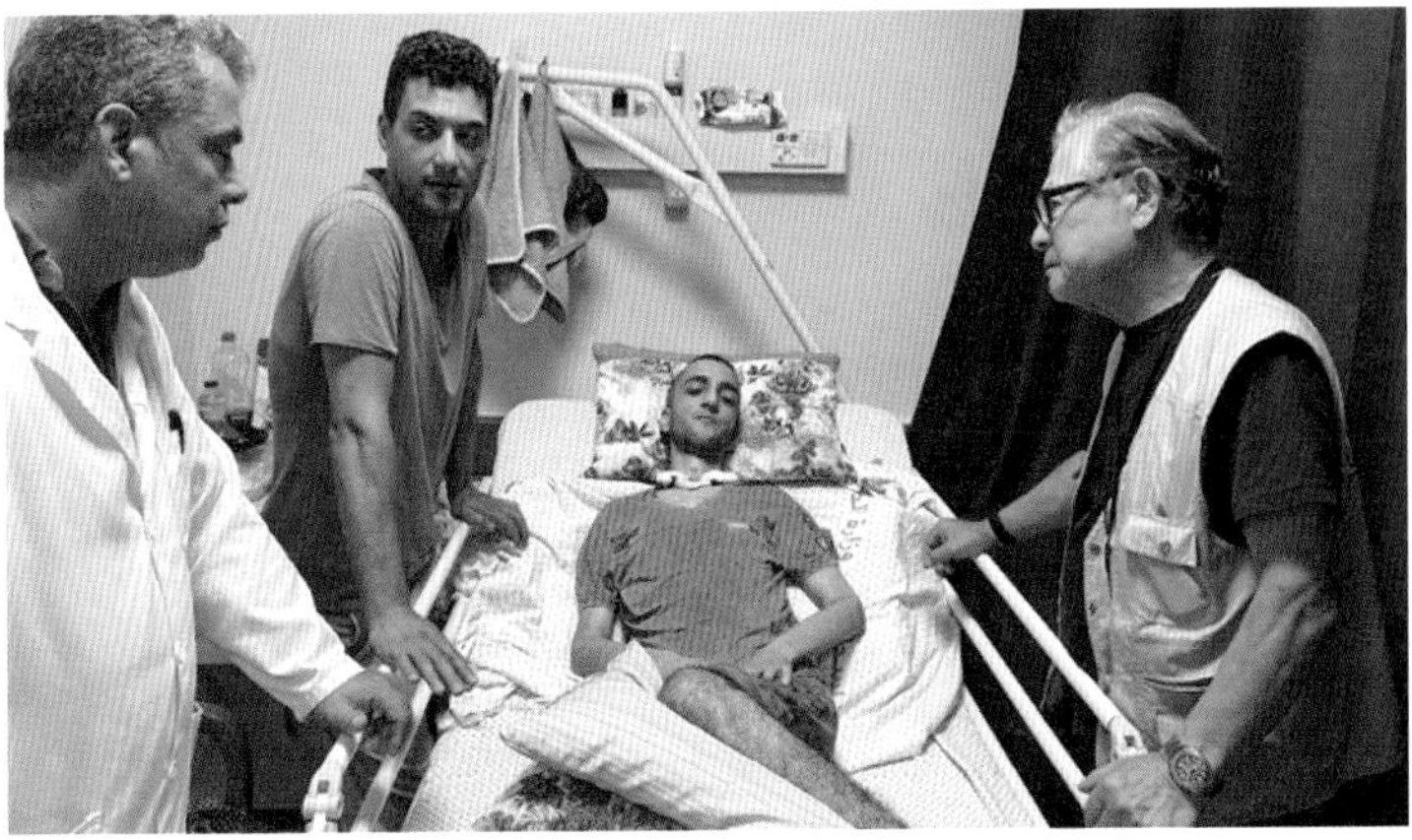

ワッファ病院での回診、現地の医師とスタッフと議論を重ねる

流れ目に入ります。こうした灼熱下での診療経験はあまりありませんが、これがベドウィンの人たちの生活環境なのです。

来年もここに来ることを心に決めて、ベドウィンの村を後にしたのでした。

7　妻と2人の子を爆弾で失った、20代の患者

8月22日（月）――支援「後半組」と合流

今日は、後半組の看護師である相澤依里さんと、大学教授と養護学校で障がい児支援員でいらっしゃる清末愛砂・国夫夫妻がそれぞれエルサレムに到着されました。

到着した彼らがエルサレムに入るため、その受け入れと、翌日のガザ地区行きのための準備に一日を費やしました。

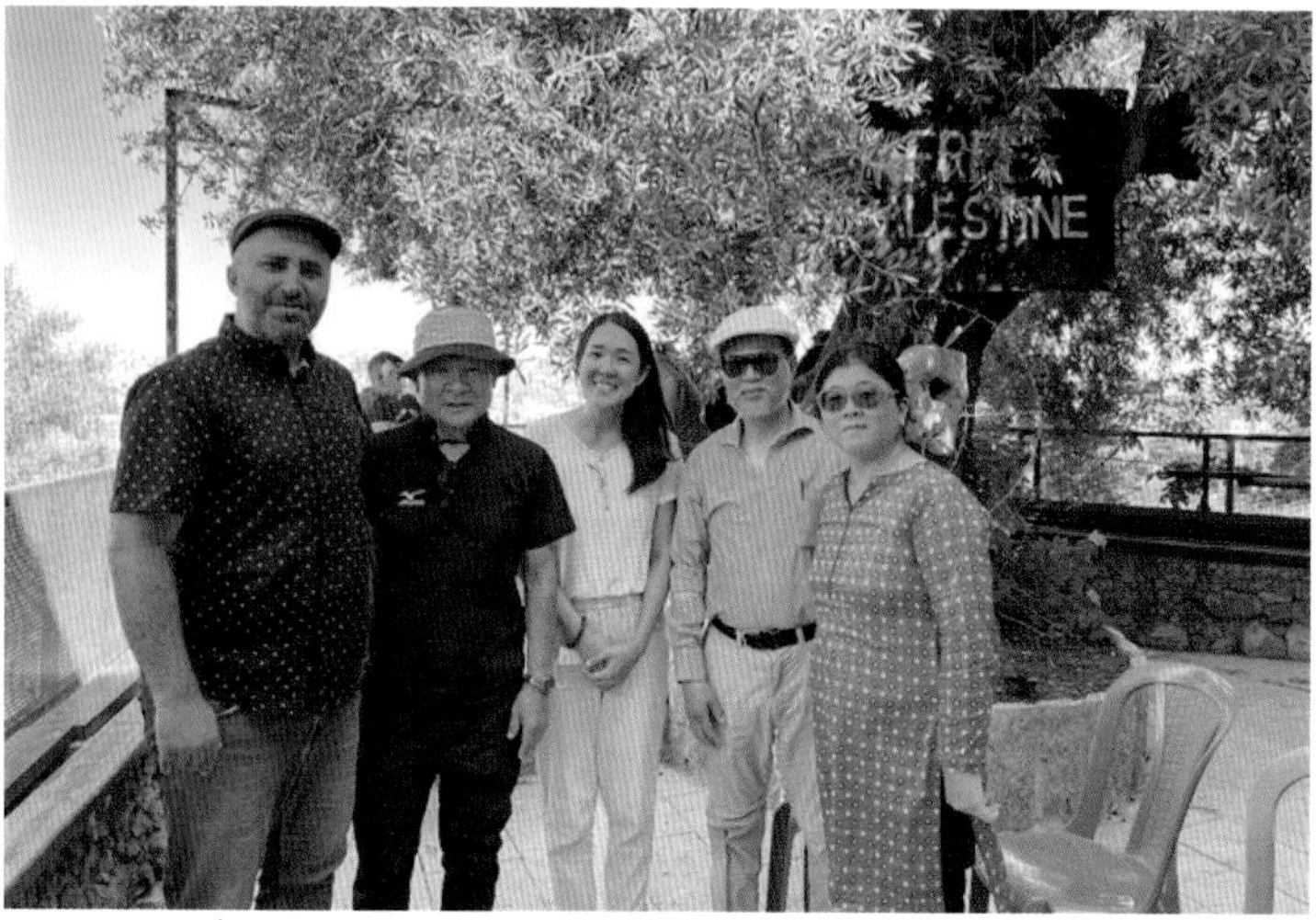

ヘブロンにて、第14次支援活動の後半メンバーとともに

8月23日（火）

――「爆弾で飛び散った体を家族が拾った」

今日は、今次「第14次支援活動」の中で、2回目となるガザ入域です。

朝8時にUNRWAのワゴン車で、一路ガザへの入域地点であるエレズへ向かいました。入域方法は前回と変化があり、ガザ側でも私の荷物を調べられました。中に入っていた小型デジカメと風邪薬のチェックを受けたのです。これまで、ガザ側でこうしたチェックを受けることはありませんでした。

そのまま、UNRWAが運営するサブラ（Sabra）診療所へ直行しました。そこで院長先生とリハビリスタッフが待っていてくれ、院長による率直で詳しい診療所の状況説明が行われました。人口７０００名を超える難民キャンプですが、２年前に改築されて、清潔感あふれる診療所となっていました。

案内されたリハビリ部門には、理学療法士と作業療法士など10人が所属し、カーテンで区切られた12か所の診療ブースに分かれてさまざまなリハビリが行われていました。また、30分で5名程度の患者さんのリハビリを予約制で行い、待ち時間短縮はもとより、コロナ禍のため、患者さん同士の距離を確保することを実践していました。

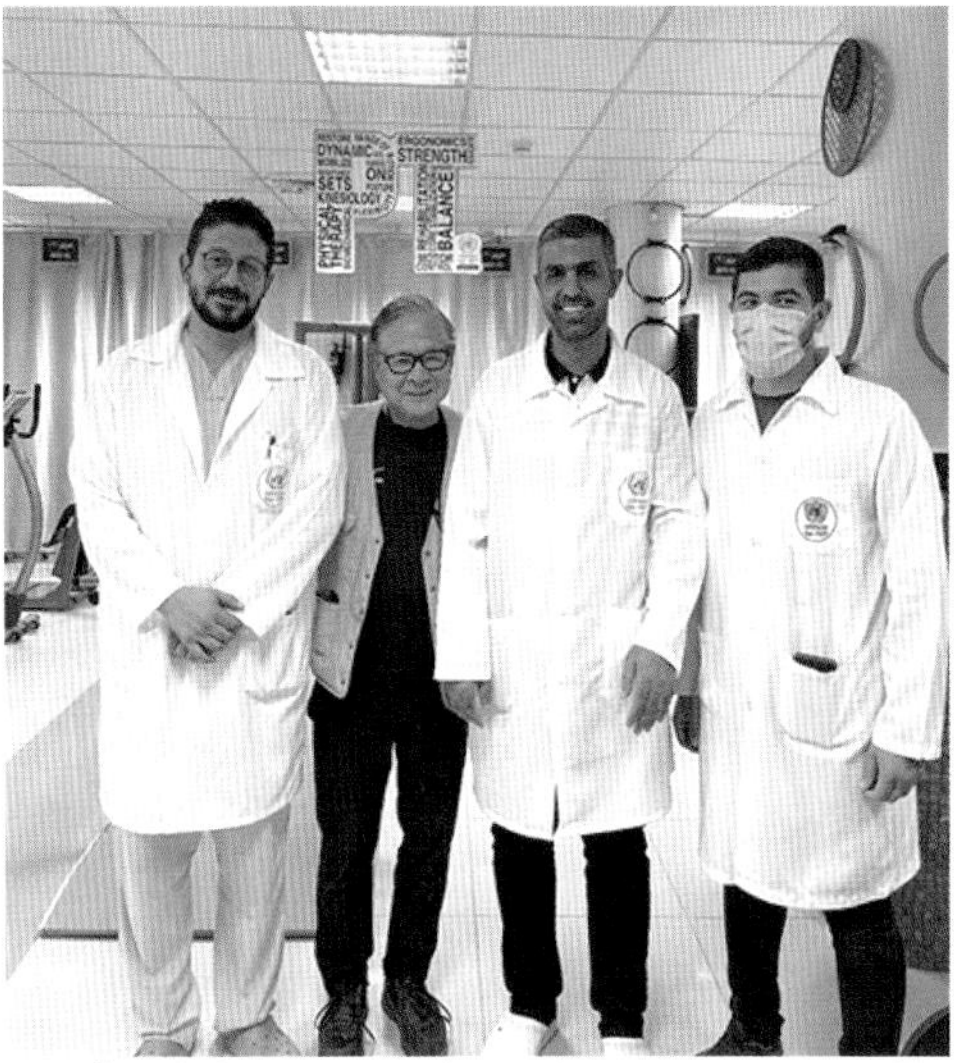

サブラ診療所のリハビリスタッフたちとの一枚

ガザ地区は子どもが大変多く、この診療所にも小児整形外科にかかっている子どもが来ています。特に目に付いたのは分娩麻痺で、出産に伴い一側上肢の麻痺が残るというものです。そのほとんどがリハビリで経過を見るのですが、現地のスタッフたちは電気刺激を加えて筋萎縮を防ぐなど、さまざまな取り組みにトライしていました。

ここのリハビリでは、そもそも他の病院で

手術を受けた後のリハビリを施行しているのも特徴です。

左膝前十字靭帯断裂の手術後で現在リハビリ中の、ある若者に会いました。手術を受けた病院と医師を聞くと「ヨーロッパ・ガザ病院の膝専門・ガッサーンです」とのこと。ガッサーンさんは、私が２０１８年にヨーロッパ・ガザ病院に手術支援に行き、同じ医師チームで働いたことがある、大変優秀な先生でした。

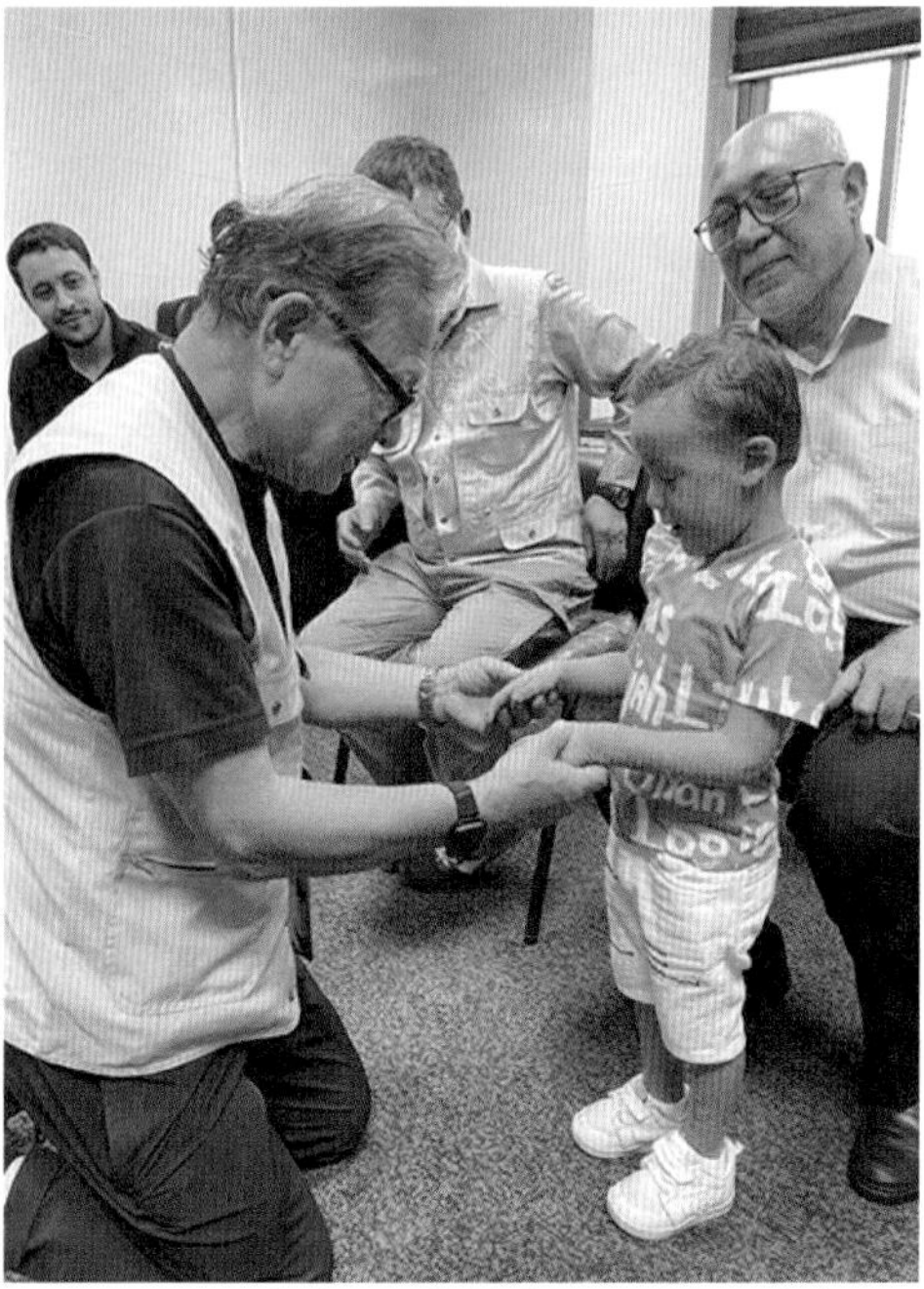
ワッファ病院にて魚鱗症の子どもを診察

次に訪れたのは、リハビリ専門病院のワッファ病院です。４年前も短時間立ち寄りましたが、今回は以前から子どもの診療を依頼されていました。
ここも湾岸諸国の支援で病院がリニューアルされましたが、一方で２０２１年5月に行われたイスラエル軍のガザ攻撃で病院の一部が破壊されたのです（実は、もっと以前にも同様な爆撃の被害を受けていたのですが……）。

にもかかわらず、そこから立ち上がってくるガザの医療関係者たちの「不屈さ」を感じました。男女各50床の病院です。イスラム社会では、病棟を分けるのに男性・女性という分け方をします。この100人の患者さんのため、病院の医師も一緒に丁寧な回診をしてくれました。

脳血管障害や認知症の患者さんなど、リハビリスタッフも総出で診療にあたっていますが、医師たちは褥瘡の発生に悩んでいました。私たちのチームの相澤看護師さんからは、処置とケアの方法への意見が出され、私も同感でしたのでお伝えしました。

また、高齢者の多い病院で、20歳代の若い頭部外傷とその後の手術で重症麻痺と意識障害のある若者に会いました。昨年5月に行われたイスラエルによるガザ攻撃で受傷し、頭部の手術で一命を取りとめたものの、重度の麻痺と意識障害が残ってしまったのです。

その攻撃を受けたとき、彼の奥様と2人の子どもたちは「爆弾で体がばらばらに飛び散り、それを家族が拾い集めた」のだと、付き添いをしていたお母さんが必死に私たちに訴えてきました。

イスラエルが「天井のない監獄」であるガザ地区に攻撃することは、「戦争の不条理」としかいいようがない結果を残し、将来まで引きずってゆくのだとつくづく胸に突き刺さってきました。

一人の命が奪われ、家族が崩壊し、明日への希望も失せてしまう……そして、ガザ地区の人々の自由と人権を破壊してゆく……。こうしたことは、ウクライナ以外でもアフガニスタンやシリア、ミャンマーやイエメンでも起こっています。

1億人を突破した世界の難民問題に立ち向かい、「決して、どこも見捨てない」姿勢をより一層強くして、「パレスチナ難民支援活動」を一歩一歩進めてゆく気持ちが、熱く体の中に湧き上がるのを感じました。

8月24日（水）——屈強な看護師からまさかの言葉

今日は、ガザにおける支援活動の2日目です。朝8時に宿舎を出発し、ガザ地区の南端のラファ（Rafa）市にあるUNRWAが運営する診療所に向かいました。

これまでラファは、イスラエルからの軍事侵攻があるときに必ず激しい爆撃を受けてきました。2週間前の爆撃時にも10名が殺害されています。また、ここのクリニックがエジプトとの国境から200mしかなく、いわば「国境の町」なのです。

院長室を訪れた我々一行。その際、屈強な男性看護師さんが現れました。そしてなんと、「NEKOZUKAを知っている」というではありませんか。とっさに過去のガザ地区と、ラファでの記憶を大急ぎでたどりました。「2014年……」と言われた私の頭に、鮮明に記憶が戻ってきます。

２０１４年にラファを訪れたとき、地元の病院の先生たちがガザとエジプトの国境まで案内してくれました。エジプト当局に海水を注入されて破壊された地下トンネルの残骸まで見せてくれたのです。彼ともそのときに会いました。

ラファ診療所は人口９万人を超える難民患者さんを診てくれています。その男性看護師さんの名はムハンマドさんといい、お互いに再会を喜びあいました。

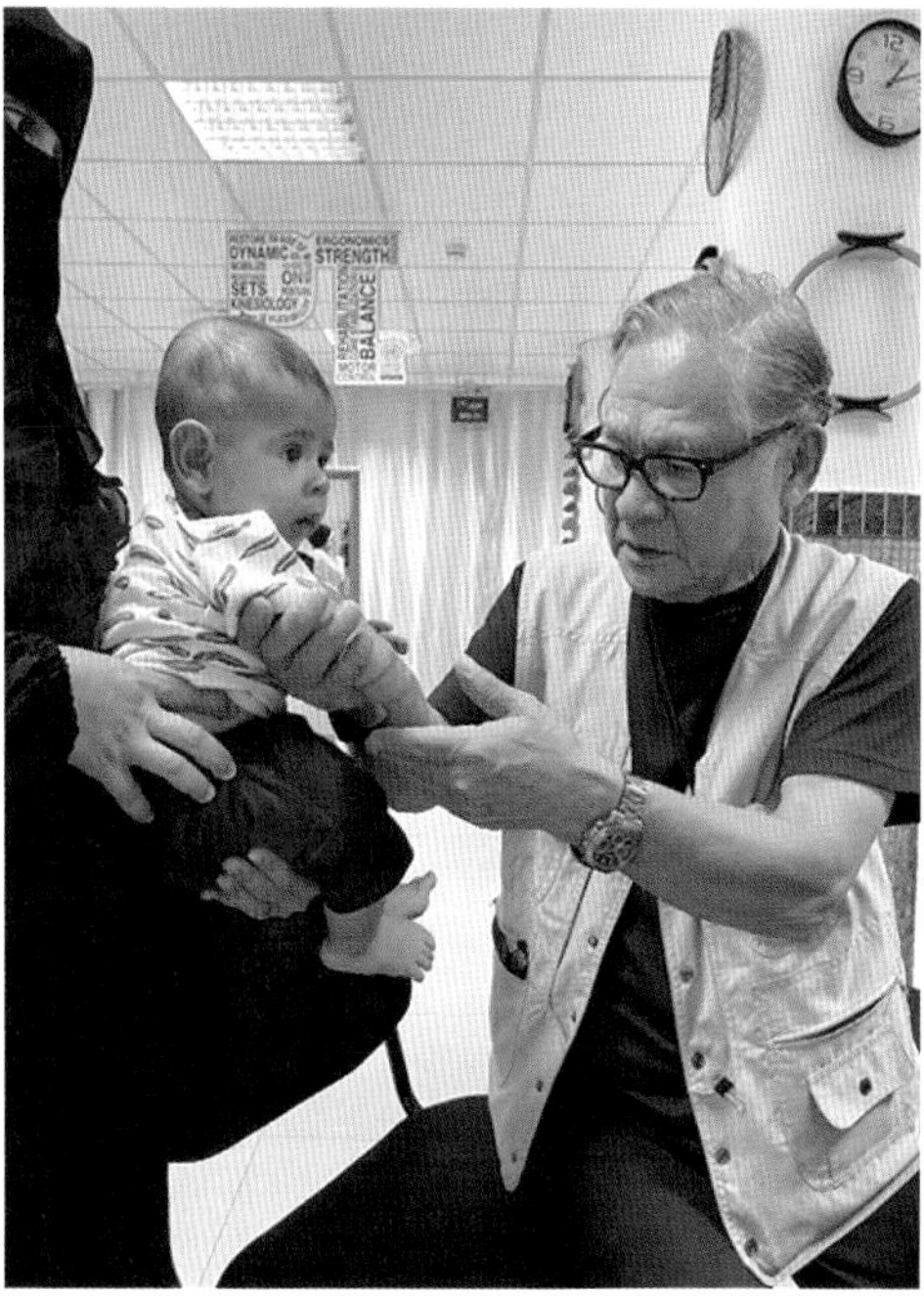

ラファ診療所でも診察
先天性疾患の子どもが多くみられる

そこで診療所の院長が、私を３人の常勤医師に会わせてからリハビリ室に案内してくれました。

ここのリハビリも予約システムが導入されて、患者さんが密にならないようスムーズな流れで診療が個別に進められていました。受診されるのは、腰痛や外傷後の手術患者さんです。もちろん、出生数の多いガザ地区では先天性疾患の子どもたちも診療します。

職員の皆様に質問すると、疾患の理解や治療内容の議論が大いに深まり、彼らが大いに勉強していると実感しました。

その後、子ども支援活動としてThe Palestinian House Associationで、清末愛砂さんが中心となり、幼稚園の生徒と絵画による交流を行いました。前述したRafaクリニックでも同様の子ども支援活動が行われました。そのときには臨床心理士の方も最後まで参加してくれましたが、子どもの心理状態の把握などを次回の検討課題としなければなりません。

8 「癌が浸潤するよう……」医師の眼前に広がる、横暴の痕跡

8月25日（木）——ガザ最後の日、用意したお土産は

今日はガザから出域する日ですが……清末さんの発案で、昨夜遅くまでメンバーにより、翌日予定されている子ども支援活動に向けて折り鶴の作成（それも50個！）と、北海道から持参した新聞紙を利用した「兜」の作り方を再確認しました。

さあ、今次の支援活動、ガザ地区での最終日です。

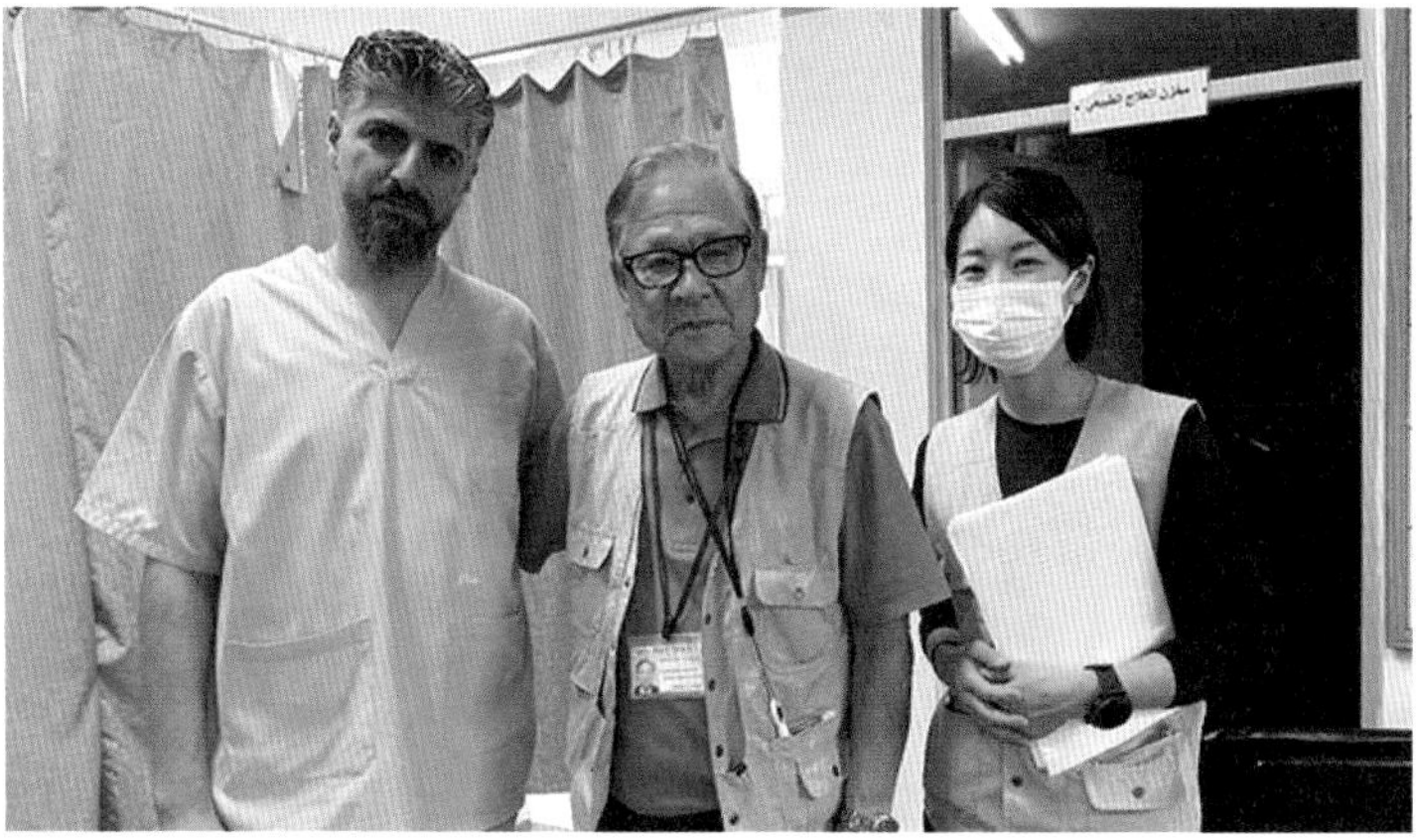

ジャバリア難民キャンプの診療所にて

午前10時のガザからの出域を逆算して、いつもより30分早くから行動開始、7時45分に宿舎出発です。

最終日に活動を実施したのは、ガザ地区北部にある、人口10万人を超えるジャバリア難民キャンプです。大きな診療所で、1日の外来患者さんは1000人。出産、小児から成人・老人までの診療と、この難民キャンプの健康管理を一手に引き受けています。

この日は私と相澤看護師さんがリハビリでコンサルテーション、清末さん、国夫さん、山村さんが子ども支援活動という分担です。ガザの出域時間の関係で、午前10時までの活動でした。

診療所に行ってみると、理学療法士の方が、前回ガザ中南部のハンユニスの診療所で一緒に仕事した方でした。診療では子どもの骨折や若者の膝痛など、さまざまなリハビリ患者さんについて相談を受けました。

やはり診療場面では看護師さんの存在感が大切で

す。

特にイスラム社会では、女性や子どもの診察には女性看護師さんのかかわりが重要なのです。初対面であるパレスチナの患者さんとの間における信頼関係の構築にも、看護師さんの役割が非常に大きいものです（日本でも同じです!!）。

一方、診療所の廊下で行っていたＯＲＩＧＡＭＩ（折り紙）が大好評でした。昨夜遅くまでメンバーみんなで折った甲斐があったというものです。正方形に採型した新聞紙で作られた「兜」は好評で、すべて人々が家に持って帰りました。新聞紙は日本語で書かれた北海道新聞で、核兵器に関する見出しが大きく載っていました。

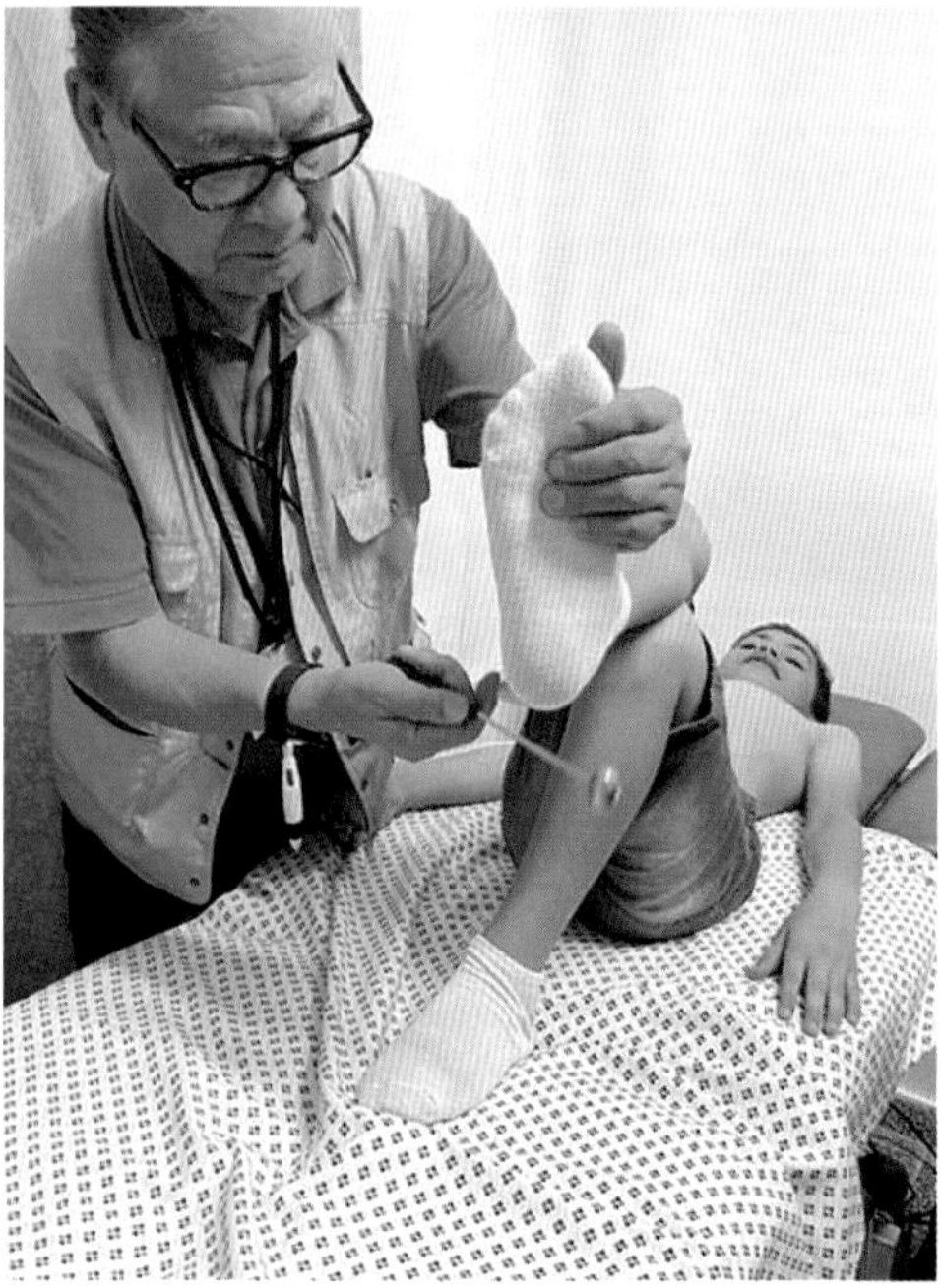

ジャバリア難民キャンプでの診察の様子

パレスチナでは、学校以外でのこうした支援活動には「お土産」が必要という意見があり、地元の

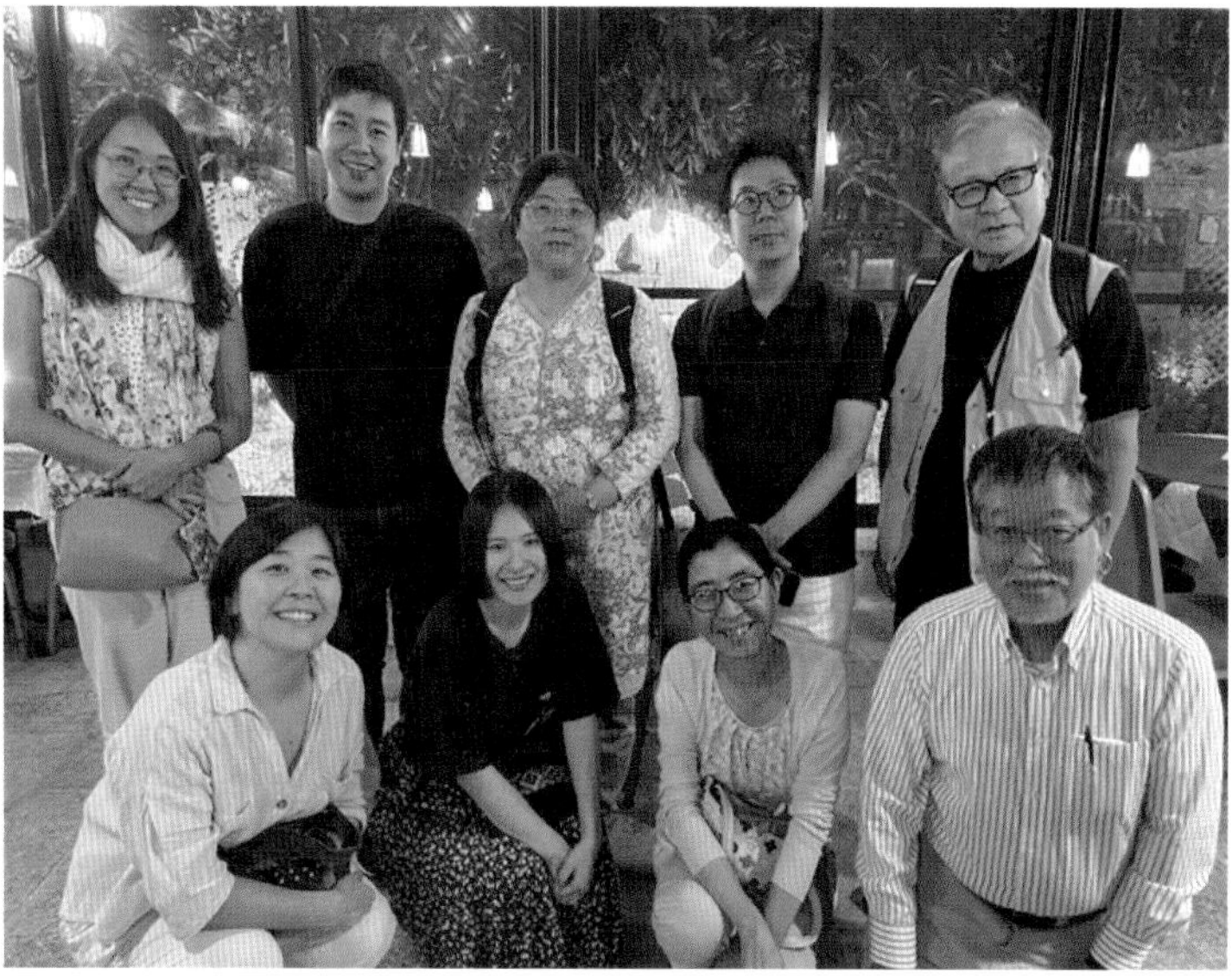
日本のメディアやＮＧＯの若者たちと交流

お菓子や鉛筆などを与えていました。しかし、私たち「医療奉仕団」の基本理念として「お金やものではなく、人と技術による支援」を掲げて、この11年間活動してきました。

今回も前夜に折り鶴を手分けして作り、子どものみならず当日参加したすべての人々に手渡しましたが、効果は絶大で多くの人々に喜んでいただきました。やはり今後も、日本語で書かれた新聞紙の使用や、国際的に認知されている折り鶴を日本の皆さまにもお手伝い願い、パレスチナに持参したいと考えています。

無事ガザを出域し、エルサレムに帰ってきた後、日本のメディアの方と懇談し「奉仕団」のこれまでの活動やパレスチナの状況の変化について意見交換をいたしました。静かで思慮深い青年記者と話している中で、これまでの私たちの活動を総括しながら、これからの長い計画の中で一つひとつの事柄を大切にしてゆかなければならないことを改めて学んだのでした。

8月26日（金）——癌が浸潤するよう……支配の実態

今日は、6時間の時差がある日本～パレスチナを繋いで、オンライン「現地報告会」を開催いたしました。「医療奉仕団」のメンバーであり精神科医の香山リカさんの爽やかな司会で進行、今回の活動に参加している8名のうち、6名のメンバーから発言がありました。

今回の参加メンバーで最も若い植村和平さんが、淡々と初の参加体験の感想を述べられていました。特に、「医療奉仕団」がこれまで10年以上継続してきたことの重みを、実際の診療の中から感じ取っておられました。

清末愛砂さんと斎藤育さんからは子ども支援活動についてです。他のメンバーとも協力して折り紙や折り鶴を準備し、持参した北海道新聞を正方形に裁断して兜を作成し、地元の子どもたちはもとより大人の方々からも大歓迎だったことを報告しました。

２０１５年に行われた第6次支援活動からは、斎藤育さんが得意のアラビア語を駆使してパレスチナの子どもたちの心を鷲掴みしたのです。その後、細川さんによるバレーボールと清末

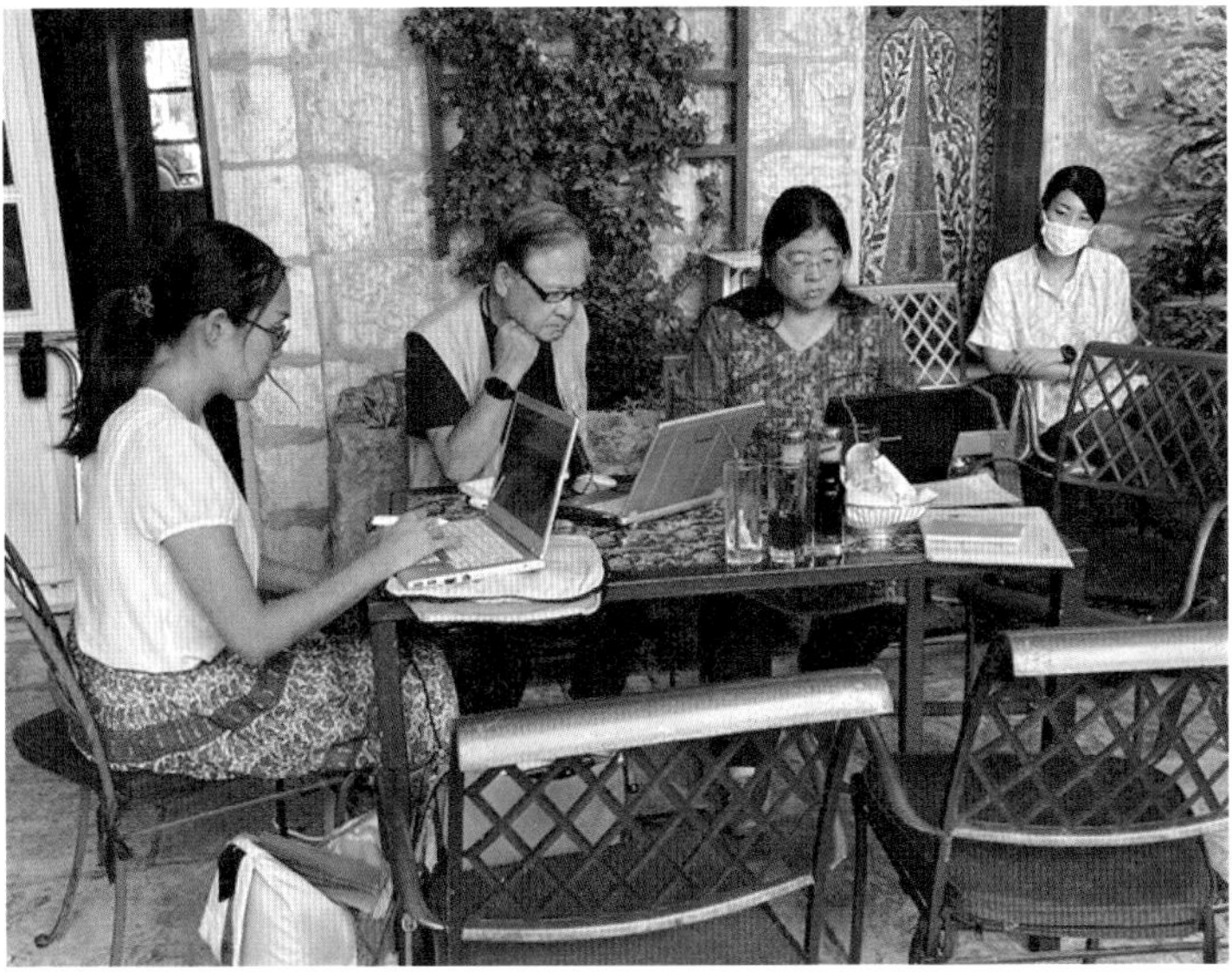
オンライン「現地報告会」ではパレスチナの生の情報が届けられた

さんが絵画を通した子ども支援が加わり、現在に至っています。
軍事支配と15年もの長きにわたる封鎖が続くガザ地区では、大人はもとより子どもたちも精神的抑圧にさらされ、若者が絶望から自殺へ踏み出してしまう悲惨な事態を引き起こしているのです。
せめて幼少時に対する支援、芸術を通して少しでも平和を想像し希求する子どもたちを育てる手助けができればと考えています。同時に細川さんがバレーボールをはじめ各種のスポーツを通して、身体的・精神的成長への手助けを進めてきました。こうした活動は、私たちの志ひとつで取り組むことができるものだと考えています。
その後、パレスチナでの経験が豊富で、

アラビア語・英語を駆使して地元パレスチナに多くの友人とのつながりを持つ山村順子さんが、現在のパレスチナの置かれている状況を的確に語ってくれました。

「現地報告会」のご質問としてもいただきましたが、この12年間のパレスチナにおける現状の変化にも触れています。私も感じることですが、西岸では入植者の横暴がより陰湿に、凶暴になっているという点です。

例えば、エルサレムにおける家屋破壊と入植地の増大……町を歩くと同じ建物でも表がパレスチナ人の家の入口、裏にはユダヤ人に奪われ使えなくなった土地への入口など、複雑にパレスチナとイスラエルの土地と家屋が入り組んでおり、イスラエルの入植地がパレスチナ人の地域に入り込む＝浸潤してきています。ちょうど癌が周りの臓器組織に浸潤しているかのようです。

私たちが活動中に、イスラエル国内にある7つのパレスチナの人権団体に対し、代表者の出頭と、さもなくば団体の解散を、という命令が出されました。

こうしたイスラエル・シオニスト政権が始めた人権団体への弾圧は、軍事・侵略国家としての様相を露骨に表しつつあるのです。戦前の日本の天皇制政権が執ってきた「侵略のための国内弾圧」とイスラエルの「侵略、パレスチナ弾圧・支配国家」への道が重なって見えてきます。

また、ヨルダン川西岸に外国からの入国をさせない、などとの意見がイスラエルの中から勃興しつつあります。こうしてパレスチナの実態を外国の目から見えなくすることを許したら、封鎖が続くガザ地区とあわせて暗黒のパレスチナになってしまうでしょう。

こうした、歴史上これまでになかったイスラエルの野蛮な政策や国家政策に対して、国際的にも抗議の声を強めたいと思います。この場を借りて、皆さまにもご協力をお願いする次第です。

なお、報告会の内容は後日ＹｏｕＴｕｂｅにアップしました（https://www.youtube.com/watch?v=VRNeAV0J0rs）。

9　兵に監視され、しつこく問われ……医師が体感、占領された街

8月27日（土）――兵に監視され続ける街

昨日のオンライン「現地報告会」に引き続き、今日は「第63回日本社会医学会」への報告の日です。Ｗｉ‐Ｆｉ環境の良いAmerican Colony Hotelのロビーをお借りして、オンライン報告となりました。こうした海外からの学会への報告は初めての経験ですので、報告中にＷｉ‐Ｆｉが切れたらどうしよう、などと心配しながらの報告でした。

報告を終えての質疑では、静岡の天笠から『子どもの不安を緩和するために、ハグと手によ

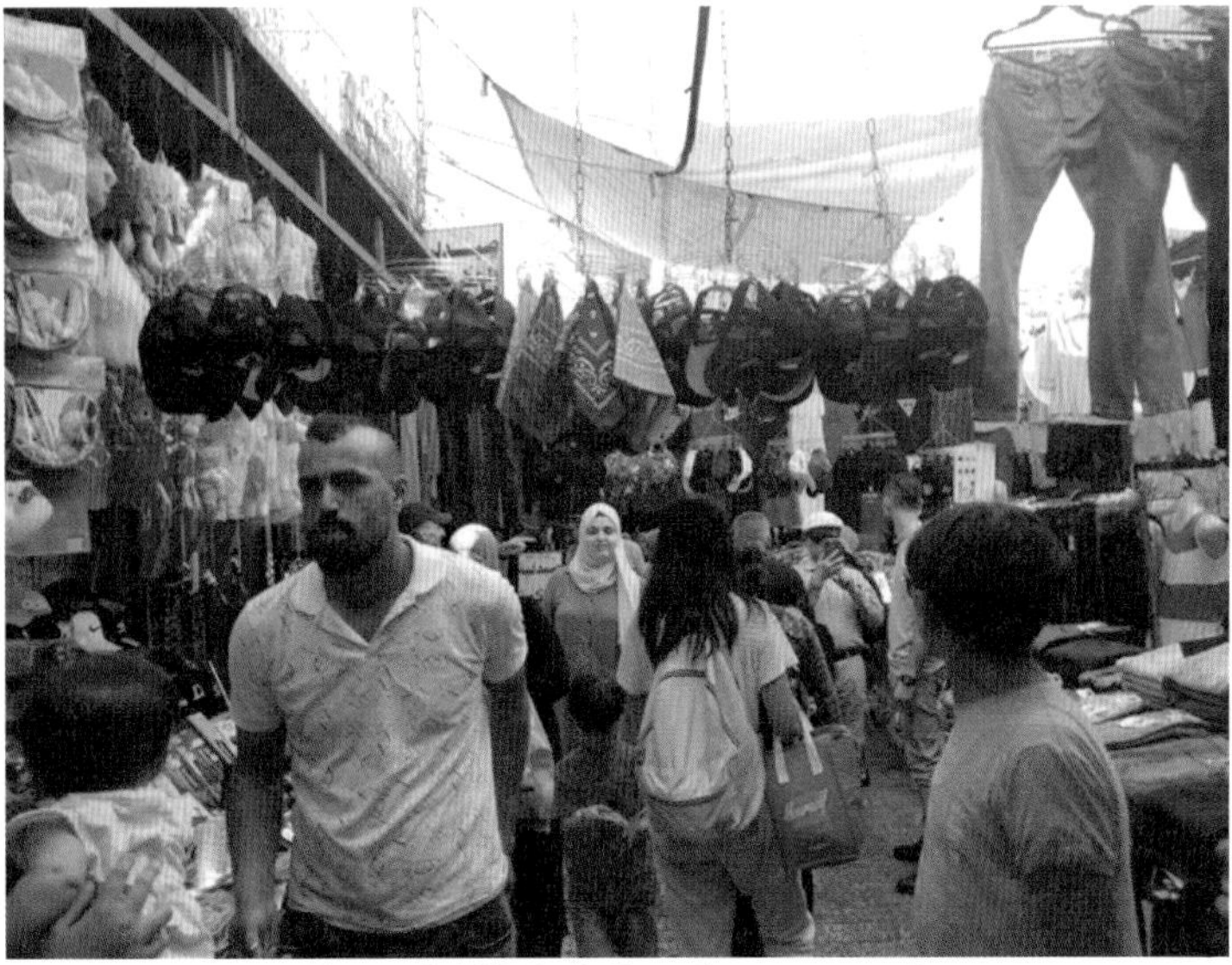

地元の人が行き交うヘブロンのスーク

るタッピングが有効である』との意見をいただきました。また、支援活動での資金についての質問がありました。私たちは、医療関係者と市民の皆様からの募金とメンバーの自己負担から成り立っていることを説明しました。

社会医学会を午前中に失礼して、12時に旧市街ダマスカス門に集合し、公共交通機関を利用してベツレヘム経由でヘブロンへ。途中、入植地や強大な分離壁に迫られ、かつまた交通渋滞に遭いながら、なんとかヘブロン旧市街地へ着きました。

ヘブロン旧市街地の市場（スーク）は相変わらずの賑わいです。日用雑貨から洋服まで売られています。我々も声をかけられますが、ここはあくまでも見学のみにして、

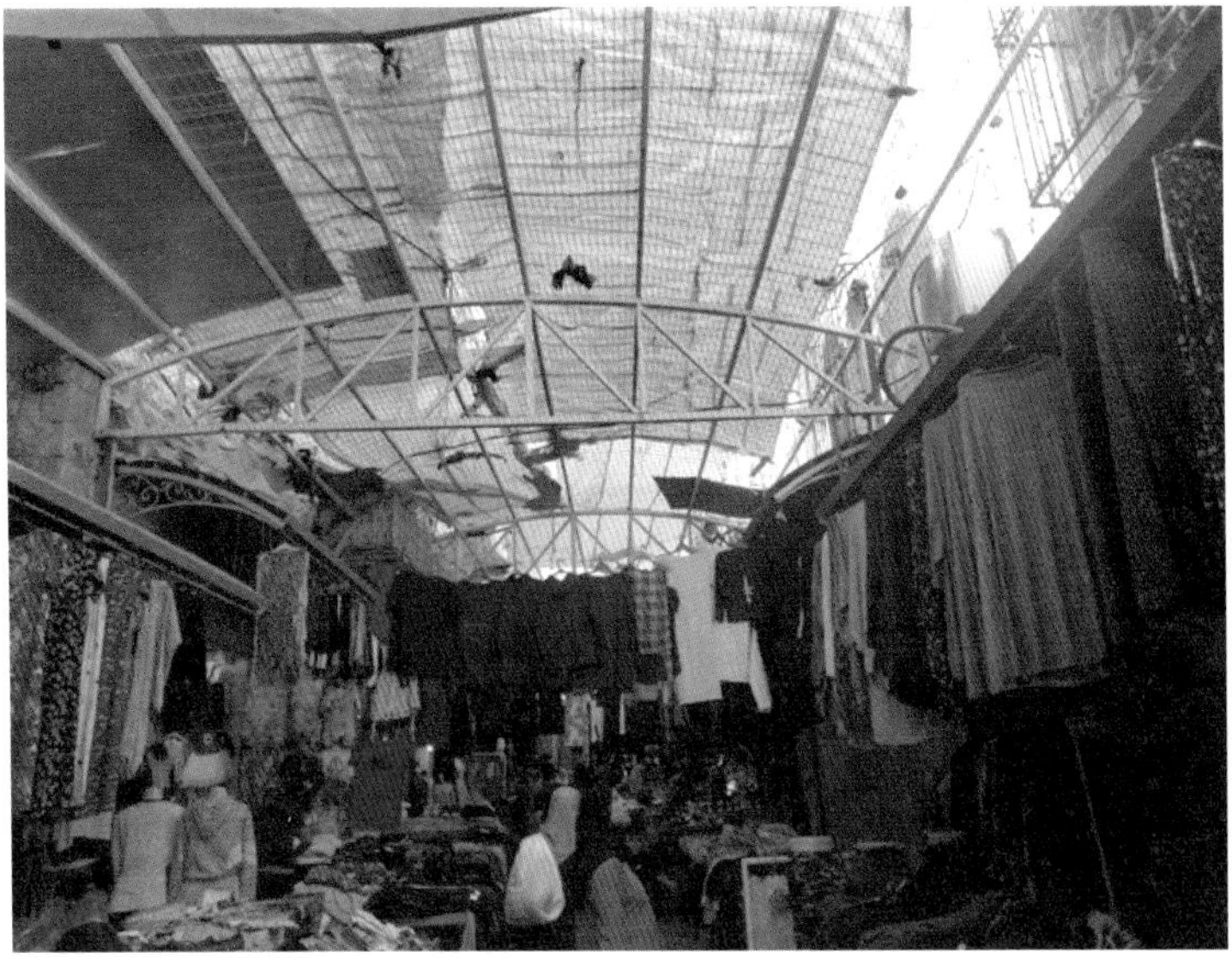

スークの上に張られた金網には
上層階から投げつけられるゴミや空き缶が散乱している

目指すはシュハダ通りです。

ここの2階以上の建物は、ほぼパレスチナ人がイスラエルの入植者に追い出され、占領されています。スークの通りの上に張られている金網には、2階以上を占拠する入植者が投げつける空き瓶やごみが散乱しています。ここでもイスラエルによる占領の実態が見て取れました。

さらに進んでゆくとイスラエル軍の監視所が現れます。そこには重武装のイスラエル兵が私たちを監視していました。

ちょうどその監視所の前にあるお土産屋さんが、数日前に入植者による焼き討ちにあってしまっていました。そのお店は、近くに住むパレスチナ人が自作の民芸品などを持ち寄っていた共同販売所でした。

したがって、その店の焼き討ちによるパレスチナ人へのダメージは、大変大きなものがありました。

こうしたことで、入植者の暴力支配は以前よりも進行しているように感じました。

ここを見ていると、ちょうどサリム医師親子に遭遇。

実は、先日8月13日に南へブロンで訪問したハルーンさんがその後、病院に運ばれて下腿切断術を受けたとの連絡がありました。主治医はおそらく敗血症の危惧を抱いたのだと思われます。

そこでサリム医師がハルーンさんへ、ギャージベット（上半身を起き上げることができるベッド）と応急処置に必要な医療セットを届けた帰りだったそうです。

昨日から「できればへブロンで会おう」と連絡を取りあっていましたが、こうした形でお会いできるとは……奇跡的でした。

さて、スークにあるいつもの女性運動団体のお店でお土産を購入し、さらに旧市街を進むとイスラエル軍の検問所が待っていました。いつもの回転ドアを通り抜けてゆくと目的のシュハダ通りに入ります。

ここは以前旧市街の中の繁華街でしたが、入植者の通り道となるため、イスラエル軍により

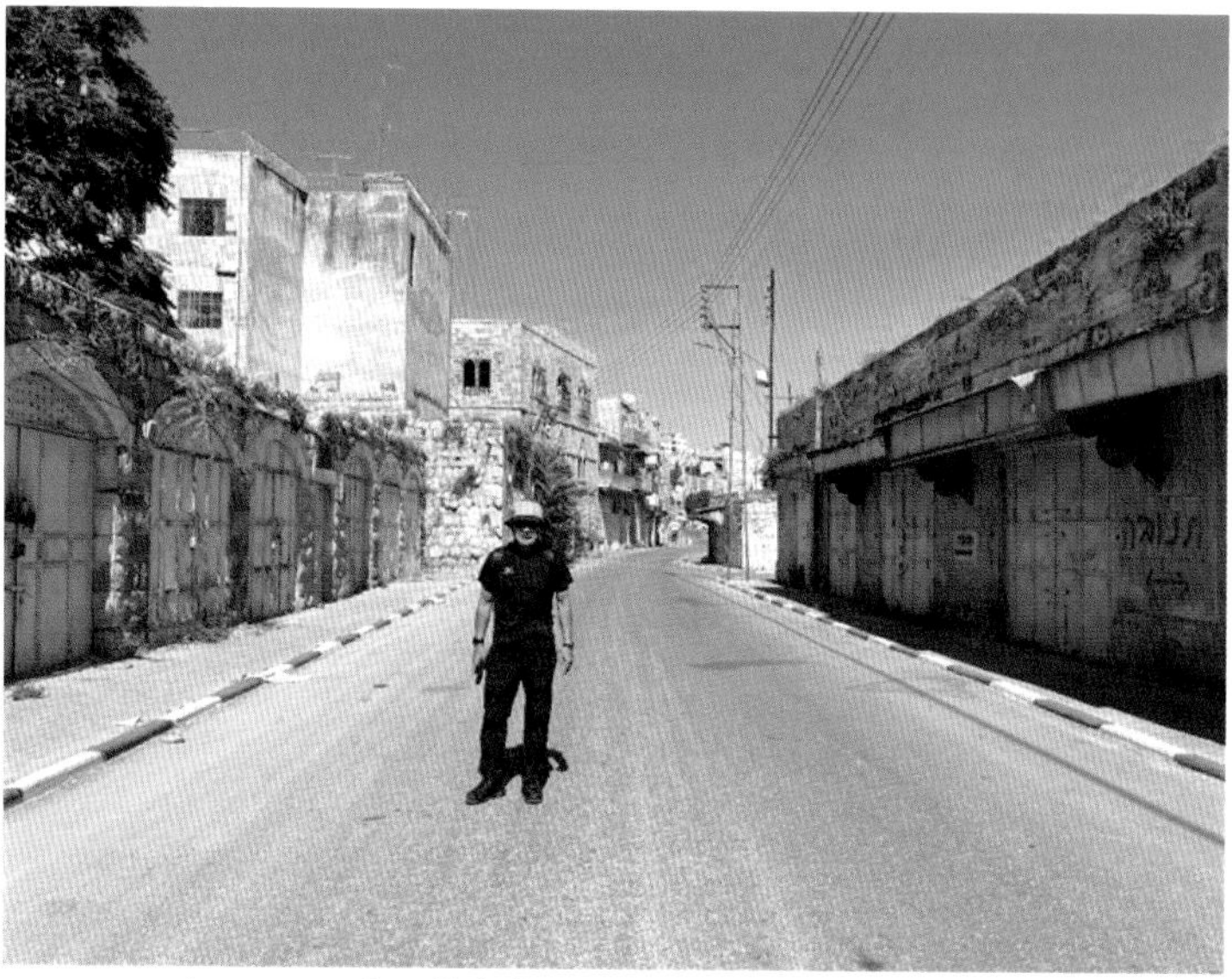

イスラエル人入植者専用とされ、無人のシュハダ通り

「無人の市街地」にされてしまったのです。通りに面した入り口はすべて鉄製ドアで閉鎖され、窓は金網を張られ、まったく通りへ出ることはできません。この無人の通りの出入り口と中ほどにはイスラエル兵が歩哨として立ち、私たちをチェックしているのです。

私たちの行き先は、ここでパレスチナの解放のため平和的に戦っているイッサ・アムロさんが主催するＹＡＳ（Youth against settlement）の事務所です。ただ、そこに上がる階段の入り口にもイスラエル兵の検問所があるのです。

私たちはパスポートのチェックを受けて事務所への坂道を上がりました。その事務所の周りにも入植地があり、イスラエル軍

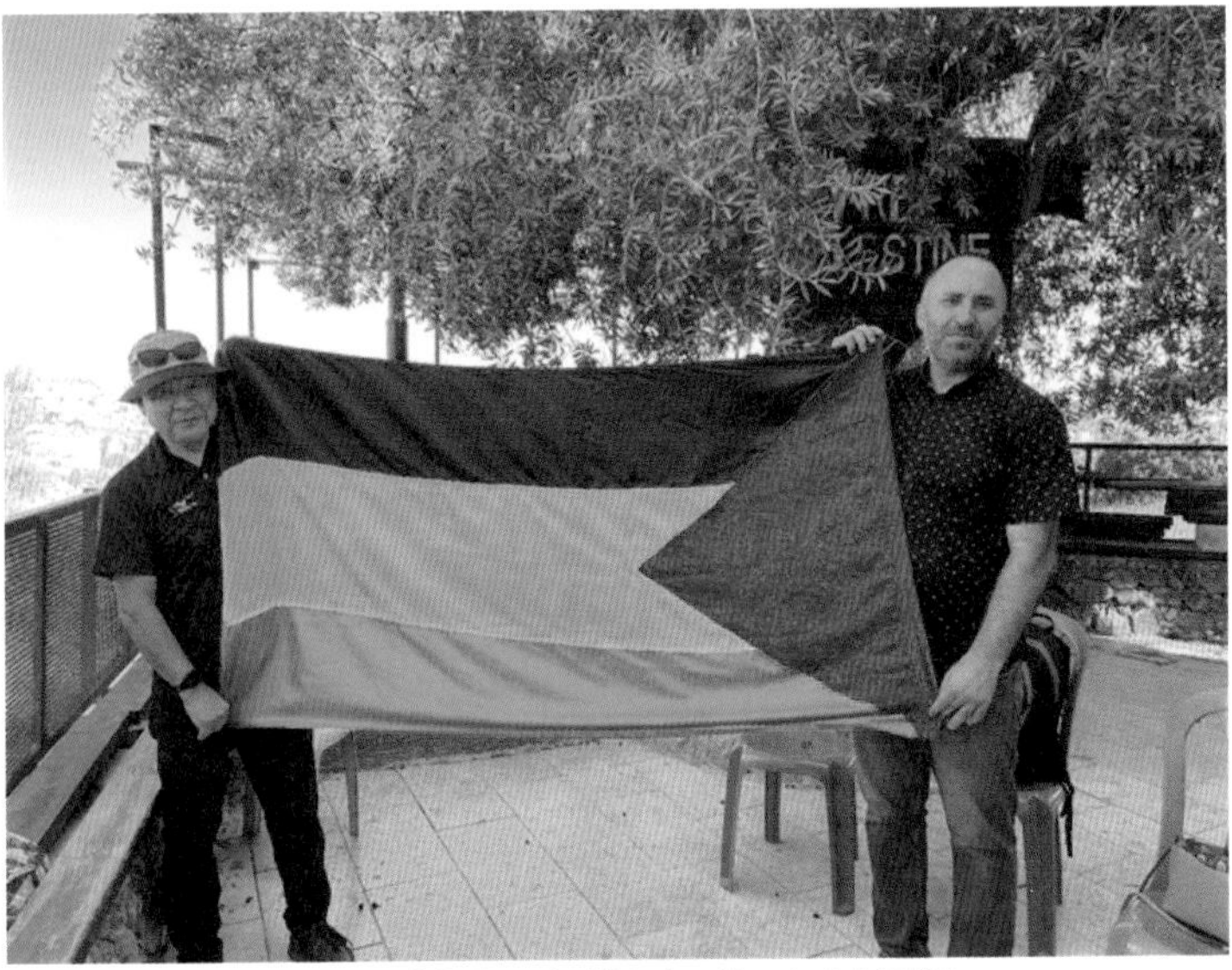

イッサ氏からいただいたパレスチナ国旗

の監視所も隣接しています。

約3年ぶりに再会したイッサさんは、お元気な様子でした。早速ヘブロンの状況を尋ねると、予想通りイスラエルの入植者とそれを守るためのイスラエル軍による横暴な行為が続いているとのことでした。確かに、彼の事務所への出入りに際して、監視所のイスラエル兵はこれまでにないほどしつこく聞いてきました。

腰痛と肩こりが続くイッサさんにマッサージを施し、いっときの安らぎを感じてもらいました。そのお返しとばかりに、イッサさんが用意していたのは大きなパレスチナ国旗だったのです。

最初に彼とお会いしたのは、２０１１年２月、ヘブロンの国立病院でした。パレスチナ医療支援を目指して、パレスチナ内の10か所の病院・診療所を巡り歩いていたときです。超多忙だったイッサさんは風のごとく現れましたが、その際は簡単な挨拶を交わしただけでした。

その後、パレスチナへ行くたびに、必ずヘブロンとイッサ氏を訪ね、入植者とイスラエル軍の弾圧、ヘブロンを中心としたヨルダン川西岸・南部の状況を把握してきたのです。

（そのイッサさんから9月9日にメールをいただき、腰部椎間板ヘルニアの診断で手術を勧められたとのことで、その判断を求められました。当日の様子では、手術治療を選択しなければならない症状ではないかと判断していたのですが……）

エルサレムへの帰り道は、ベツレヘムの検問所を通過しなければなりません。ここは前回と違い、検問自体がデジタル化しており、パスポートを所定の機械にかざすだけで通行許可が出されました。しかし、これがパレスチナ人への対応になると、こうも容易だとは思えませんでした。

第３章

医師のタリバーン政権下 アフガン紀行 ―２０２３年―

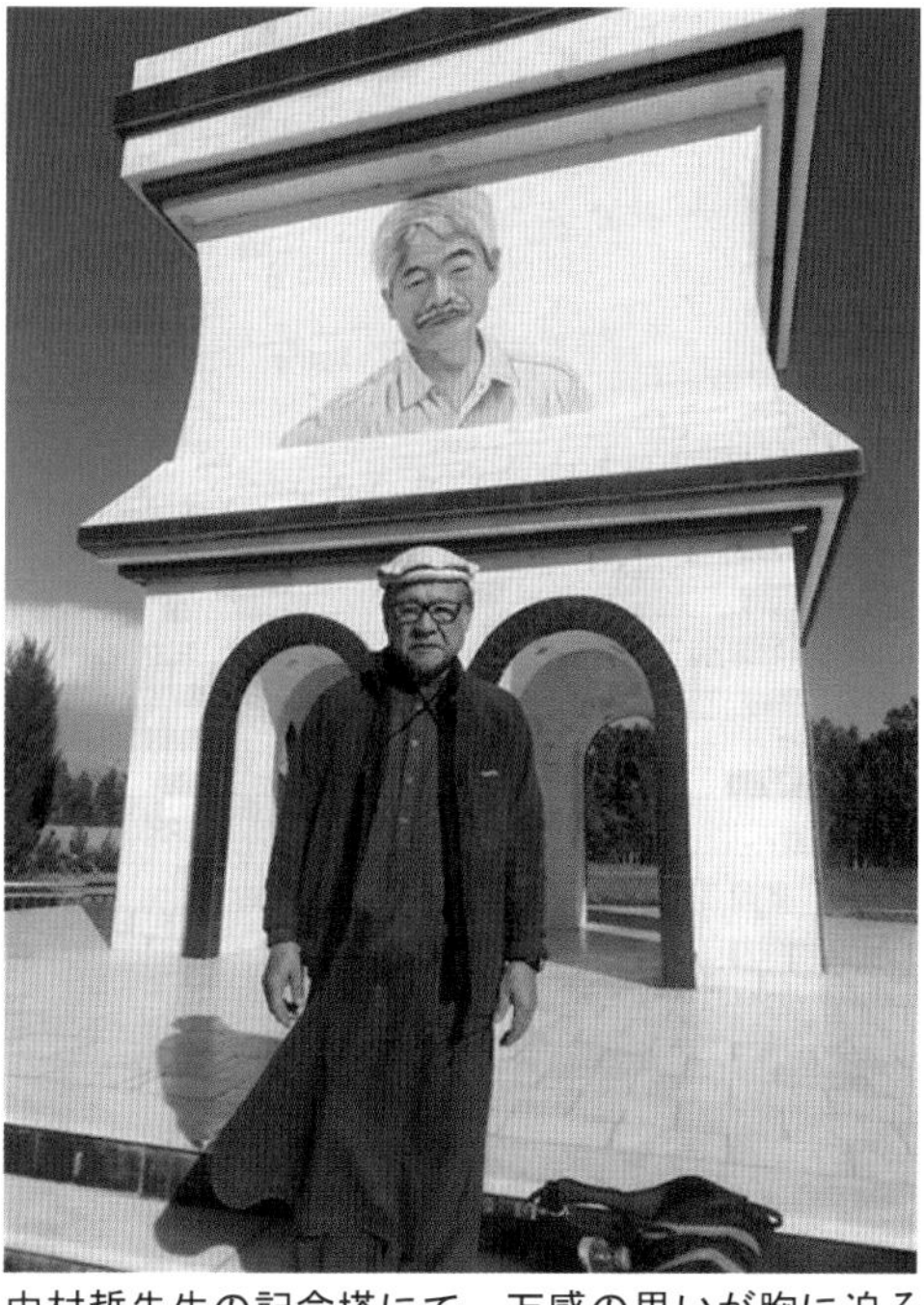

中村哲先生の記念塔にて　万感の思いが胸に迫る

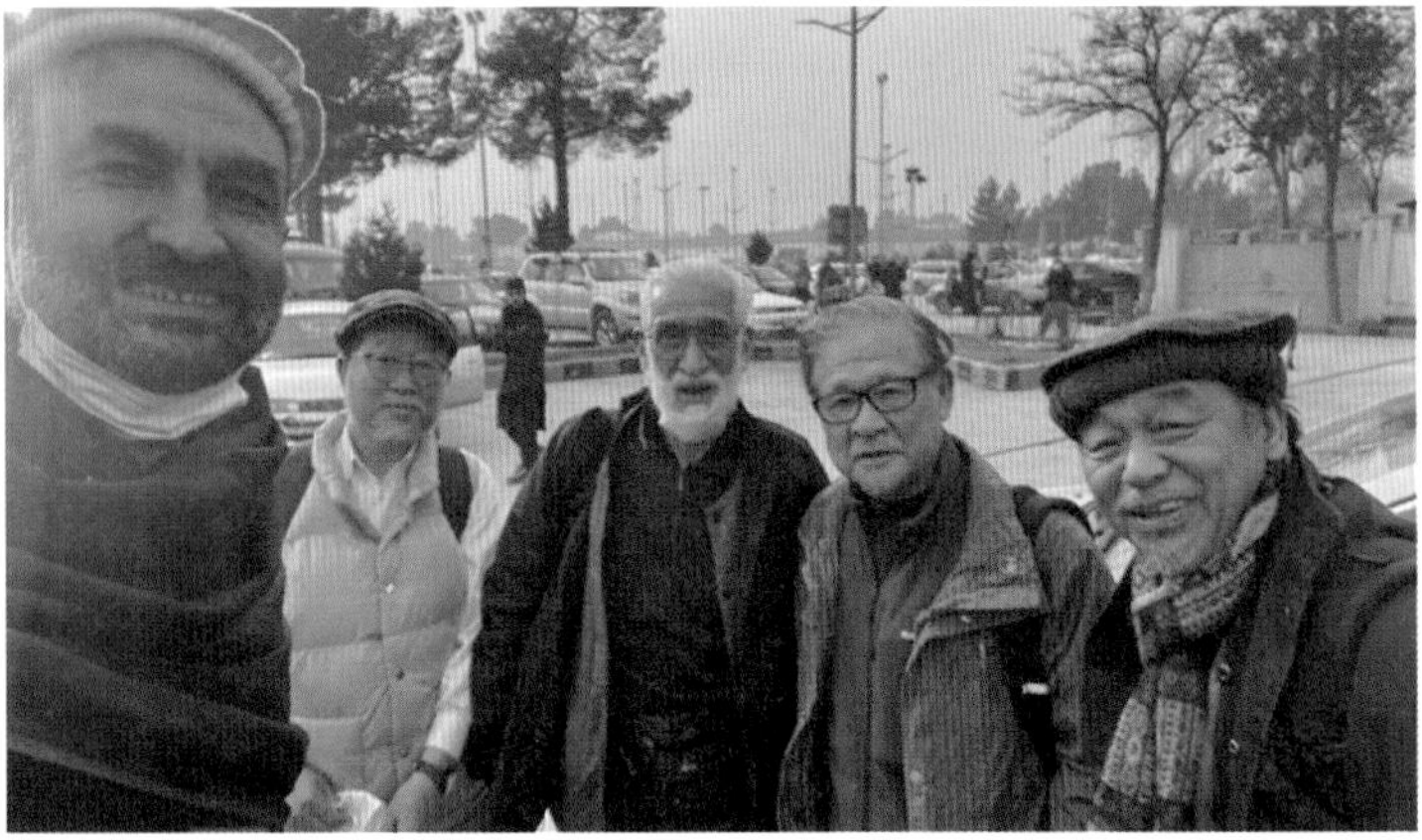
初日、カブール空港でサビルラさん（左端）のお出迎えを受ける筆者

1　今日の患者は、5歳で空爆に遭った女性に元兵士に……

２０２２年の年末、アフガニスタン支援を行うＮＰＯ法人「カレーズの会」理事長であるレシャードさんから、アフガニスタン訪問の打診がありました。この訪問は、アフガニスタンの歴史とタリバーン政権下の現状視察、パレスチナとアフガニスタンの類似性・相違性の把握、今後の医療支援活動の下準備などを目的としています。

本章ではアフガニスタンで過ごした14日間で私が見たもの、感じたことを綴っています。世界には今もさまざまな事由で生活や健康を脅かされている人々がいます。そうした現状を、少しでも身近に感じていただければ幸いです。

2月6日（月）――〝世界で最も危険な国〟へ

今日が、いよいよアフガニスタンへの出発の日です。

カレーズの会理事長のレシャードさんも、新型コロナウイルス感染症のパンデミックのため、3年ぶりの現地訪問となります。２０２２年1月に先生にお会いしてからアフガニスタン訪問の機会を探っていましたが、ついにそのときが来たのです。

ある報告によれば、現在、世界で最も危険な国としてアフガニスタンが挙がっているところから、職場や家族から安全の危惧を表明されましたが、なんとか理解を得て訪問が実現されました。ご協力をいただいた職場の皆様に深謝いたします。

メンバーは、以下の４名です。

カレッド・レシャード　カレーズの会・理事長　医師
猫塚義夫　「北海道パレスチナ医療奉仕団」団長、医師（整形外科）
清末国夫　「北海道パレスチナ医療奉仕団」団員
内堀タケシ　写真家

アフガニスタンでは、２０２１年8月15日、米軍の撤退と同時にイスラム組織タリバーン暫定政権が樹立されました。それ以降、欧米を中心とする国際支援がほとんど引き上げられ、また国内の金融システムが崩壊状態にあり貧困が蔓延しています。

一方、暫定政権の施策により、女子教育の禁止や女子労働の大幅な制限など、民主主義と相いれない行政が行われているのです。

今回の訪問に当たり、課題として以下のことを考えていました。

①アフガニスタンの歴史と現状を把握すること

・特にタリバーン政権の下での人々の暮らし、医療状況、治安状況について

・ペシャワール会・中村哲医師の足跡と今日の状況の把握、用水路・農地、農業・学校などの現状

・カンダハールでの社会状況・医療視察と診療活動

②パレスチナとアフガニスタンの類似性と相違性の把握

③今後のアフガニスタン医療支援活動への足掛かりをつける

・カンダハール、レシャードクリニックを中心とした活動

・Mobile clinic での活動

・保健省との連絡など

2月6日（月）に羽田を発ち、一路中継地のトルコ・イスタンブールへ向かい、翌々日アフガニスタン・カブールへ向かうことになりました。

2月8日（水）パート①――タリバーンに監視され、尋問され……

午前1時にイスタンブール空港を発ち、一路標高1800mのカブールへ向かう予定でしたが、遅れが出て午前2時30分に発ちました。時差1時間半のカブールに到着したのは、午前6時だったのです。

機内は満員、聞くところによるとほぼみんなが強制送還された若者たちなのです。機内は騒然とし、あちらこちらで大きな笑い声や呼び合う声が聞こえます。静かなのは食事のときのみです。彼らがどの国から送還され、この後の処遇がどうなるのかが気になるところです。

また、機内のトイレは順次故障し、ついにはすべて使用不能となり、到着するまで70分間の我慢を強いられたのでした（こうした機内設備の不十分さは初めての経験です）。

右手遠くに、美しい雪をかぶった山脈の頂を観ながらカブール空港に着陸しました。ニュースで見ていた２０２１年８月15日の、米軍撤退時の空港の混乱状態が思い出されるのです。

到着後、再度その場で滞在許可書の発行を受けなければなりません。ビザ申請書と同じものを記入し、顔写真２枚の添付を要求されました。国夫さんが「写真はトランクの中にあり」でなんとか通過しました。この手続きを通して、国際社会から「隔離」されたタリバーン暫定政権が権力を掌握しているアフガニスタンの現実を、ひしひしと感じはじめました。

現地のガイド兼セキュリティーを担当するサビルラ氏らが我々を迎えに来てくれていました。彼は元ＪＶＣ（日本国際ボランティアセンター）の現地代表で、アフガニスタンにおける国際ＮＧＯ活動をまとめている人物です。

１９０㎝にならんとする立派な体格で、アフガン内の事情にも明るいとの理由で、今回の行程の中でガイド兼セキュリティーとして、24時間体制で私たちと行動をともにすることになるのです。温厚で、日本には10回以上訪問している大の親日家でもあります。

まず、２台の乗用車に分乗し、滞在する宿舎へ向かいます。Cedar House Restaurant……この出入り口は自動車の突入を防止する鋼鉄製の二重ドアで、出入りに際し二重のチェックが行われるほど厳重なセキュリティーがあります。

レシャードさんから、人の出入りの多い高級ホテルより、こうしたところの方が安全との指摘がありました。部屋は広くお湯も出ており、私の基準では総合的に４つ星です。

その後の休憩中に、内堀さんがアフガニスタンの外務省へ「取材許可証」の発行手続きに行くも不発でした。理由は、撮影される側の要請・許可が必要とのこと（つまり、「招待状」の要求?）。ホテルに帰着後、レシャードさんも含めて日本のカレーズの会永井事務局長に電話連絡し、現地NGOか現地カレーズの会からの書類の準備に取り掛かり、明日再度外務省へ向かうこととなりました。

移動の途中、街中にタリバーンの多いことに閉口。どこからともなく自動小銃を抱え、顔をマスクしたタリバーン兵が歩哨しており、あらゆるところから監視されているのです。街角でも、車のかげからでも……。

写真撮影は禁止です。この間に5回の検問を受けました。3回目に国夫さんが雪山の風景を撮ろうとしてスマホを向けたとき、タリバーンがとんできて尋問、国夫さんを詰め所へ連行……とっさにレ

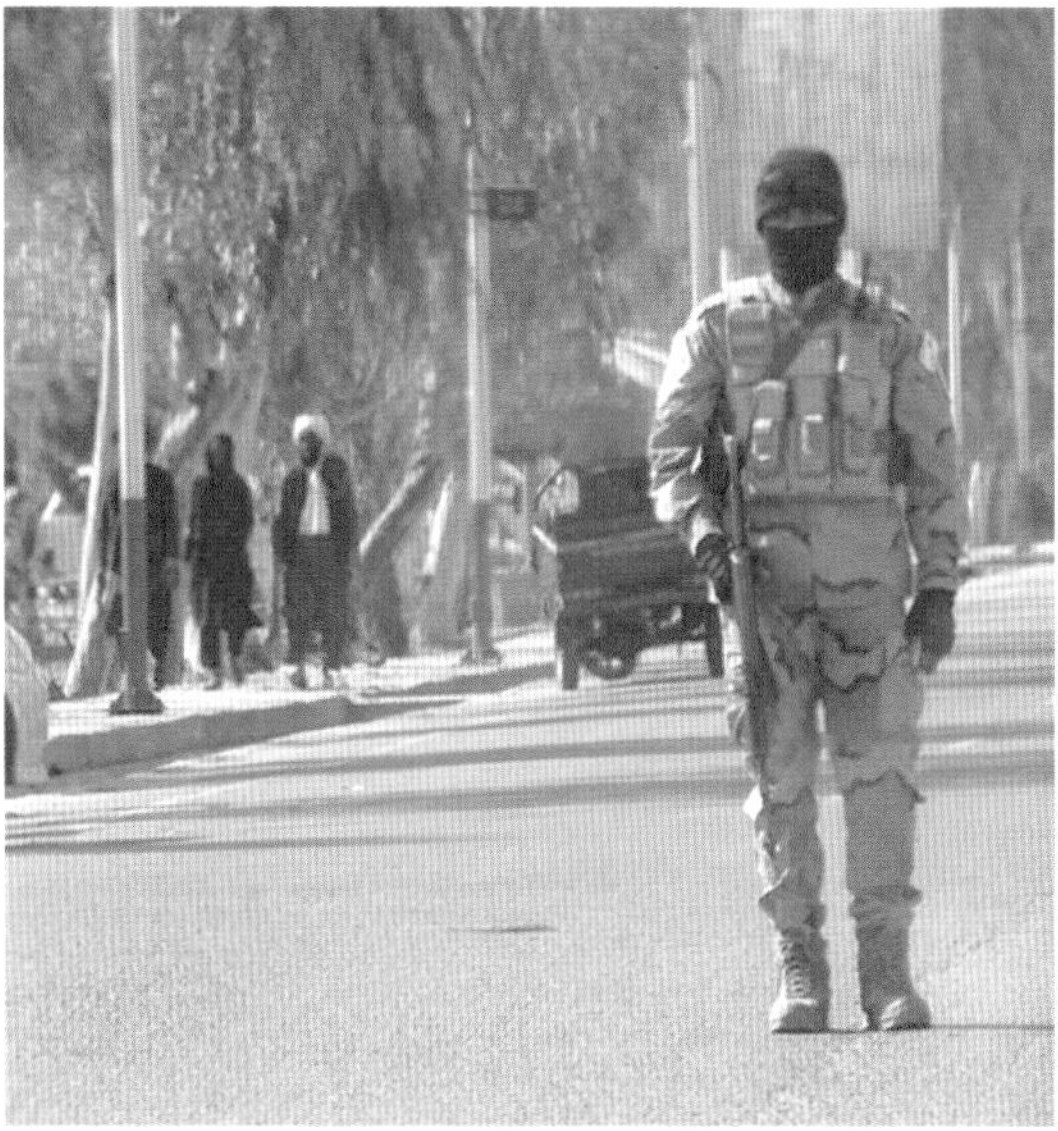

街中で市民を監視するタリバーン兵

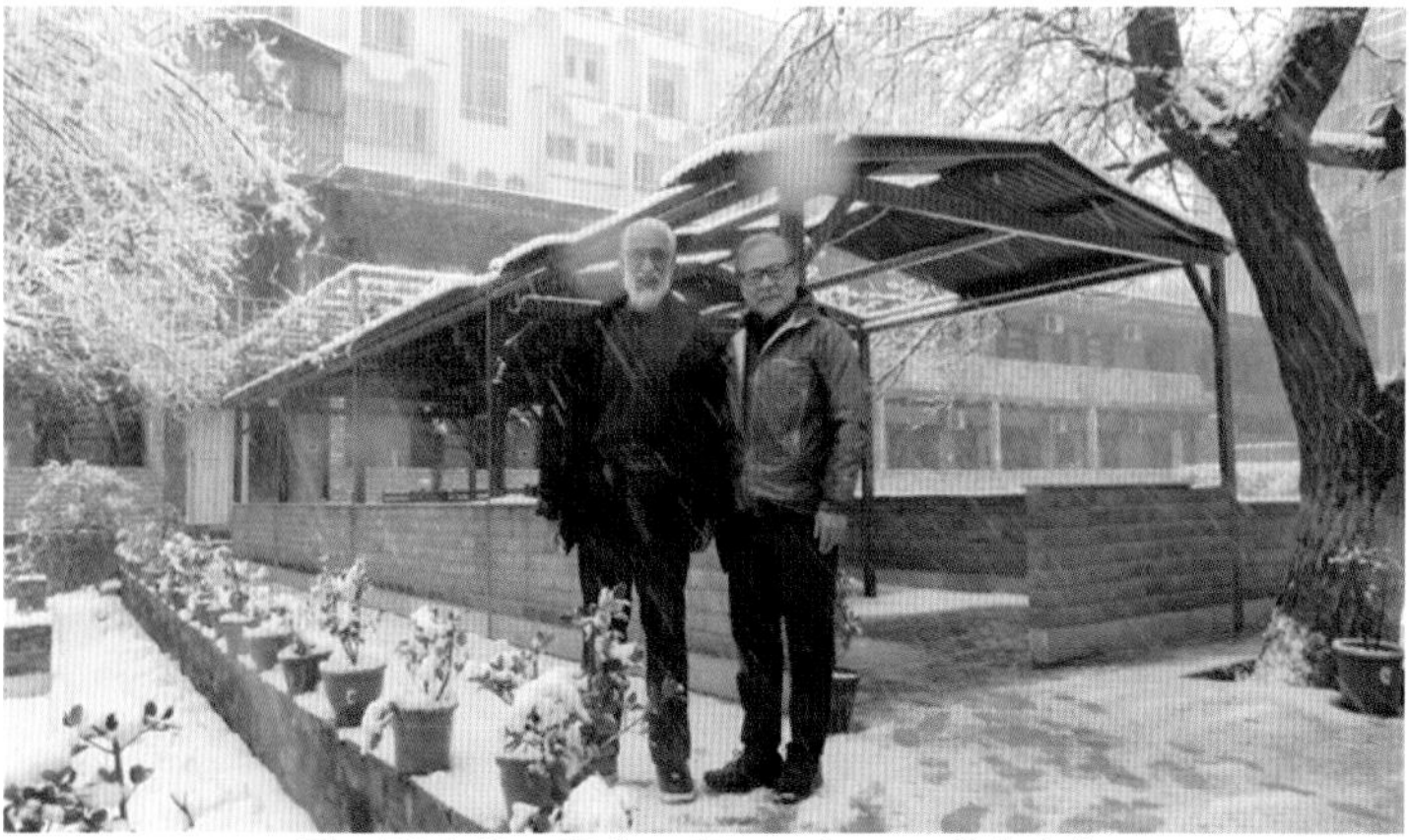

雪の降る朝、宿舎の庭でレシャード先生と

シャードさんが足早に後を追い、スマホの内容チェック後にやっと返されたのでした。

以前から聞いてはいましたが、タリバーン兵の監視の厳しさについて活動初日に「経験」できたことは、後から考えるとよかったのかもしれません。

タリバーンは車を見ているのではなく、車の中を見ている。外人がスマホを向けると絶対に不審を持たれて、その後にチェック・連行が待っているのです。タリバーン政権下のアフガンで活動するためには、肝に銘じなければならないことなのです。

2　アフガニスタンで直面……日本が支援した病院の行く末

2月8日（水）パート②

――日本の援助で建てた病院が……

昼食後、公衆衛生省国家結核対策プログラム（NTP）のカー・モハメッド所長（Dr. Khan Mohammad）所と面談。同じ建物にWHOやJICAの事務局がありましたが、日本人職員はいませんでした。

ここの建物の敷地の中に、感染症研究所、感染症総合病院（communicable disease hospital）も併設されています。

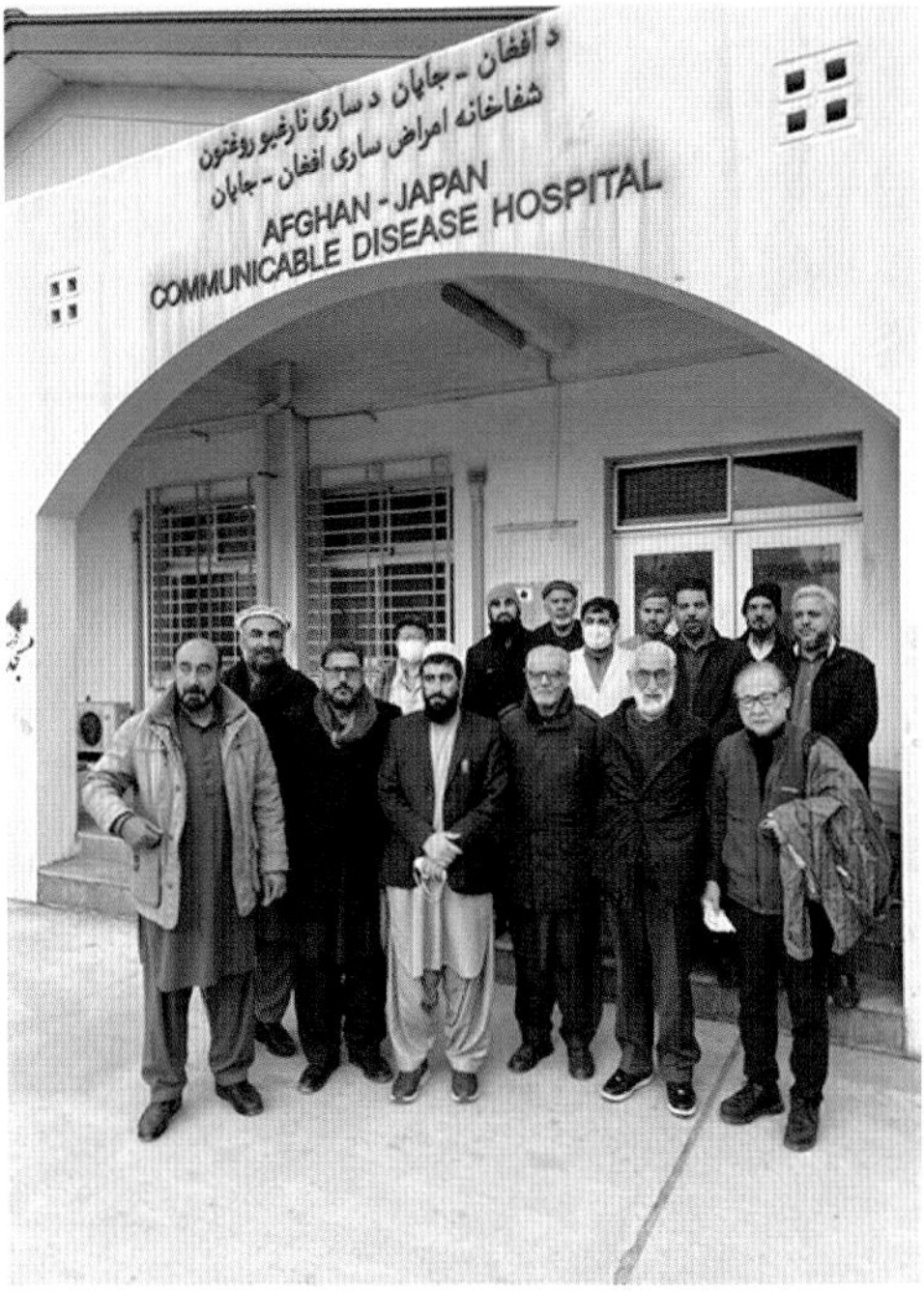

アフガニスタン感染症研究所・総合病院のスタッフと

以前ここから2、3名が日本への留学（清瀬結核研究所）をしているのです。

病院は、結核のほか、エイズ、コロナの患者さんも入院しています。また、入り口通路には患者さん家族用に小さな小屋が30～40戸程度並んでいました。

8～9名の医師、職員や感染症所長カーさん、病院院長から

一様に、
・ソ連侵攻以前に結核対策が行われていたが、侵攻後中止されてきた
・２００２年東京会議以降、ＷＨＯ、ＪＩＣＡから援助があり、現在薬は無償貸与だが、その他の費用は有料で、無償ではない。タリバーン暫定政権の発足後は国際支援がなく困窮化している
・コロナをはじめ、他の感染症の増加で、結核自体も増加し、国際レベルでの援助が必要
といった意見が出されました。

病院も視察しましたが、日本の援助で建設されており、多くの機器にＪＩＣＡのマークがありました。しかし、メンテナンスが十分できず使用不可のものもあり、支援の方法に難があるように思えました。

つまり現地の実情に合っていないことが多く、送ること自体が目的化されている感じがしたのです。現地では、「その援助で利益が出るからだ」との意見もありました。

２月９日（木）――現地の日本人が目の当たりにした現状

昨夜から、雪が降っています。宿舎の部屋の窓から見る雪は、アフガニスタンの冬の厳しさ

を強く感じさせます。雪は、湿り気交じりです。ひさしからは、すでに溶けた雪から水が滴り落ちているのです。

本日の行動は、健康保健省への訪問です。雪でごった返す信号なしの通りを保健省に向けて出発です。こうした雪降るカブールでも、タリバーン兵の監視・検問は続きます。

交通渋滞で健康保健省へ車が乗り入れできないため、近くで車を降りて徒歩で行きました。

持ち物と身体検査を三重に受けて、副大臣室の前で待機し、その後大臣室に通されました。3回目の検査は女性タリバーン兵でしたが、手指の爪には赤いマニキュアがついていました。

２０２１年タリバーン暫定政権成立後、ほとんどの役人が代わってしまったため、レシャードさんが顔見知りの人はもういません。そうした意味では、彼にとって保健省へは新たなる一歩でした。

10時50分　顧問の Dr. Mohammad Azeem Zamarial Kahar が出迎えていました。

10時55分　タリバーン兵が3名自動小銃をもって待合室で私たちを監視していますが、互いに笑顔で挨拶を交わしました。

11時00分　大臣室へ入り、顧問医師と会談の目的を調整

11時10分　大臣が入室してきました。38～40歳の若手大臣、頭も柔らかく政府の中でも優秀な大臣とのことです。レシャードさんから参加メンバーの紹介、「北海道パレスチナ医療奉仕団」

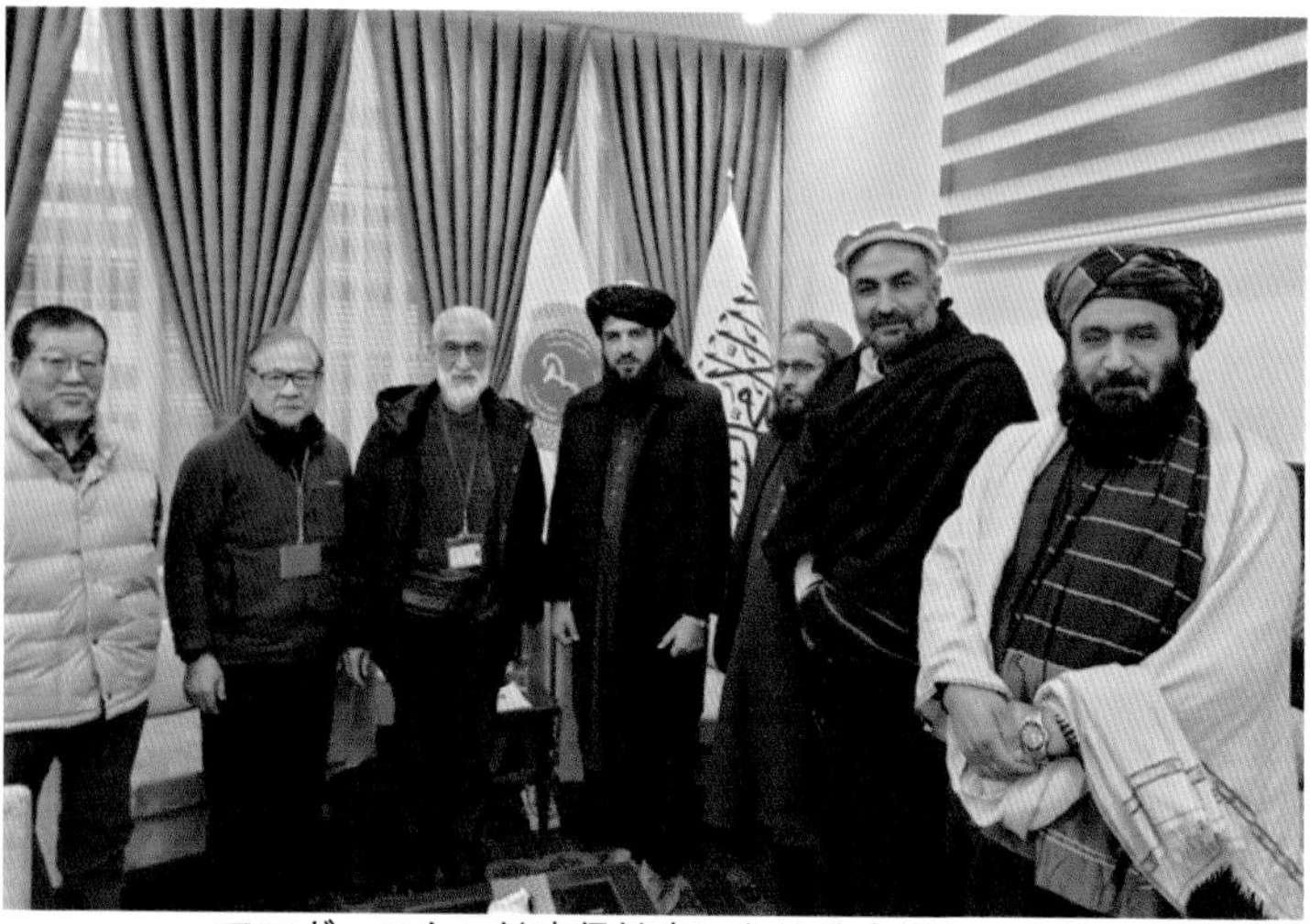

アフガニスタン健康保健省における大臣との会見

も紹介され、私のほうから経過と訪問目的を発言いたしました。

11時29分　副大臣や医師も参加。その医師はアフガンのポリオ（脊髄性小児麻痺）の責任者です。残念ながらここアフガニスタンでは、いまだポリオが発生するのです。

レシャードさんから学校保健の創設と発展を提案し、幼少時からの清潔教育をはじめとする予防医療の必要性を話しました。大臣も賛成・同意し、これからの課題となりました。レシャードさんは、こうしたことをカンダハールですでに開始されているのです。

また、これには大臣からも、これまであった日本との支援関係をさらに発展させたいとの希望が出されていました。

昼食後、ＡＣＢＡＲを訪問、これは2月11日

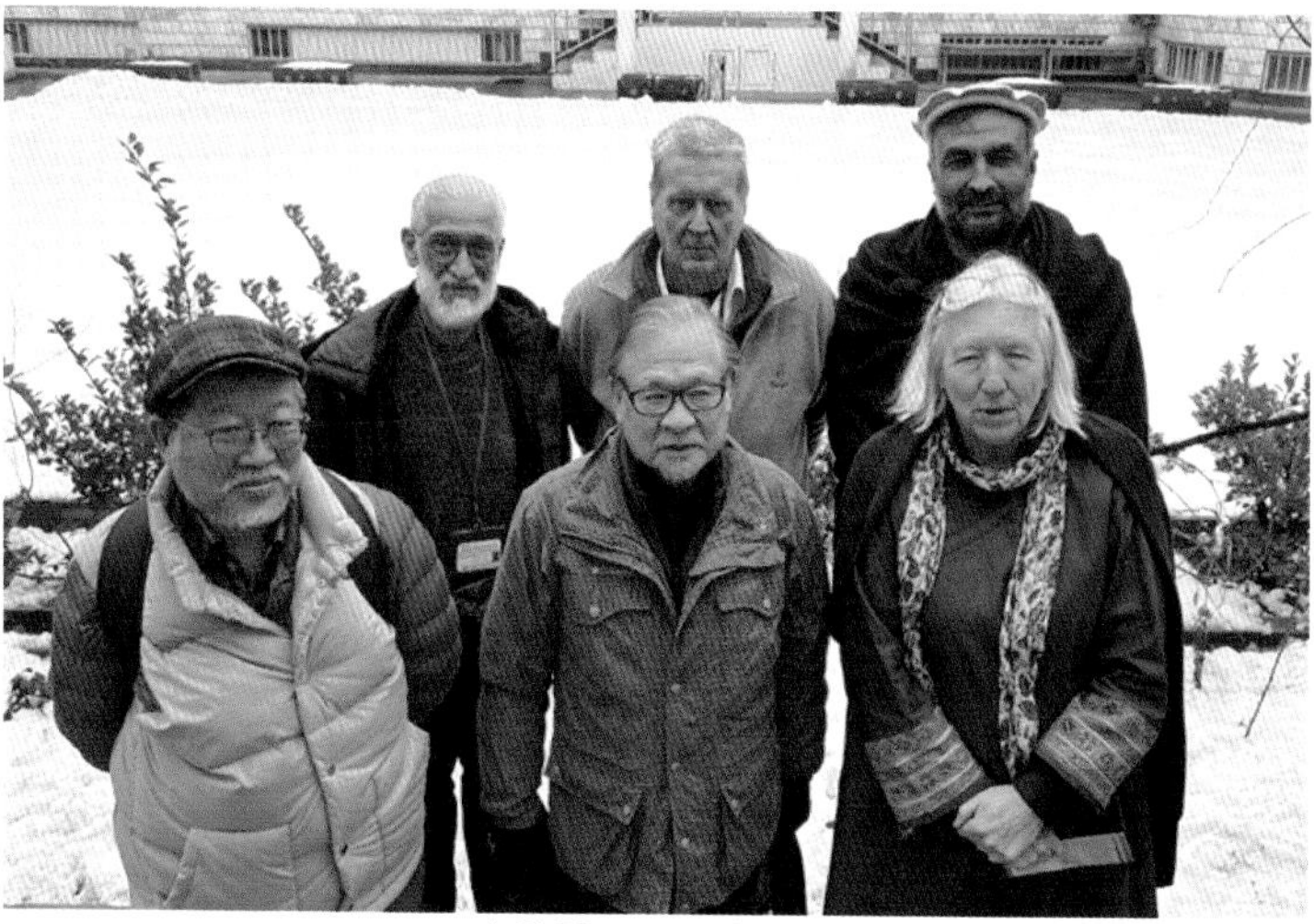

ＡＣＢＡＲを訪問し、代表たちと意見交換

午後の予定でしたが、政府高官との会談がキャンセルされたため急遽実行に移したものです。

Ms.Fiona Gall 次期部長、Richard Hoffmann Mangallm, TEOFazel Habi Haq been の３名でした（ＡＣＢＡＲ：Agency Coordinating Body for Afghan Relief and Development）。

レシャードさんから自己紹介と私たちの紹介の後、ＡＣＢＡＲの説明になりました。１６７のＮＧＯをまとめている機関で、彼らのミッションは、参加団体を勇気づけることが中心であります。年間５００億ドルの税金を支払う相当大規模なもので、現状でカンファレンスに集まって議論する約50のＮＧＯがいるとのことでした。税金の規模から、相当額の金銭を各ＮＧＯへ差配しているようです。

ＡＣＢＡＲの活動内容は、ＮＧＯ同士の連携のありかた、NGO組織の連携、Mobile Clinic（移動診療所）へも及んでいるとのことでした。

本日の夕食は、共同通信・新里環イスラマバード・カブール支局長、あの安井浩美さん、NPO法人Management Sciences for Health（健康管理科学）の笠原伯生さんがご一緒でした。アフガニスタンに滞在する国連職員とともに、数少ない日本人です。

安井さんは、２０２１年８月15日のタリバーン暫定政権誕生時の混乱で、最後に派遣された自衛隊機でイスラマバードに脱出した日本人として有名になった方です。現在、30年目のアフガニスタン勤務となり、さまざまなアフガニスタンの事情に精通しています。

３人からいろいろな感想が述べられました。

・いつタリバーンが家宅捜査・連行に来るかわからず、暗い気持ちになる
・国連による支援・関与がなくアフガニスタンの人材が減少した
・医療関係者が、タリバーン政権になってから一時減少したがその後増加した。医療関係者の踏ん張りが、ここまでアフガニスタンを崖っぷちでこらえさせている。彼らの給料は国際NGOから出ている。アフガニスタンの国民は、数多くの戦争にも関わらず、持ちこたえる強靭な国民性を有していると感じる

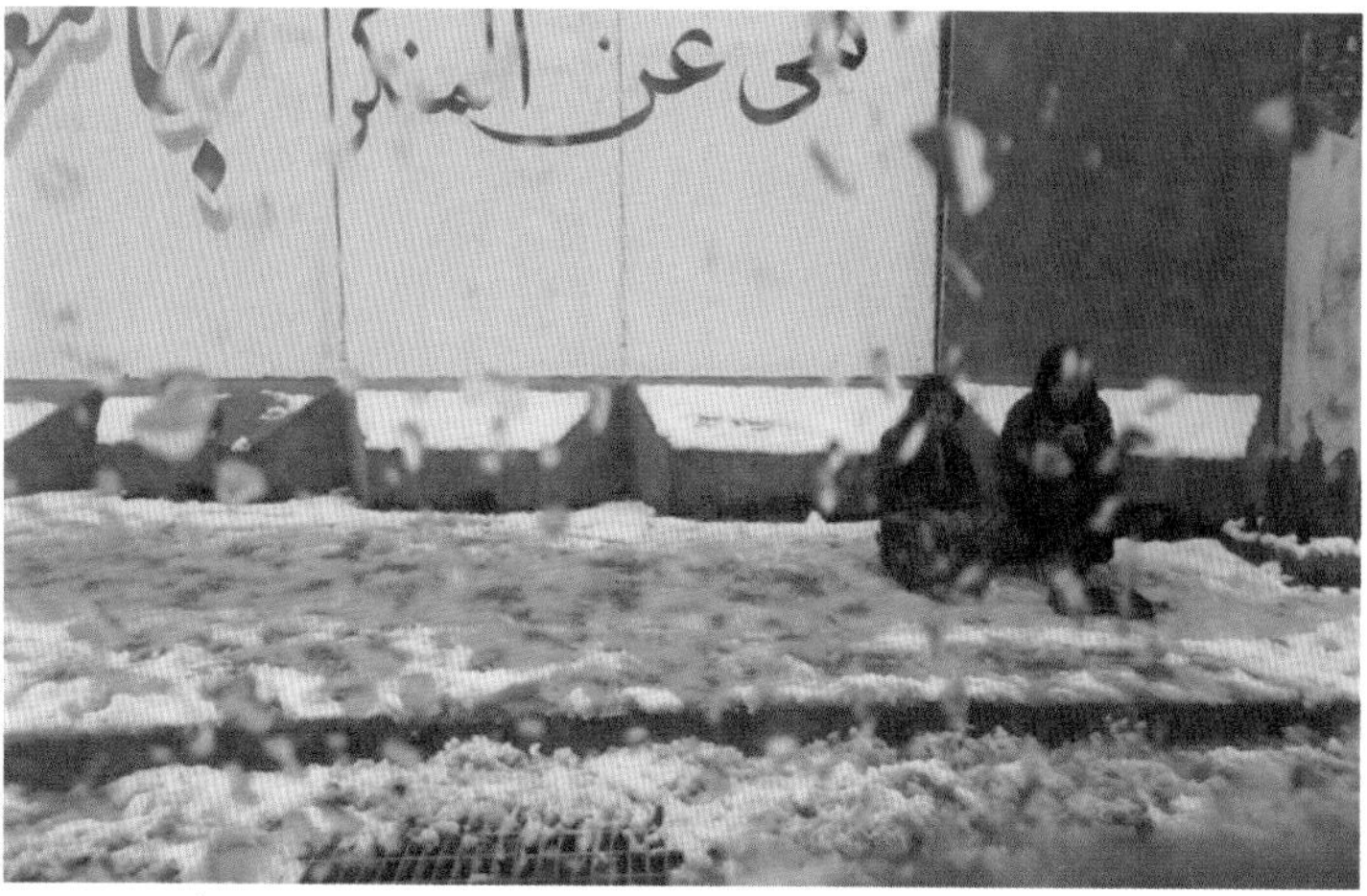

雪のカブールで、歩道で靴磨きの仕事を待つアフガニスタンの子ども

私が、雪の中で子どもの靴磨きを見たことを話すと、それは収入を得るための「子どもの仕事」であり、極度な貧困とともに貧者を救うイスラムの習慣に依拠しているものだとの説明を受けました。

その他、パレスチナと比較して女性のヒジャブについて結構緩い感じがあり、また予想に反して結構女性の外出もあるとのこと。しかし、教育への統制は依然として続いているとのことでした。

3　母子が残飯を……
医師が沈痛、「極貧困」の国

2月10日（金）——目の当たりにした「極貧困」

本日金曜日は、イスラム教では休息日なのです。街中は昨日と比較して車の数も少なめです。

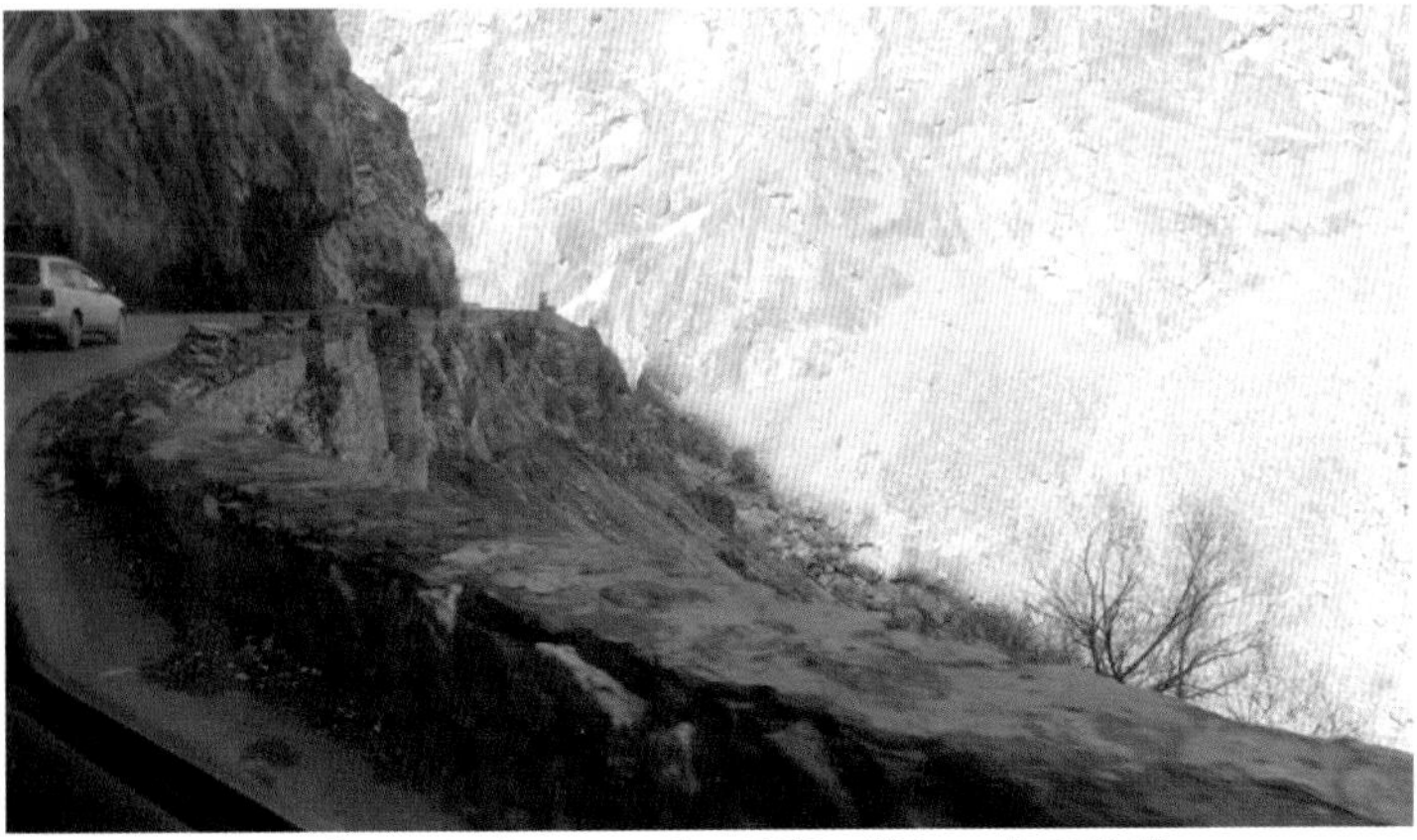

カブールとジャララバード間の厳しい山岳道路

10時50に、宿舎の厳重なゲートを開けてもらい、一路東部ジャララバードに向けて出発です。今日もタリバーン兵士の検問が続けられていました。

特に厳重だったのは各国の大使館が集まっている地域です。数日前に「爆破予告」のようなものが発せられました。この周辺はいわゆる「Green Zone（安全地帯）」に指定されていることから、なおさら厳戒な警備が敷かれているのかもしれません。また、外務省や昨日訪問した健康保健省の周りもタリバーン兵の歩哨が密に行われていました。

車は、通常道路から山岳の道路まで2台の車が疾走するのです。それでもその途中、タリバーンによる検問・尋問が7回も繰り返されました。カブール市内ほどではないにしても、郊外、とくにカブール～イスラマバードの幹線には厳しい目が向けられています。郊外のタリバーン兵は、正式な「軍服」でないものも多く、どこにタリバーン兵が監視しているのか、そのチェックに気を取られていました。

お昼にはカブール川の中流で一休みです。川を見下ろすレストランで、ここで捕れた川魚のフライをお腹いっぱい食べました。大変おいしいのですが食べ過ぎると胃にもたれるのが弱点です。

昼食の準備中、近くの席の若者たちから「一緒に写真を撮ってほしい」と頼まれ即席の撮影会が行われたり、元タリバーン兵のガードマンが自動小銃を持って立ち上がってくれました。

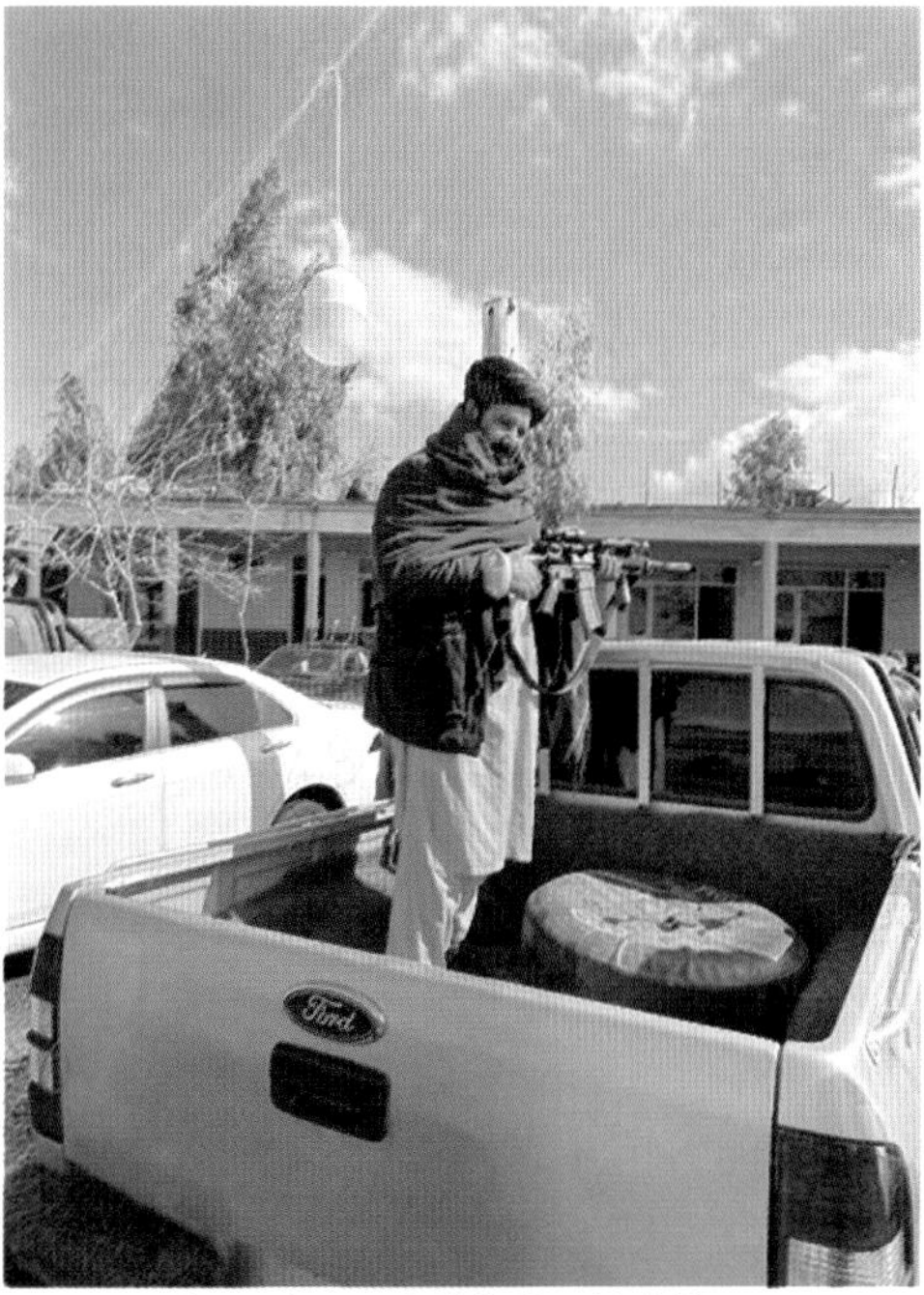

元タリバーン兵が自動小銃を持って
ガードマンとして働く

昼食終了頃、近くの子どもたちが食べ物を無心したり、母親たちが余った料理を手にして、軒先で頬張っていました。

子どもと母親たちが昼食を貰いに来たり、残飯を口にしている姿を見ていると、一見華やか

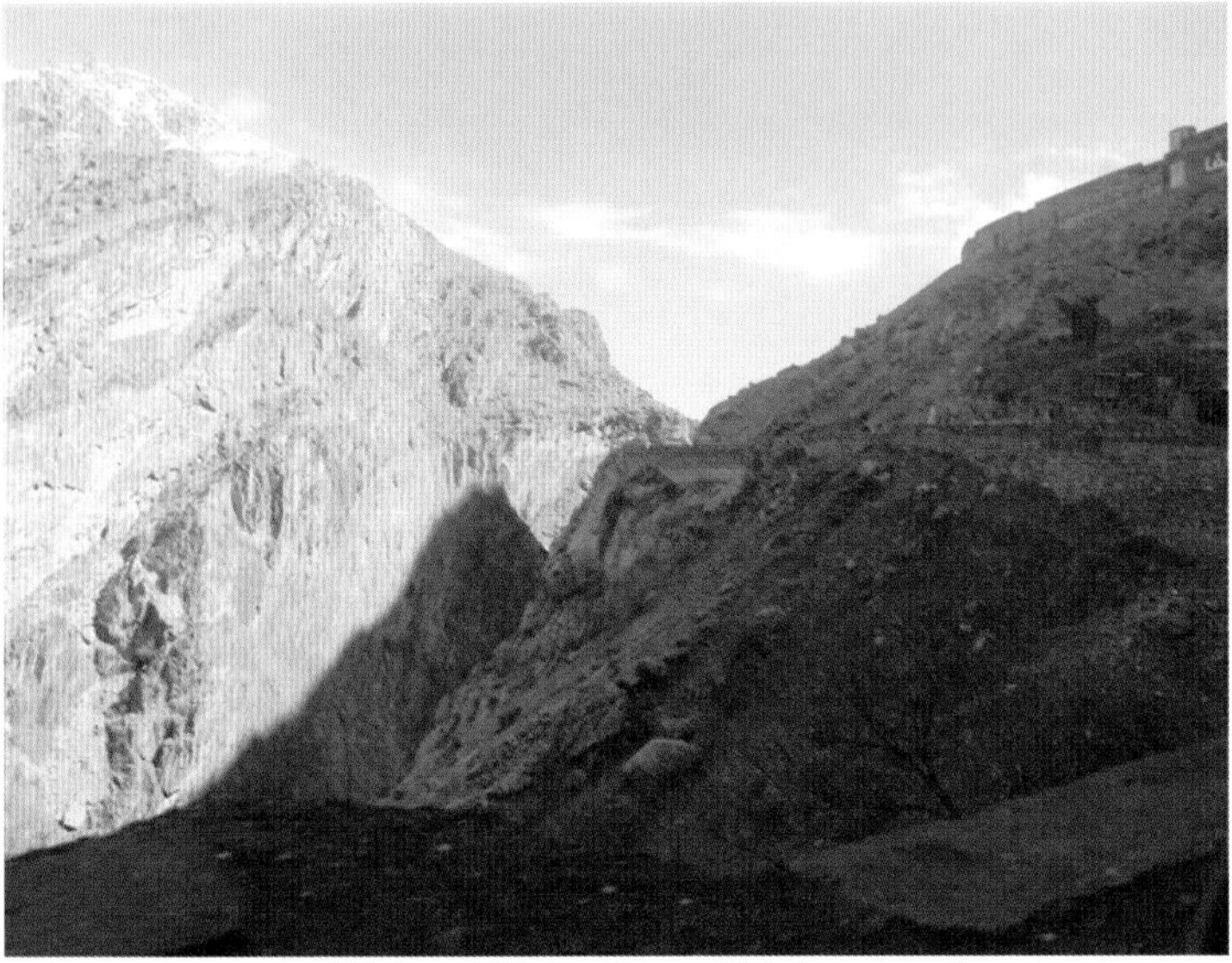
山岳道路の片側は、険しい谷となっている

なカブールの表通りと郊外の貧困の酷さという二極性に、単なる貧困ではなく「極貧困」という状態が、ここアフガニスタンで作られているのがわかりました。こうした光景を見ると本当に胸が痛むのです。

これまで続いてきた周囲の山脈が見せる冬化粧の美しさに気を取られるうちに、カブールとジャララバードをつなぐ峠に差し掛かりました。道路の片面は谷となっており、落ちたら谷底へ一直線です。

こうした峠越えの山道を優秀な運転手が、巧みにコーナーを切ってゆくのですが、それでも、夜間の暗闇では、少なからずの交通事故が発生しているとのことです。

また、その曲がりくねった険しい幹線道路の中央に、「交通整理」を名目にお金を

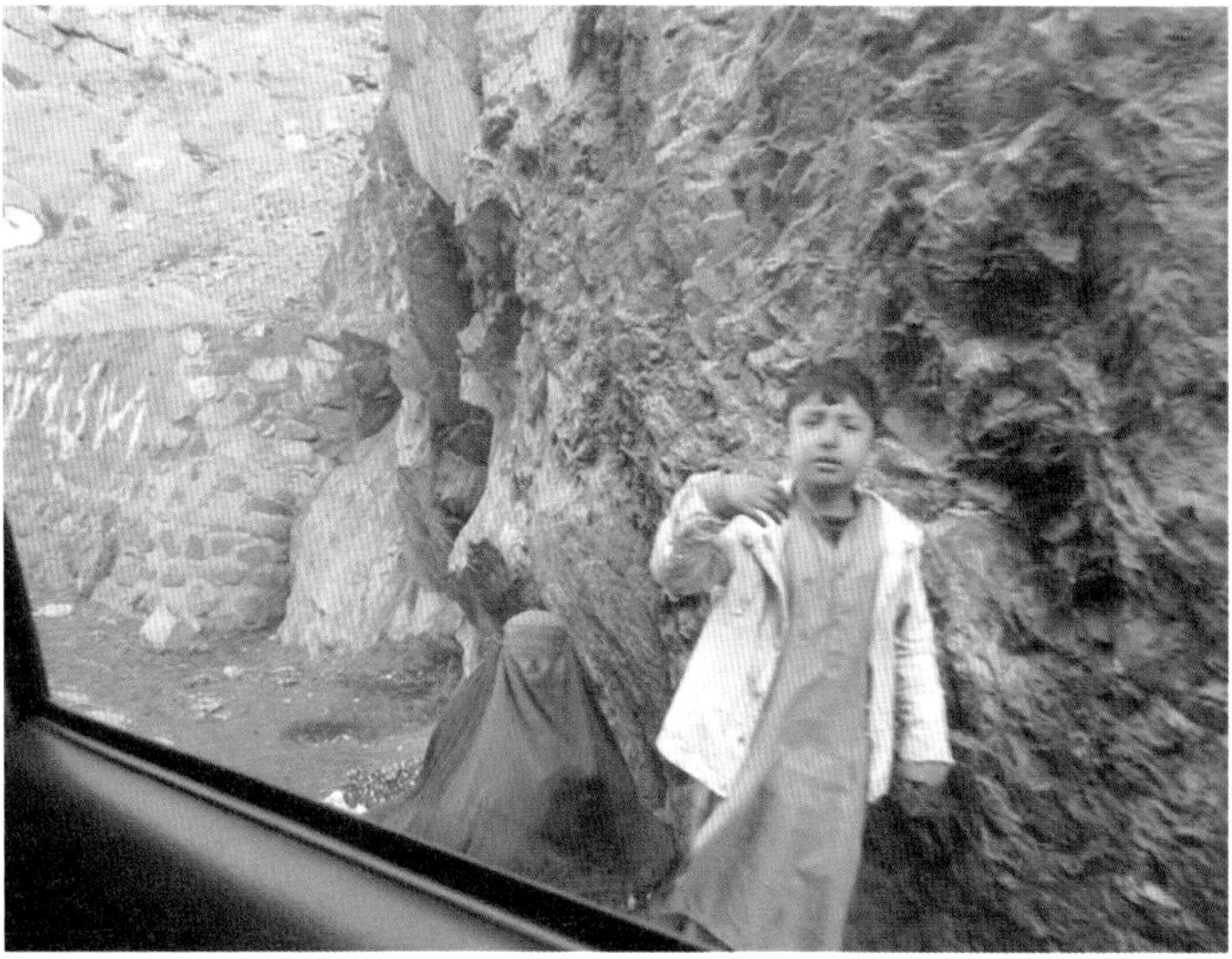

険しい山岳道路で「交通整理」でお金を稼ぐ母子

稼ごうとする母子がいるのですから、地方の貧困家庭の存在が伺われます。もし、事故があれば命を失いかねません。それほど命の危険と隣り合わせの日常があるのです。

さて、いよいよジャララバードに到着です。厳重なセキュリティーのホテルに投宿です。

そのとき、一昨日からお願いしていたアフガニスタンの民族衣装が届きました。

夕食時にも話題になりましたが、中村哲さん虐殺の実行者は、パキスタン人武装勢力であり、原因の一つに「水問題」があることが語られました。

クナール川での水の採取やダムつくりは、季節によれば、その下流にあるパキスタンの水不足を招くことになりはしないのでしょうか。それを十分考慮しない事業であれば、国境紛争の原因となるものです。

それを解決するのが両国政府の責務であるはずですが、さまざまな理由でそれらの調整が進まぬ中、中村哲さん殺害事件が起きたのも否定できません。事実、「水問題」でアフガニスタンとイランの国境紛争が起きそうなことがあったとも聞きました。

さぁ、いよいよ明日は、ＰＭＳ（Peace Japan Medical Service）の現場へ行くのです。

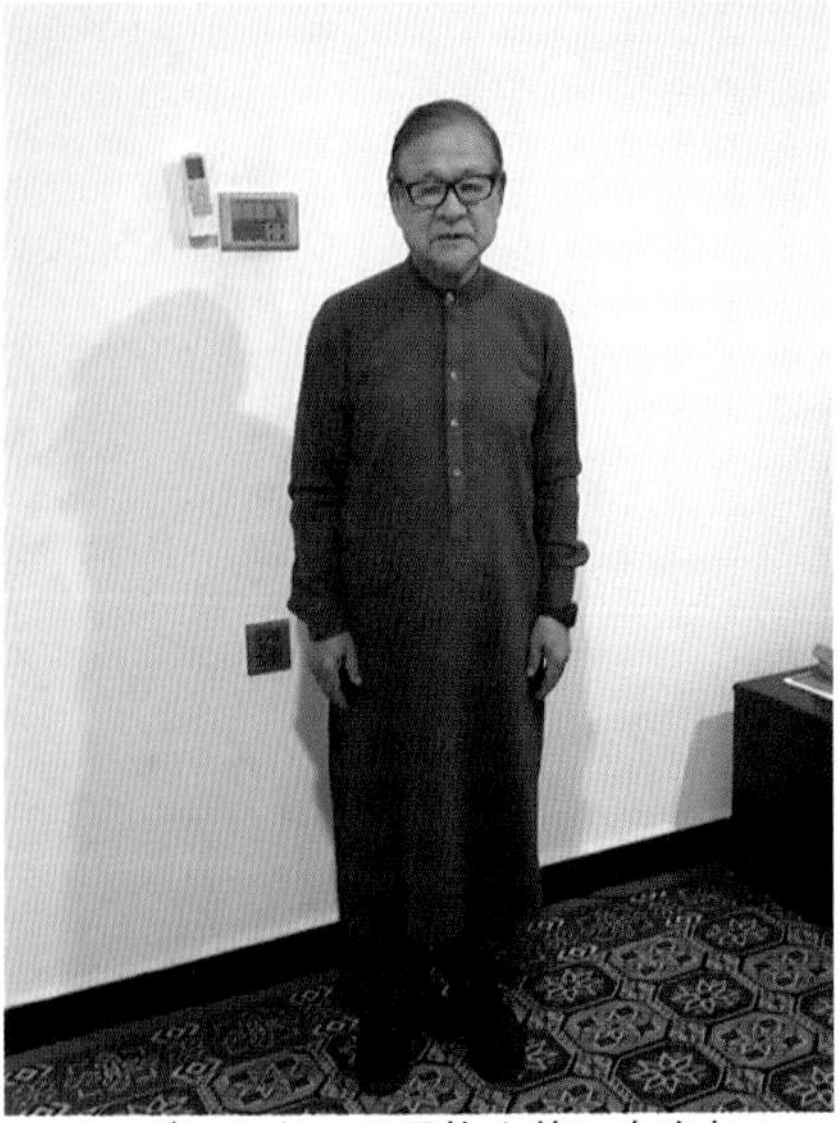
アフガニスタンの民族衣装に身を包み
中村哲先生の記念塔へ向かう

2月11日㈯ パート①
――アフガニスタンの医療団体へ

本日は、ＰＭＳへの訪問です。ＰＭＳは医療団体で、中村哲さんを支援していたペシャワール会と接点があったといいます。目的は以下の2つです。

① アフガニスタンにおけるＮＧＯ活動の連携を今後どのようにしてゆ

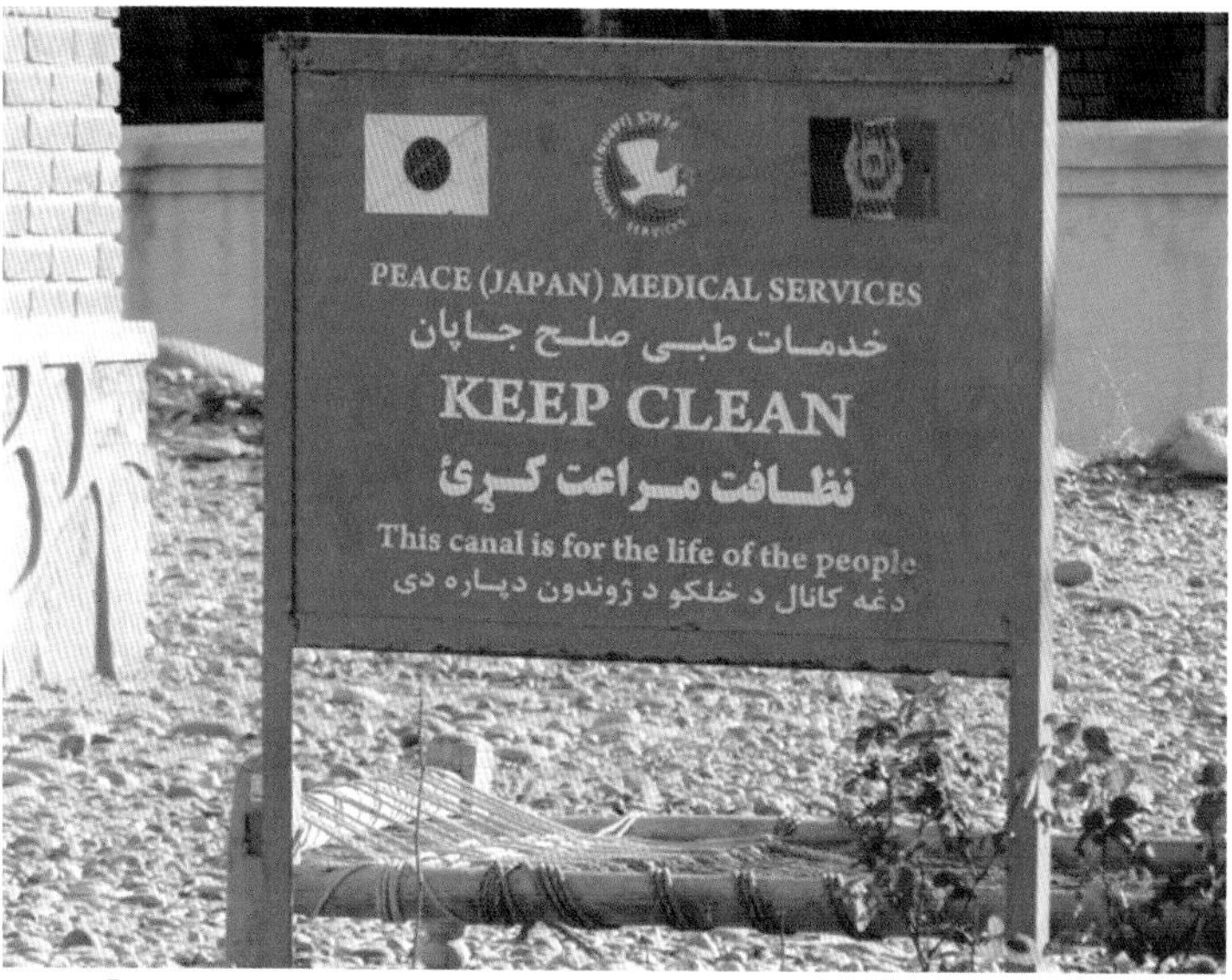
PEACE (JAPAN) MEDICAL SERVICES
خدمات طبی صلح جاپان
KEEP CLEAN
نظافت مراعات کړئ
This canal is for the life of the people
دغه کانال د خلکو د ژوندون دپاره دی

「この運河は、人の命のためのもの」とＰＭＳが表示している

くか話し合う

② 中村哲さんが主導したGreen Land Projectの実際を見る

9時10分にホテルを発ち、ＰＭＳの本部を目指しました。途中はラッシュで交通渋滞、中でも多くの3輪車、イエローキャブ（タクシー）がところ狭しと動きまわり、その間隙にタリバーン兵が銃をぶら下げてにらみを利かせていました。15分くらいの運転でＰＭＳの本部に着きました。

中では、現地代表のDr.Ziaurahmanをはじめ5名の幹部職員が出向かえてくれ、各自の自己紹介の後、彼とレシャードさんのやりとりで議論が進みました。

代表は、当然のように中村さんの功績と

感謝の意を述べながら、「中村先生は、これまでさまざまな功績のあった人物に与えられた名誉市民権を得た2人目だったこと、また、タリバーンの復活をはじめ、さまざまな政変がありながらも、唯一中村先生はその立場を変えずに支援事業にとりくんできた。このため多くのアフガニスタン人が心から感謝しているのだ」と話してくれました。

ここでレシャードさんが、日本からの訪問の目的がNGO間の連携を模索していることであることを切り出しました。これに対して代表は、

「NGO活動の対象は人間の一人ひとりであり、政治ではどうにもならないことを行います。NGOは国のためではなく、人のために活動しているのです。日本には、広島・長崎の経験があることも貴重です。アフガニスタンは、現在は低開発国ではありますが、将来的に日本を超えることを目指しているのです。

現在のペシャワールの活動は、2019年に決めた用水の建設をまずやり遂げることに重点が置かれている。その他のプロジェクトは明確にはなっていない」

と仰いました。

レシャードさんの意見は「アフガニスタンでのNGOがともに協力できることは何か!?」でした。代表はお互いに批判しあうのではないかが心配とのことでしたが、それぞれが活動し、かつアドバイスを行いあうことも重要であること。総じて、互いに意思を統一して意見や提案

を積極的に統一する方向で全ＮＧＯに呼び掛けてはいかがか？　という話し合いが行われました。

さらに、レシャードさんに促されて私が質問しました。「中村先生はどうして医療から農業復興に力を入れたのか」という点です。これには３段階ありました。

第１段階時　人間が動物と同じ水を飲んでいた。それが感染症の発症や下痢の原因になる。これを見て、井戸を掘り病気を防いだ。

第２段階時　これらの井戸をすべての村々に設置、それでも足りなく……。

第３段階時　そして用水路建設へ進んだ

とのことでした。

また、レシャードさんは、学校保健に関しての実績と提案を発言されました。

一方、代表は日本からトラクターや医療機器の寄付をいわれたが、同時に定期的なメンテナンスについても考えなければならないことを指摘していました。

ＰＭＳでの話し合いや、この日の活動はこれが序盤です。次回も引き続き、こちらでのお話をさせていただきます。

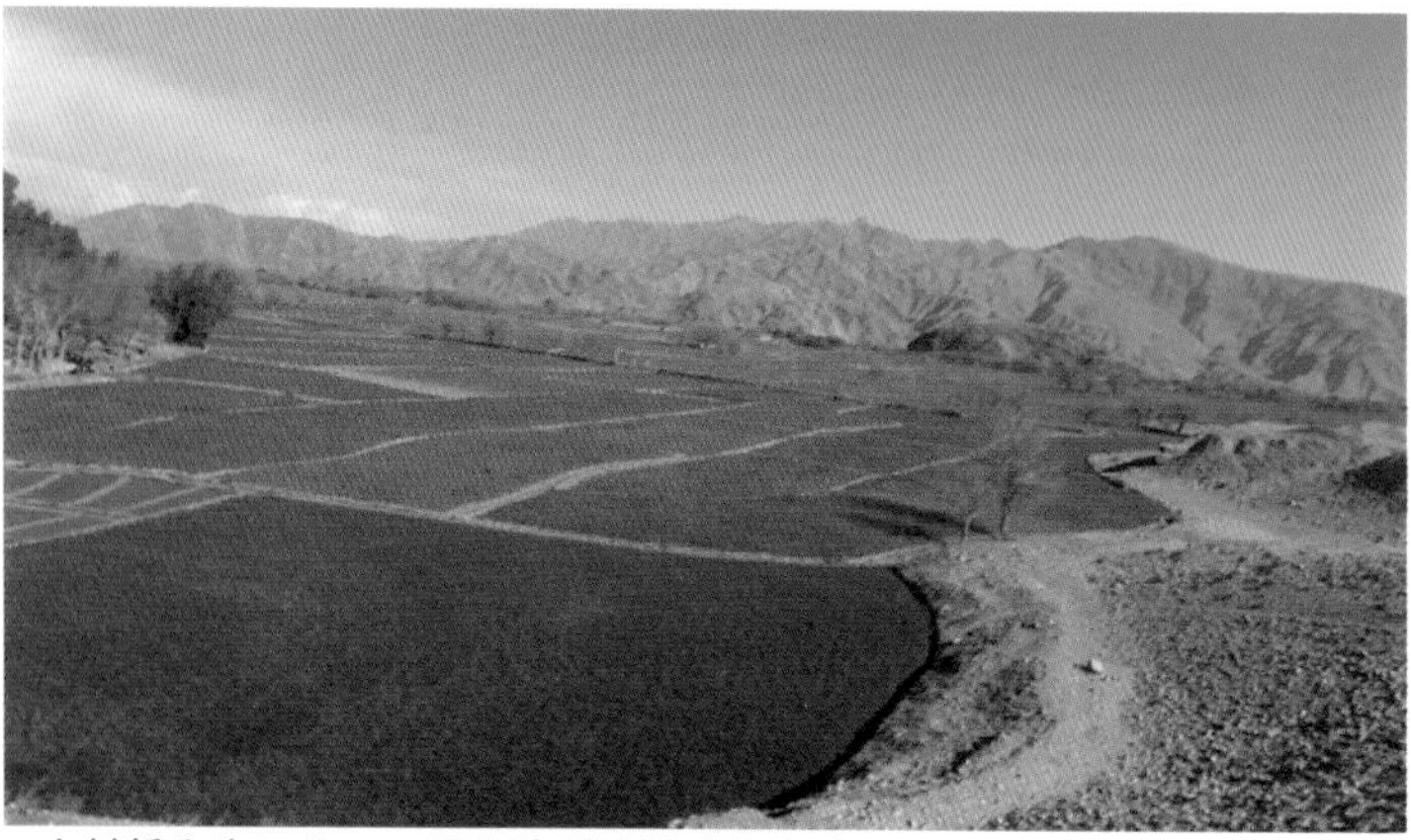

中村哲先生によって用水路が建設された後、緑の大地がよみがえった

4 医師が出会った医師のすごさ「交渉では怒りを出さず……」

2月11日（土）パート②
——故・中村哲先生が遺したもの

前回お話しした、医療活動を行うNGO団体PMS（Peace Japan Medical Service）での会談後、建設された用水路の見学を予定していました。しかし、タリバーン当局へそのことが伝わっておらず、実施困難の可能性が出てきました。許可が下りるのか否か……昼食をとりながら待つしかありません。

日本のペシャワール会を通して希望の予定を届けてありましたが、どこかで「中断」している可能性が出てきました。ここは無理をせず、場合によっては用水

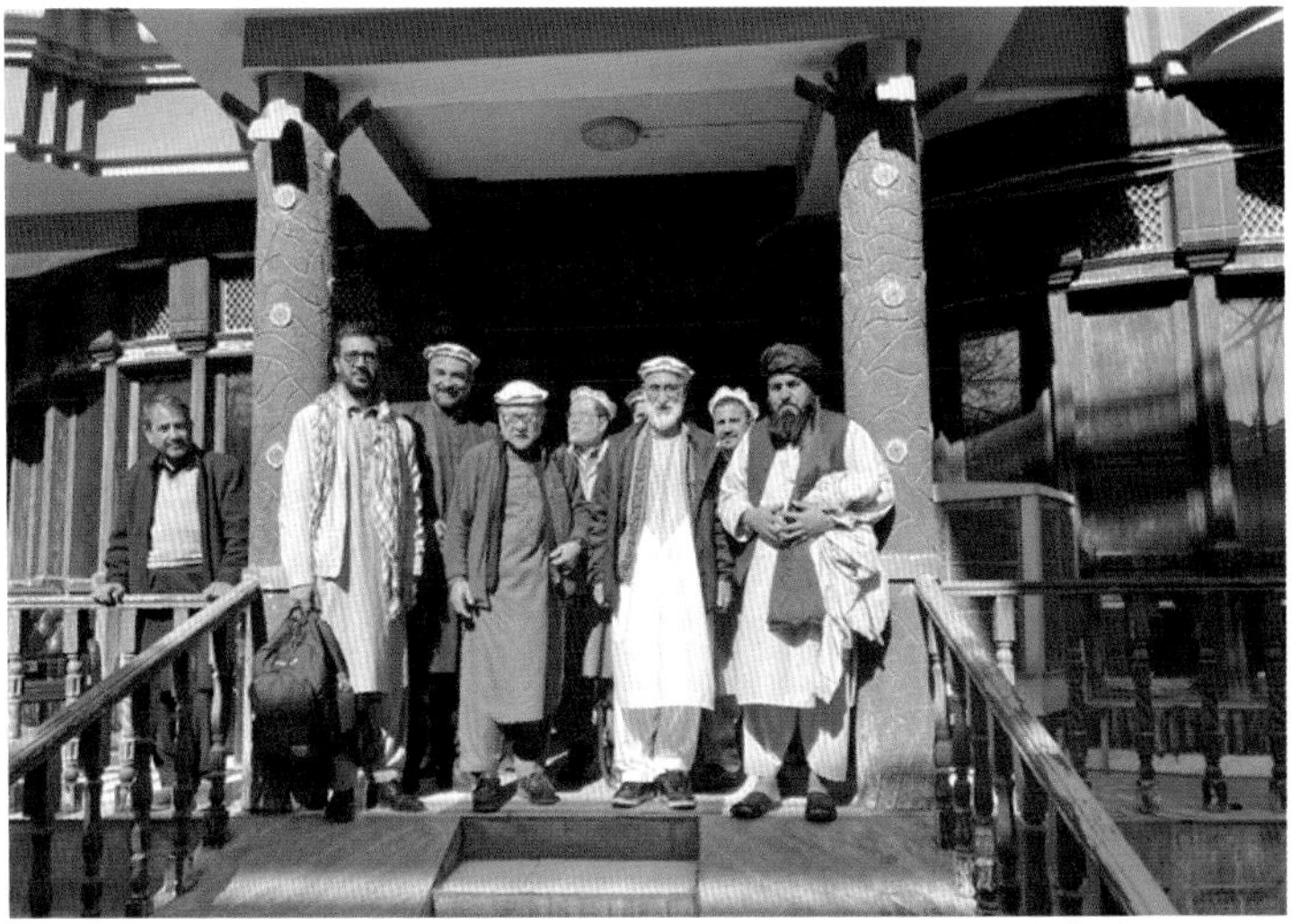
用水路視察に向けて、タリバーン当局が護衛を付けてくれました

路視察は、安全最優先の観点から断念する可能性もあることを覚悟しました。

しかし、約1時間後に「用水路視察ＯＫ」の返事が届きました。

早速、ペシャワール会の用意したワゴン車に乗り、Meeran Intaki用水路（２０１３年10月～14年10月改修建設）へと向かいました。当初建設されたのは、２００７～09年の第２期工事でしたが、２０１２年に起きたクナール川の洪水で破壊され、２０１３年から改修建設されたものです。現地代表をはじめ、先ほどの会談に出席したメンバーも同行しました。

途中、地区の文化情報局で経済・情報部長にお会いして我々の目的を説明し、また、ジャララバードでの医療の困難さを聞きました。患者さんが多いにもかかわらず、電気と水の不足、

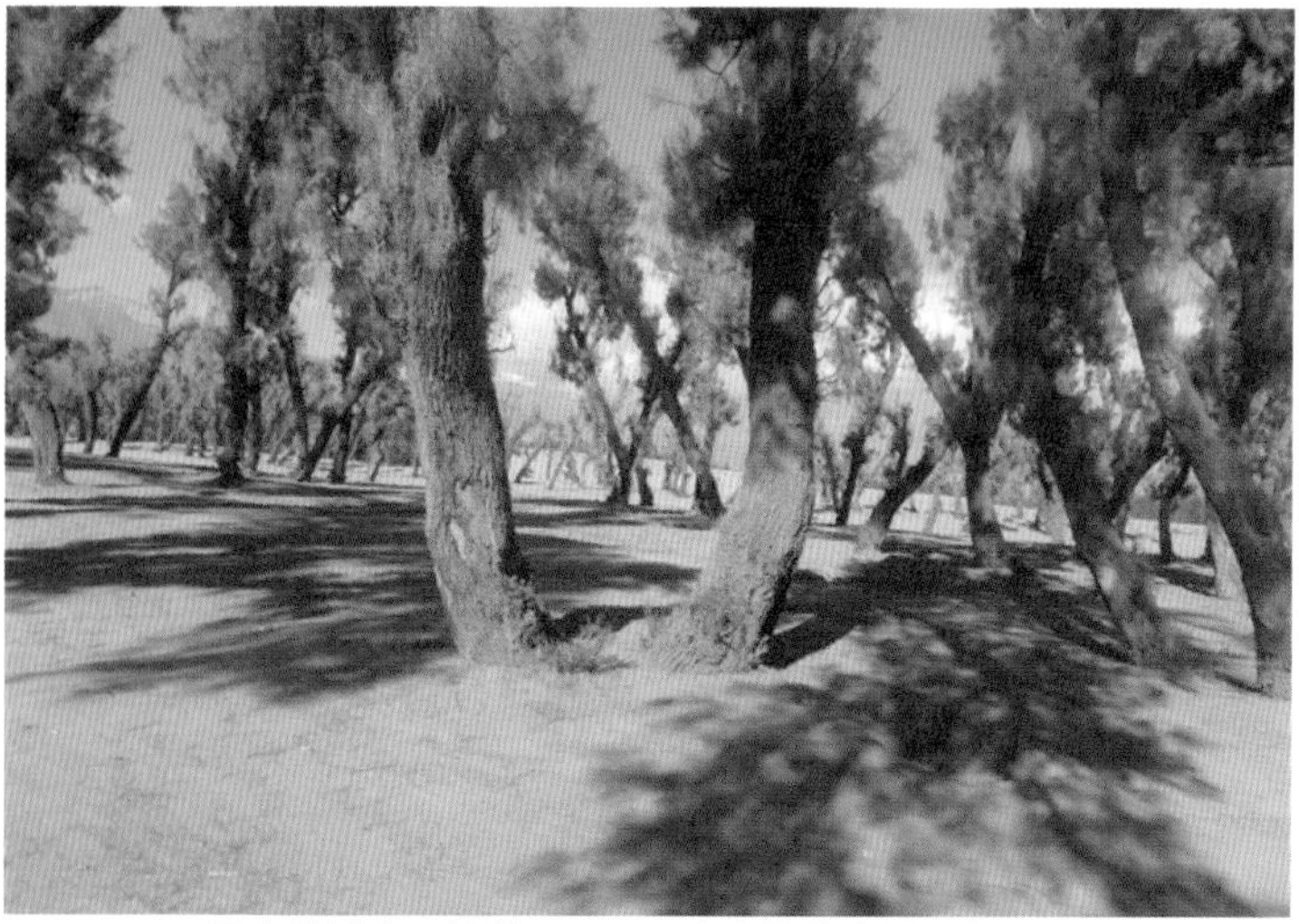

用水路近くの松林。ここで青空教室も開かれた

そのほか経済的な問題を指摘し、特にコロナ後に一層悪化したことも指摘していました。

タリバーン当局は大変友好的で、我々の行動の安全確保のため屈強な3名のタリバーン武装兵士をセキュリティ対策としてつけてくれることになりました。彼ら武装車が先を走り、その後に続く我々をテロ攻撃や誘拐から守ってくれるのです。

30分ほどの走行の途中に中村さんの大きな看板が掲げられている道を通過し、クナール側を右手に見て、上流に向かって松林をぬって進みました。

実は、この松葉林のふもとで多くの青空教室が開かれたとのことです。

徐々に車の両脇に緑の畑作地帯も垣間見える中で、中村さんのモニュメントのある

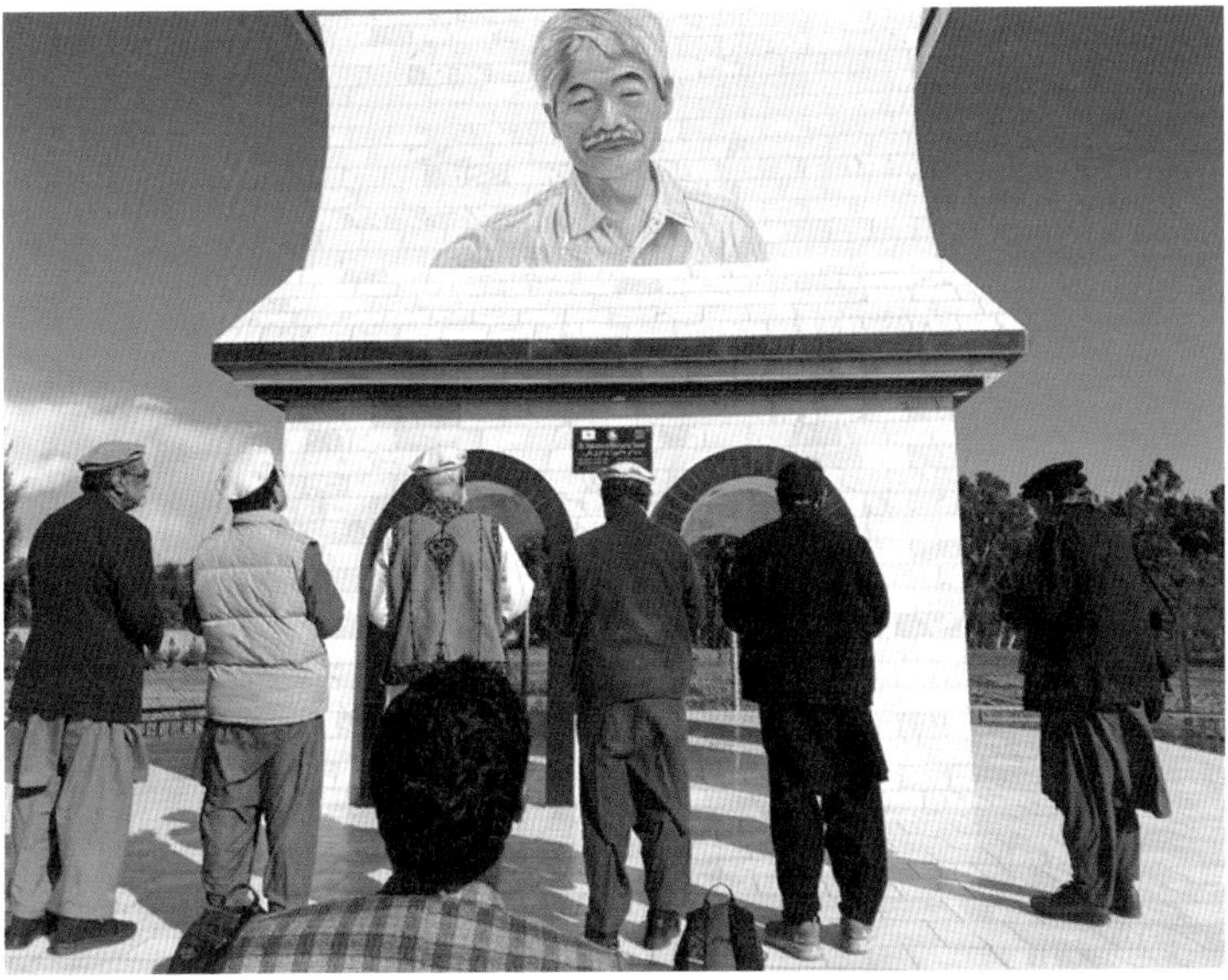

参加した皆様、それぞれが中村哲先生に祈りをささげた

Nakamurapark に到着。きれいに整備された公園には中心に記念塔があり、中村さんの顔も描かれていました。

私はここに立って、中村さんとお会いしたときのこと、パレスチナ支援活動を立ち上げたときに活動への後押しをしてくれたことを思い出し感謝する中で、志半ばで凶弾に倒れた無念さが胸に迫ってきました。参加した4名、ガイド、PMS幹部とともに静かに手をあわせて、イスラム式に追悼の心を捧げたのです。

私は、思わず涙が出てきました。同時に平和と難民支援へのかかわりを一層推進する決意を胸に刻みました。

一帯を一望できる建物の屋上に上がり、四方を見渡すことができました。実

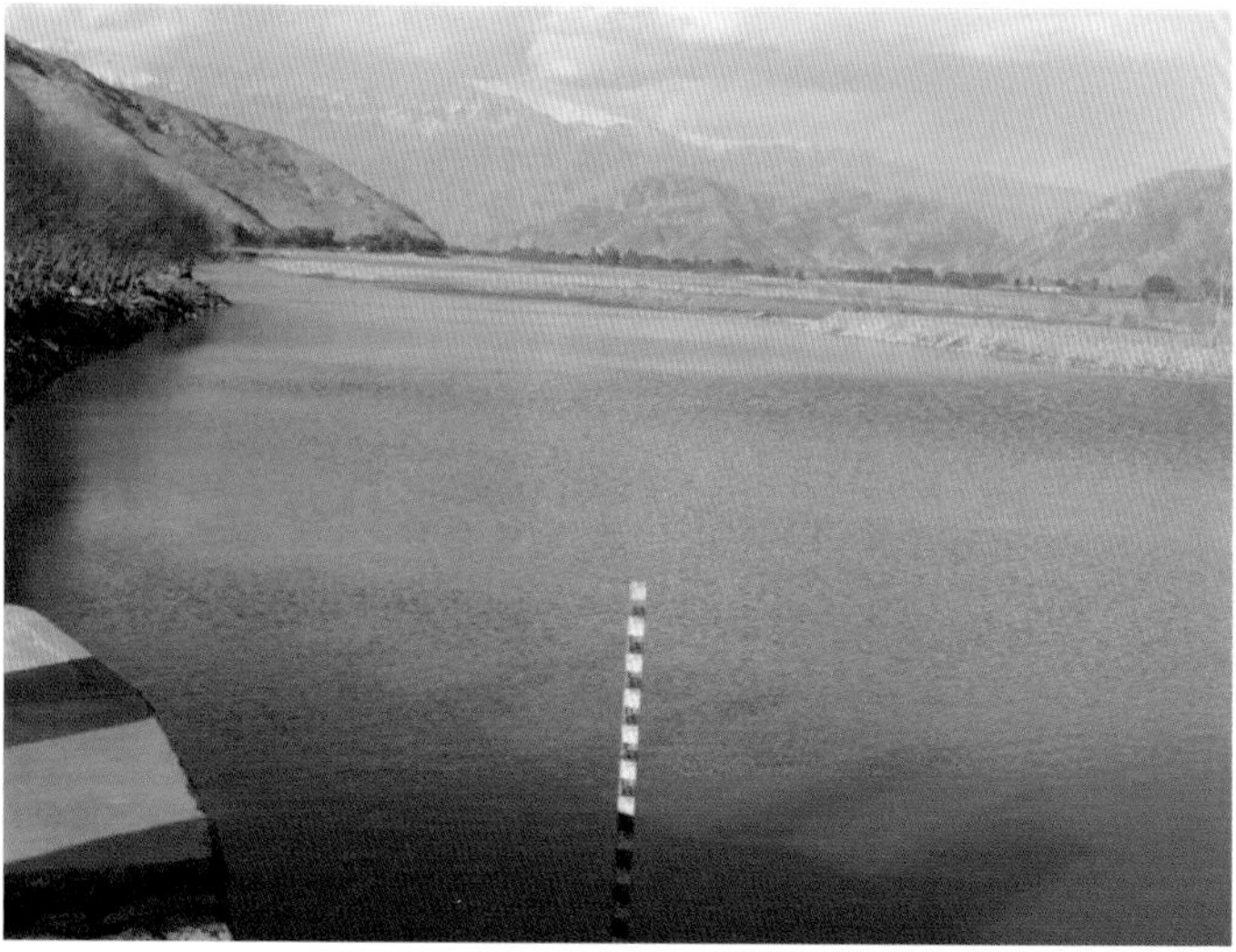

クナール川から取水口へ水が貯留されている

にきれいに整備された畑が整然と開発されているのを目の当たりにして、ここでも中村さんとそれを支えた住民の、努力の結晶が見て取れました。北にはクナール川の水源となるヒンズークシ山脈へ連なる山々が白雪をたたえ、我々を見ている姿は神々しくさえも感じるのでした。

その後、3名のタリバーン兵とともに「記念撮影」、8番目の取水口であるMurwareed堰へ向かいました。そこでは、有名な斜め堰と取水口、両側を柳にかこまれた用水路がゆっくりとカーブを描いて伸びていました。もちろん、両岸はスチール製の石籠でしっかり補強されていました。

こうして実際の「斜め堰」を見ると、中村さんの偉大な発想と遂行する意志の強さを感

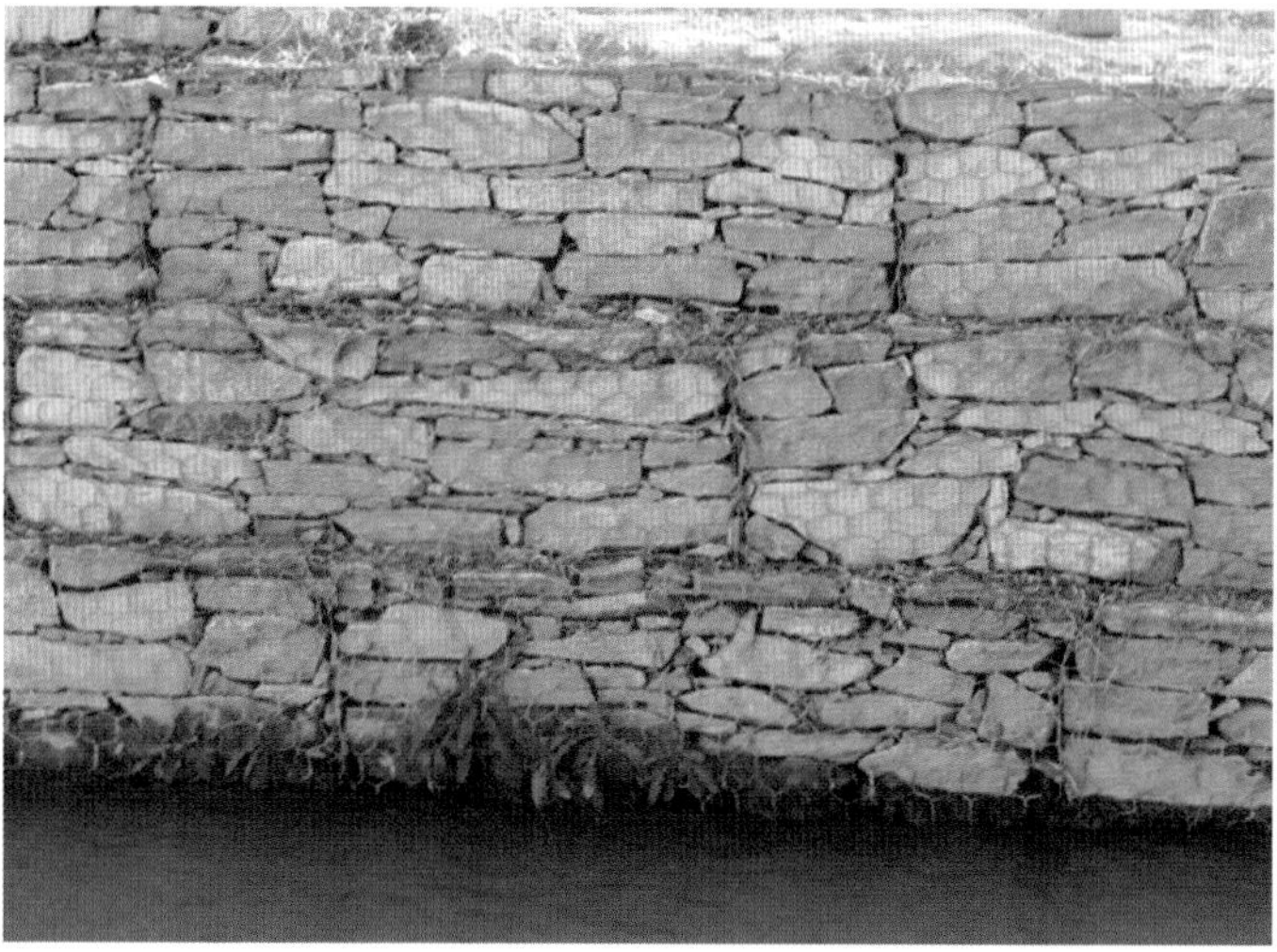
用水路建設に使用される、護岸力の強いジャジャラ籠

じます。
この地に建設した研修会館と研修室には中村さんの講義風景の写真が飾られ、後継技術者の養成に尽力していた姿にも接することができたのです。この素晴らしい施設もより多くのNGO関係者に門戸を開くべき、とのレシャードさんの言葉にも力がこもっていました。
こうして中村さんの偉業の一端を見て、その凄さを感じ、今日の行程は終了いたしました。
多方面からの協力で、今回の行程で治安上最も危険な一日が終了しました。とはいえ、これからの活動でも一切気を緩めず目的を成し遂げる決意を固めて、明日の活動に思いをはせるのでした。

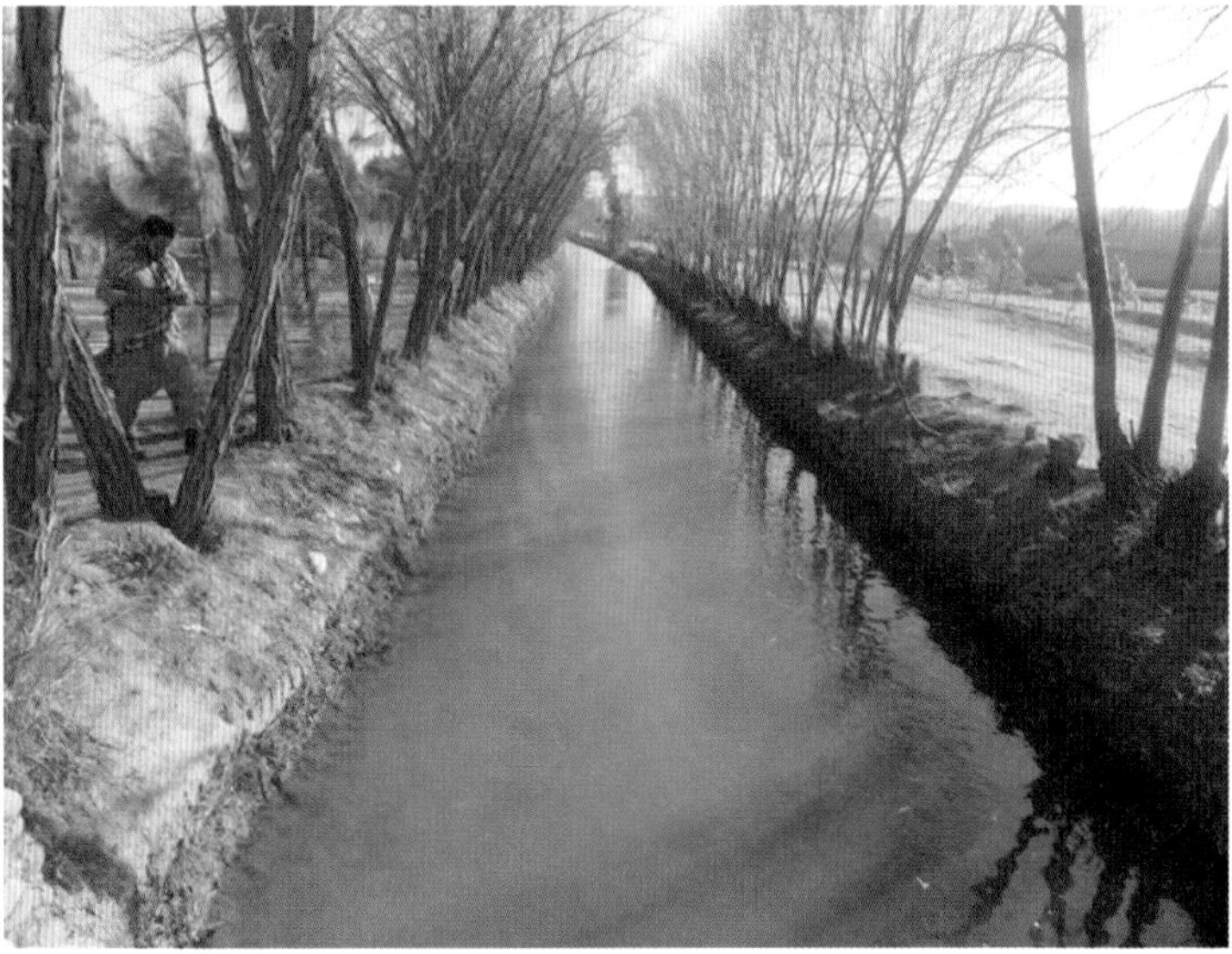

静かに水を運ぶ用水路

ひしひしと感じた、レシャード先生のすごみ

レシャードさんには心から感謝です。相手との交渉が実に粘り強いのです。決して急がず、怒りを出さず、静かに交渉の結果を見守りながら、さまざまな可能性の道を探る姿勢を感じることが多々あります。

　そのベースには母国アフガニスタンへのあふれる思いがあるのだと思います。また、日々計画変更を余儀なくされる中で複雑なやり取りをこなしておられます。

　さらに、今回のアフガニスタン行きにおいて、現地は銀行機能がマヒしているために、すべての決済を現地通貨のアフガニーで行わなければなりませんでした。現地事

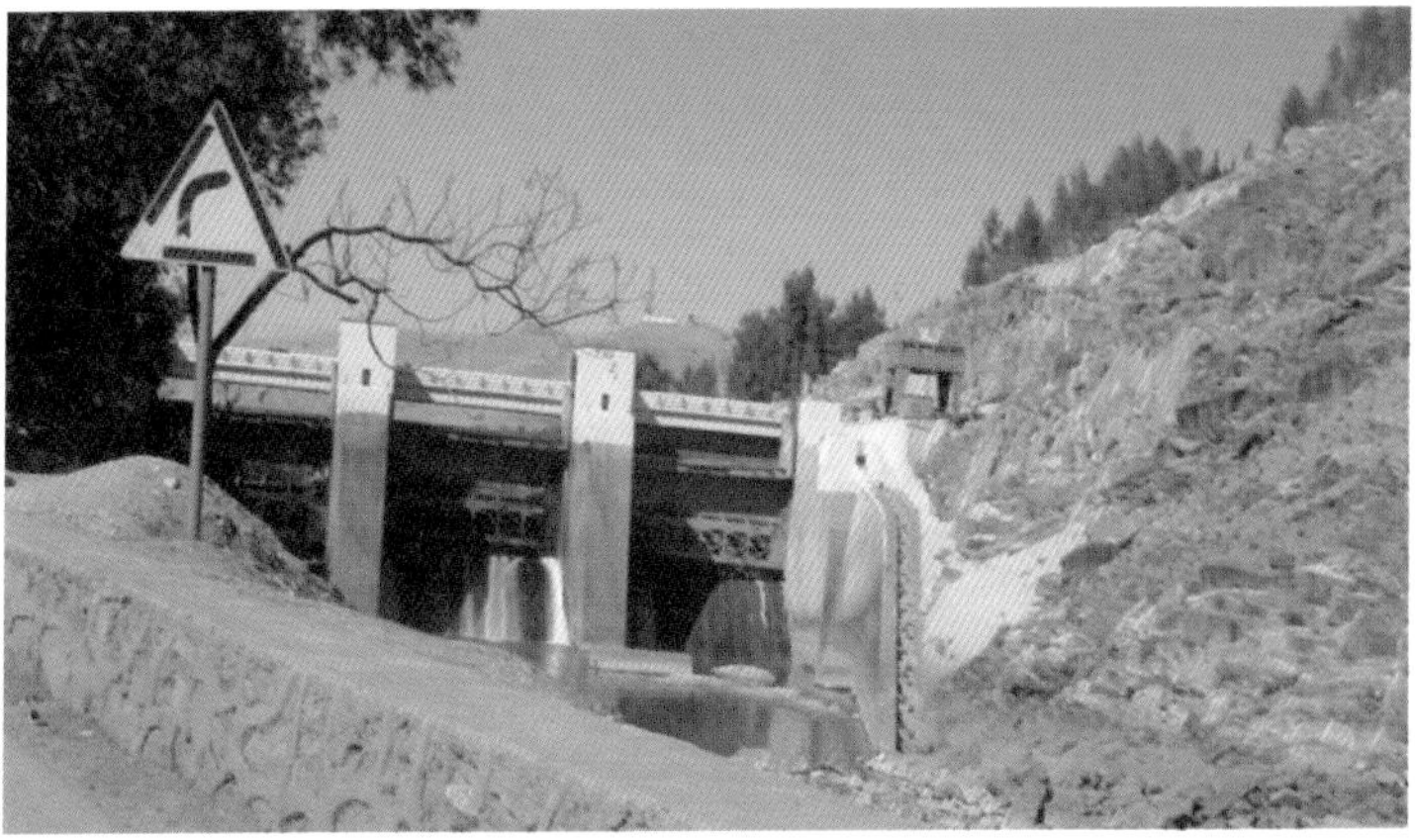
カブール川には３か所のダムが建設されている

情に精通しているレシャードさんが、路上で屋台を出している両替商でドルをアフガニーに換金しなければならず、一切の会計業務をこなしていただきましたが、先生でなければできないものでした!!

また、ガイドのサビルラさんの働きと、そうした人選を検討したのもレシャードさんでした。私が今回の行程の中で学んだ大きなことのひとつが、レシャードさんの姿勢や実行力だったのです。

5　医師、銃を持つ兵に何度も呼ばれたが……

2月12日(土)――タリバーン政権の裏側

今回の行程で、最も治安の悪化が懸念されていたジャララバードでの活動も今日が最終日です。確かにダウンタウンの混みようは半端ではありません。三輪車のイエローキャブがところ狭しと走り回り、なんの

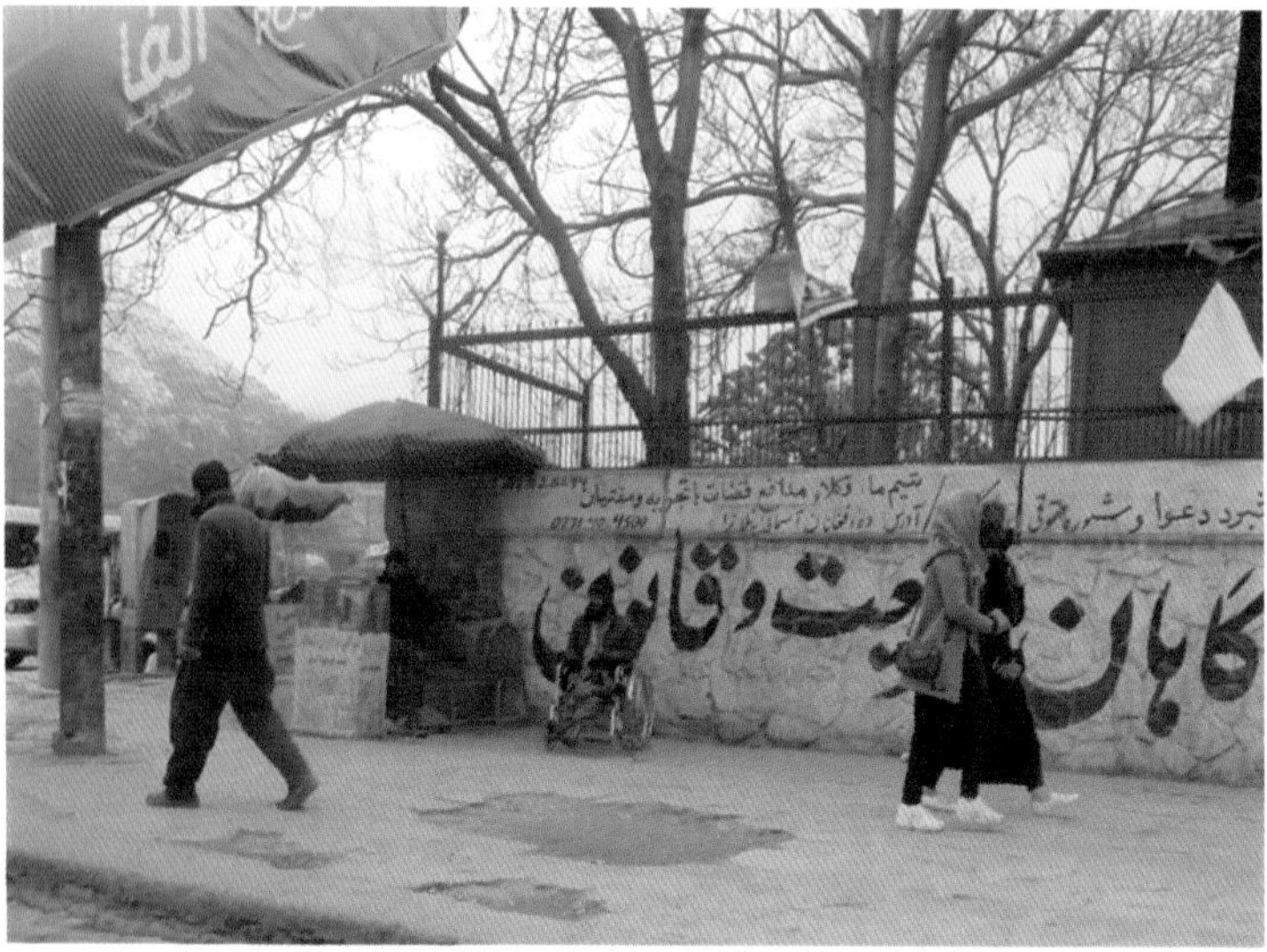

アフガニスタンでは銀行の引き出し学の制限がされていたので
換金業務は街中の歩道の屋台でおこなわれる

遠慮もなく車の前方へ割り込んでくるのです。

また、信号がありません。少年が勝手に交通整理を行い、交差点を通過できた車の運転手から料金をいただくアルバイトまで現れるのです。

こうした状況の中で、２０１９年12月に中村哲さんが凶弾に倒されたのでした。一見無秩序な雑踏の中で、以前は誘拐や殺人、強盗が横行していたのも頷けます。

２０２１年8月15日のタリバーン暫定政権の成立後、治安が良くなり、テロや誘拐が減少しているのも事実です。しかし、そのタリバーン政権を批判している諸外国からの支援がほとんど打ち切られ、経済的な窮乏状態に陥っていることもまた事実です。

銀行の引き出し額に制限があるので、今回の行程でも現地通貨のアフガニーか米ドルの現金でしか支払いができません。しかも私たちが持ち込んだ米ドルを現地のアフガニーへ換金するのも、道端の路地に開いている「青空臨時換金所」で行われているのです。

こうして、生活基盤が整わず、治安も良くないジャララバードでは、必然的にタリバーンの検問・監視がきつくなります。彼らはバザールなど人の集まるところ、車で混みあう交差点では必ずどこかにいます。一瞬、いないと思っても次の瞬間にタリバーン兵が現れます。しかもそれが私服のときもあるのですから、移動時にとても緊張を強いられるのです。

タリバーンのほかに、それに反対する政治勢力やＩＳ（イスラム国）が暗躍するのですから、その中を活動する私たちにとっては一時の気のゆるみも許されないのです。何もなければそれで良し、何か起きればなんでもありの世界なのです。

しかし、タリバーンといってもさまざまな人がいることもわかりました。自動小銃を肩から提げて車の窓をたたき、パスポートと入国許可証の提示を求められることが何度もありました。厳しい態度でチェックされるのですが、ときには優しい目をしていたり、笑顔を返してくれたり、握手を求められることもありました。

一様にタリバーンといっても、地域によっても結構監視の基準が変化することもわかりました。タリバーンも人間集団であるため、あまりのイスラム主義に走らなければそれなりの対応も可能ではないかとも思えてくるのです。

人権侵害、特に女性への人権侵害としての女子教育の否定・制限と就労制限を推進するタリバーンには、最大限の批判が向けられるべきです。と同時にタリバーン政権下での治安の回復は、それ以前の酷さと比較すると、ある程度歓迎されるべきもののように思われるのです。

その批判と現状をしっかり認識することを前提に、現在のタリバーン政権であったとしても平和的国際支援を充実させ、早期にアフガニスタンの国際舞台への復帰を促すべきではないでしょうか。そうして、アフガニスタンの生活・就労の安定、経済システムの復興、治安の安定を実現すべきと考えます。

その中でも直ちに取り組むべきは、国際NGO活動の再開・前進です。今回のアフガニスタン行きの目的は、

①アフガニスタンの現状を知り、我々にできることは何かを見定めること
②各NGO活動が連携し、お互いに提案したり援助しあったりするにはどうすべきか探ること

でしたが、特に②の実践を始めることが重要であることもわかりました。

帰り道に見た川、ここにも国同士の問題が……

午前中に訪問したＹＶＯ（Your Voice Organization）は、ＪＶＣの後身で、現地のパートナー団体として多彩な活動をしていました。スタッフは21名（うち男性18名、女性３名）です。タリバーンから就業を禁じられている女性３名は在宅勤務でした。

主要な取り組みとして、

①Food Program
②孤児問題
③識字教育（女子10クラス）
④Pease projection

を中心に行われていました。

スポーツや集団教育、孤児支援（10歳以下）や基礎学校教育が取り組まれ、ＩＳ系もタリバーン系も同様に行われています。また同時にメンタルサポートや裁縫などの職業教育にも力を入れているのでした。

一方、移動途中に、ジャララバードでは2か所の広場とカブールの宿舎近くの公園で、バレーボールを楽しんでいる若者たちを見ることができました。バレーボールは「北海道パレスチナ医療奉仕団」がガザ地区における子ども支援活動の中のスポーツ活動の一環として行っているものです。アフガニスタンのスポーツではクリケットやサッカーが有力でしたが、バレーボールを目にしたことは今後の支援活動での参考となりました。

ジャララバードからカブールへの帰り道は、カブール川に沿って、上流に向かって車を走らせます。カブール川には合計3か所のダムが建設され、電気発電と用水のために利用されていました。アフガニスタンと隣国・パキスタンやイランとの間には「水問題」での紛争が起きかけていた事実もわかりました。

クナール川とカブール川は、下流に位置するパキスタンからの批判が、ゲルマン川でのダム建設では、イランからの猛烈な反対表明がありました。

パキスタンとの関係で考えると、アフガニスタンによりすでに3か所のダム建設で下流の水量が調整されてきました。クナール川では中村さんがガンベリ砂漠への治水事業を完成させていました。中村さんが存命中の2019年から2022年にかけて計画された取水堰が完成しています。

この計画前にクナール川でのダム建設の計画が立てられていたのであれば、パキスタン側からの抗議が起こっていたとしても不思議ではありません。もし中村さんの虐殺にこうした「水問題」が関与していたのであれば、それ自身が政治の課題として解決しなければならないでしょ

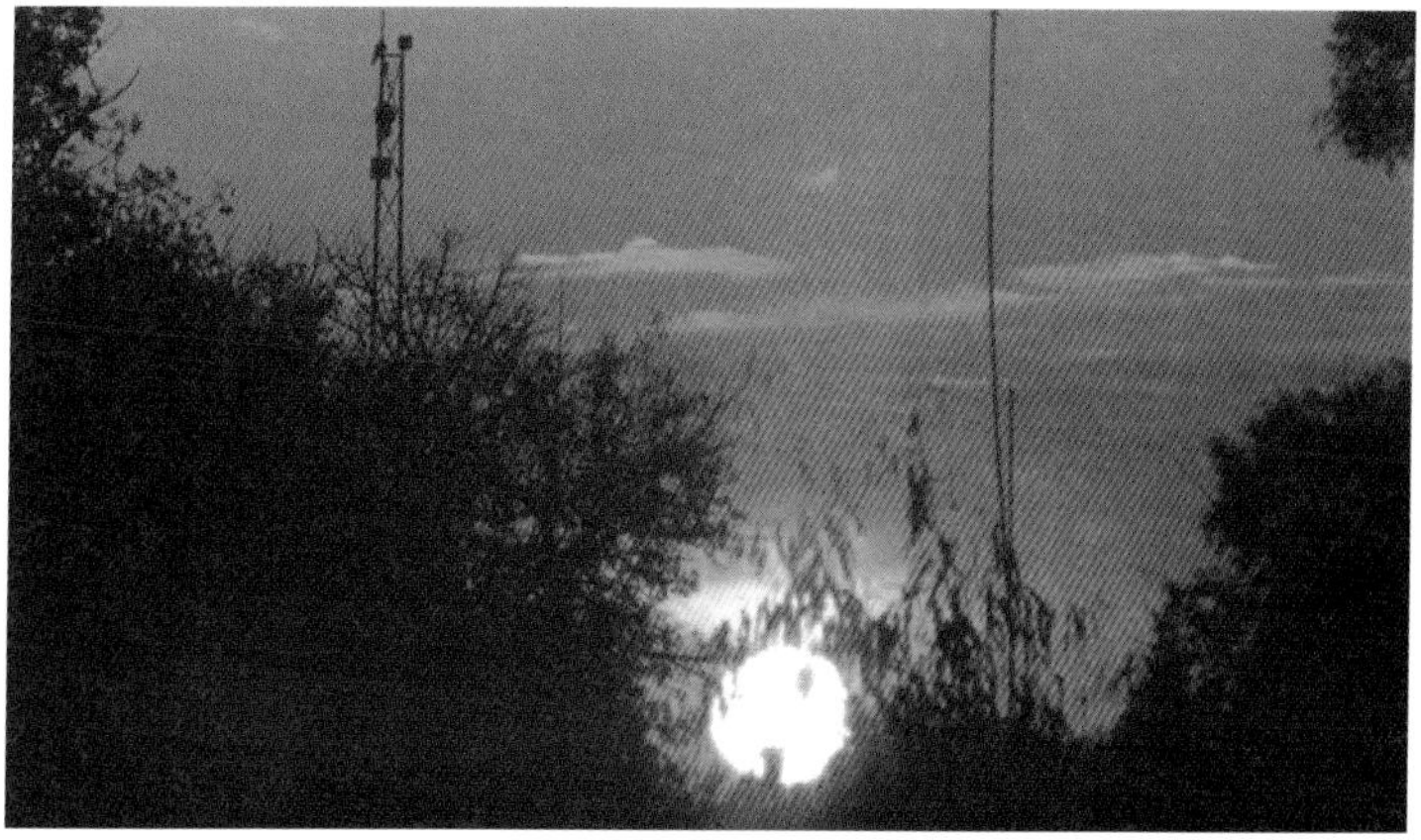

燃えるようなジャララバードの夕陽

う。当時のアフガニスタン政権の責任は重大なのだと考えます。

今後の「水問題」が起こらないようにするためにも、この原因を明らかにしてゆくことも大切な課題なのです。

6 月給5万以下、現場の医師は1人……でも女性医師が明るいわけ

2月13日（月）

――タリバーン政権を目の当たりにして

今日は首都カブールから南部のカンダハールへの移動日です。アフガニスタン国内線を利用しての移動です。昨夜合流したレシャードさんの弟さんのTARIQ医師も一緒に行動しました。当初、タクシーで空港までの予定と聞き緊張しましたが、お二人の先生方が

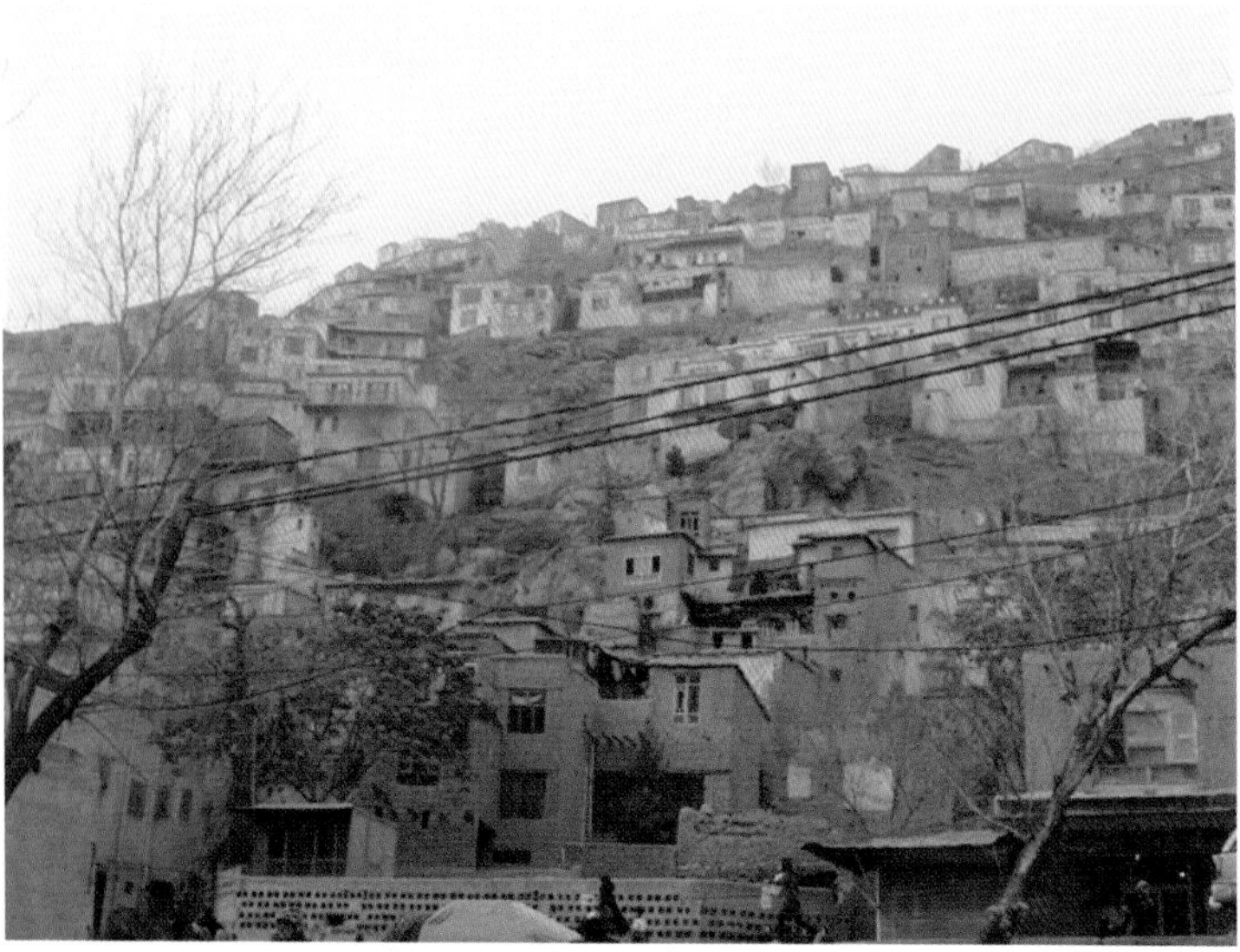

急斜面に建つカブールの住宅

それぞれに分乗して安全に空港へ着くことができました。

お願いしたタクシーも空港内まで入って行けるもので、重い荷物を運ばないで済みました。空港では、入場するまで2か所、チェックイン後は最も厳しい荷物のチェックが待っていました。

ところが、12時発カンダハール行きのフライトが6時間延期となりました。私たちは入退出の煩雑さを避けるため再度空港から出ることはせず、6時間の待ち時間を過ごすことにしました。

17時過ぎにチェックインが始まり、最後の手荷物と身体検査が待っていました。これは結構厳しく行われました。厳しさと煩雑さは、これ自体飛行の安全性を確保するには必要なことと納得させるものでした。

19時25分、カンダハール到着。空港の検査が終わり、荷物を待ってターンテーブルの傍にいました。このときのレシャードさんの言葉を総合すると、「数日前に50名のアラブ人」がすでにカンダハールに来ているとのこと。テロ・誘拐の標的にならないように、最大限の安全管理を行うことにしました。

さて、先日のYVOの訪問時のことについて、タリバーン政権とその方針に異議を申し立てることができるのか……否、それは無理ではないでしょうか。

一つは、タリバーン政権が国民からの提案に対して聞く耳を持っているのか。二つめはタリバーン政権の内部がどのようになっているのか、イスラム原理主義者は一部なのか……。この辺りが非常に不明瞭だからです。

ただ、それでも国際社会とタリバーン政権の対話を開始し、そうした対話の中で、女性の権利の回復など、徐々に民主主義的な施策を定着させていく……タリバーン政権の批判すべき点は批判しつつ、接点や協議を継続してゆくことが大切なのだと、今回の支援で感じました。

2月14日（火）——月給5万以下、でも医師が明るいわけ

カンダハールの2日目は、9時30分の結核研究所への訪問から始まりました。車で5分程度

の近くにあるとはいえ、安全を考慮して2台に分乗して出かけました。まず感染症病院を訪問。構内・病院内には武装兵士が治安を守っています。待つこと1時間、10時30分にカンダハール県保険局長で感染研究所所長と面談しました。

レシャードさんからカンダハールの学校保健の説明とその意義、またすでに実践している健康教室やワクチン接種の成果などについて説明がありました。また、カンダハールの医療状況の現状から私たちNGOの果たす役割への問題提起がありました。これらを遂行するうえで、お互いの信頼関係の大切さがレシャードさんから提案されました。

私からは学校医保険の重要性について側弯症検診を例にとって説明し、またガザ地区での例をとり、腰痛やひざ痛の予防に関して運動療法の大切さを強調しました。

局長からは女性の腰痛や骨粗しょう症の予防のために県としてできることがあれば協力し、また、できることならと協力を要請されました。レシャードさんからすぐ可能な返事はせず、今後検討することにしました。

その後、結核研究所で所長先生・医師・検査技師と懇談をしました。依然として結核は増加傾向にあること、耐製剤の出現や家族感染も出ていることが話されました。

また、カンダハールとして、経済の困難から新しい機器を購入できず、カレーズの会と協力してゆきたいとの希望が出されました。また、以下の悩みがあるということでした。

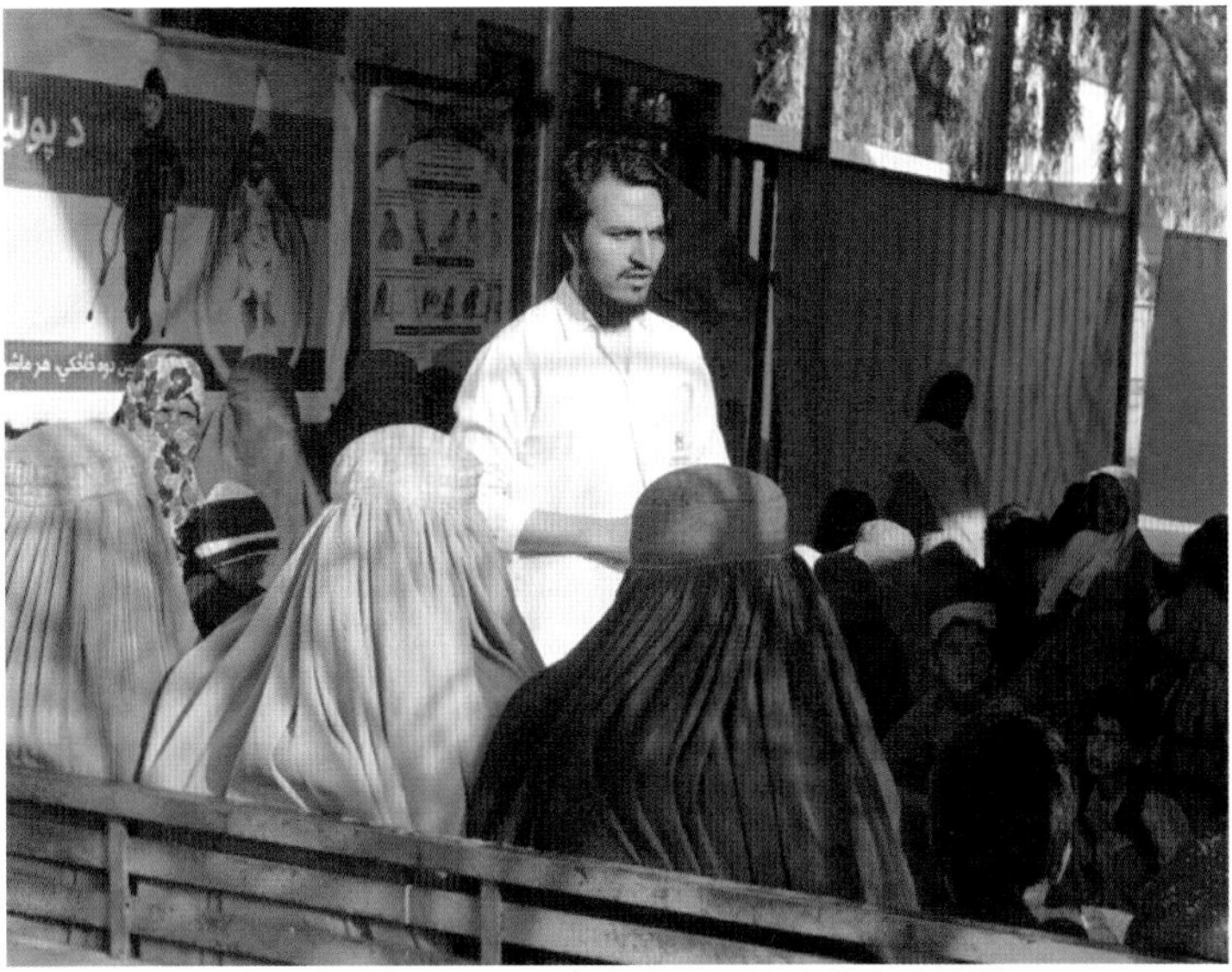

待ち時間を活用して患者さんに健康教室を開催

・JICAからの支援が止まり、その後の仕事が継続できない。
・顕微鏡もなく購入すると中国製となる。
・検査キットが不足、医師・技師のトレーニングができない。

その後、カレーズの会・アソラマシャド総合医療センターを伺いました。お昼を過ぎていたため、比較的患者さんは少なく空いていましたが、院長先生をはじめ34名の職員さんが出迎えてくれました。内科・小児科と産科よりなっています。しかし、薬剤が大変不足しており、そのやりくりも大変です。医療費は基本的には無料を貫いています。

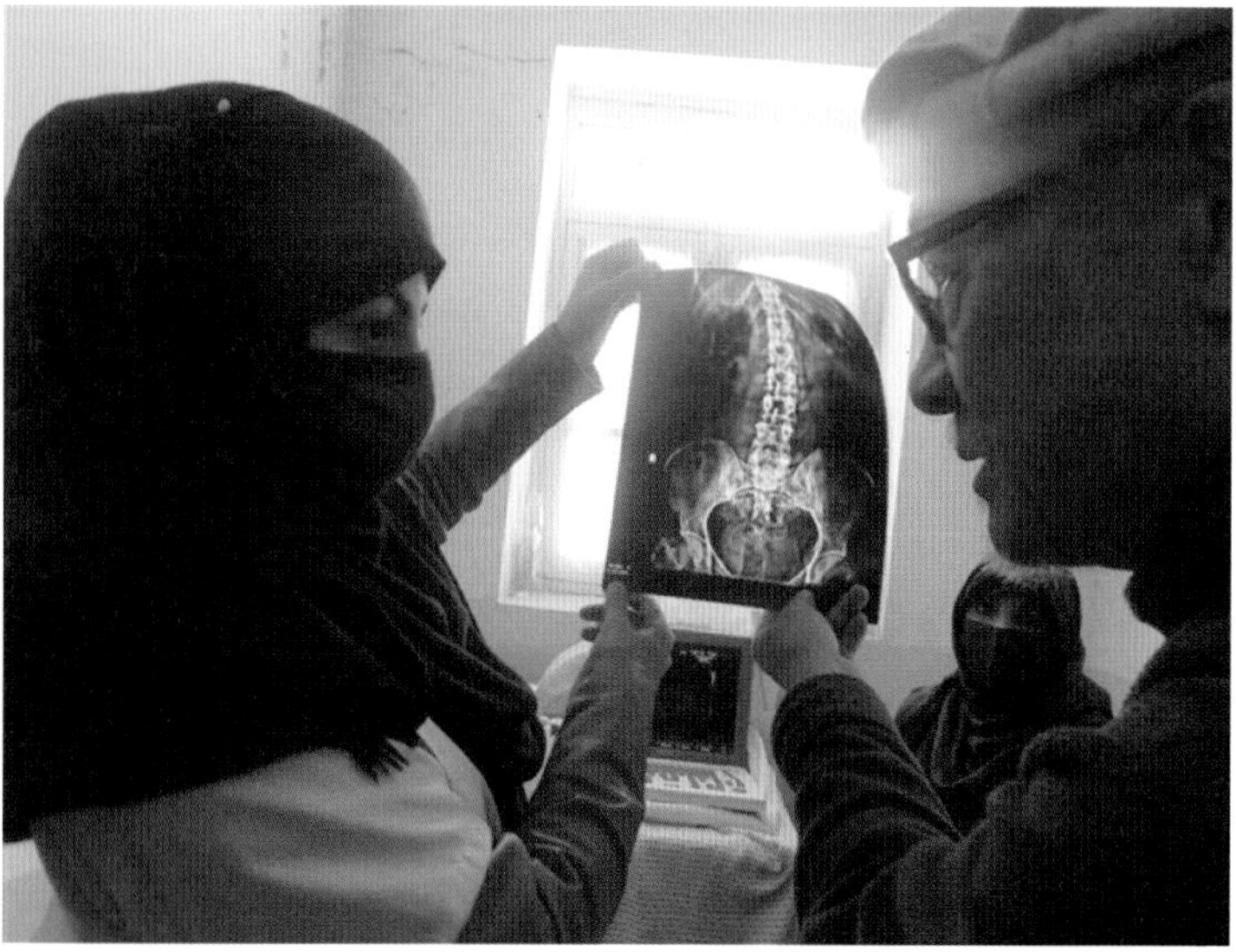
現地の医師と症例について検討する筆者

お昼ご飯をご一緒しましたが、いつもは全職員が同じご飯を食べているとのこと。医師もガードマンも平等に同じご飯を食べるのです。

医師の給与は月額350ドル（2023年7月時点で約4万8800円）。分娩は女性医師1名、助産師さん3名（実習生2名）で運営され、多くの分娩をこなしているのです。しかし、彼女たちにはまったく悲壮感がなく明るいのです。むしろ彼女たちから写真撮影をお願いされる始末です。

また、ほかの看護師・事務員・レントゲン技師・薬剤師・検査技師・清掃担当の方々も底抜けに明るいのです。こうした明るさは、患者さんのために無料診療を行う「意思と思想」、それを支える職員間の平等の

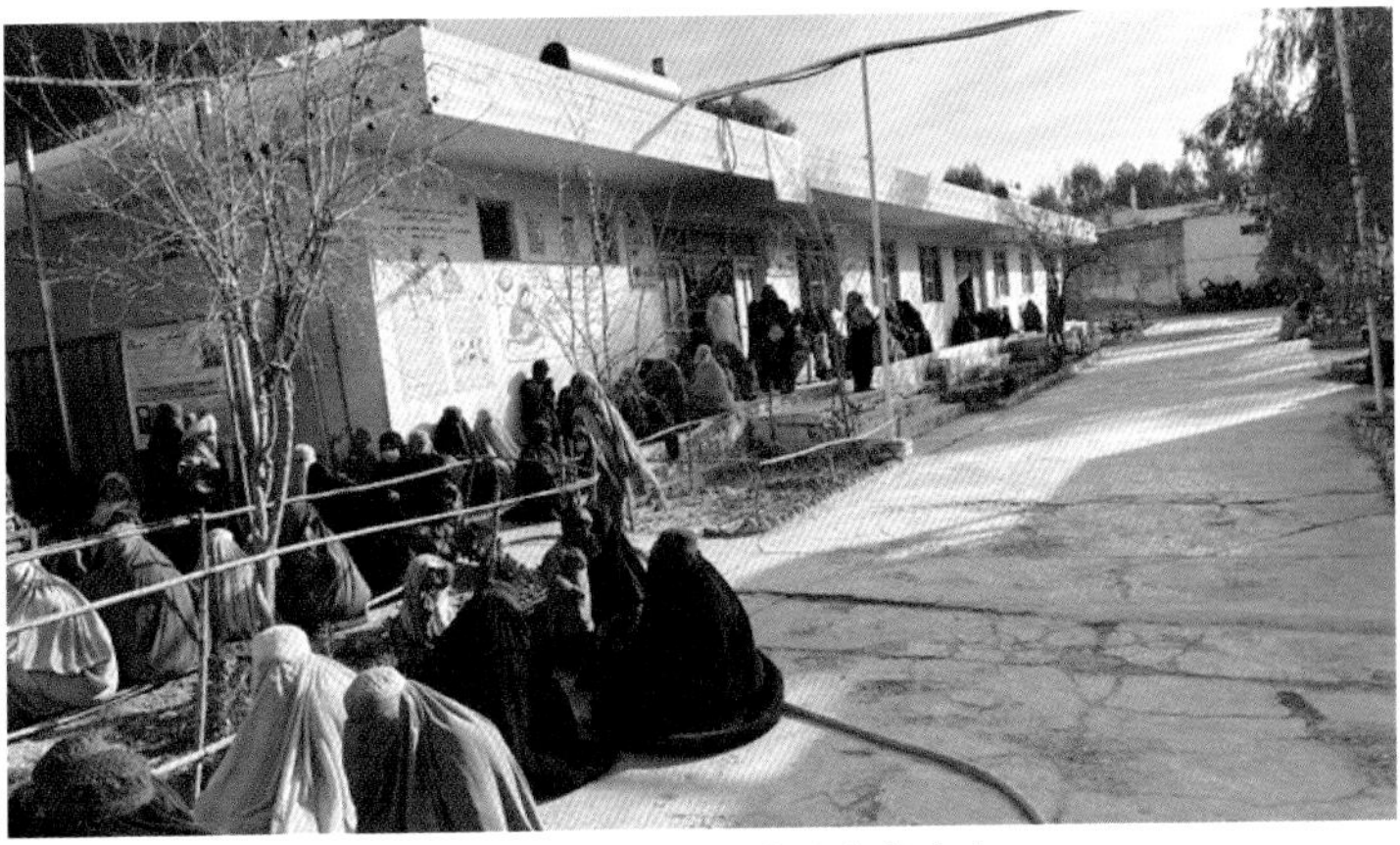

診療所とその前に並ぶ患者さん

関係性に大きな要因があるのではないかと見ました。

彼ら、彼女らの笑顔は、今回の支援活動の中で最も印象に残った思い出の一つとなりました。

7　医師が驚嘆　途上国・低賃金の病院なのに「カルテがすごい」

2月15日（水）　　――運転手やクリニック事務も診察に

本日は、カレーズの会・アソラマシャド総合医療センターでの整形外科診療です。

私たちの移動に使用される車の運転手さんであるラウドさんの右第2趾は感染性皮膚壊死でした。創部の「湿潤療法」を施行……感染性肉芽部をメスで除去してゆき、抗生剤軟膏を塗布してラッピングを行いました。

今後基本的に毎日のドレッシングを行い、その経過を看護師さんからメールで報告していただくことにいたしました。

その後、女性の患者さんを中心に診察。7名の女性は主に腰痛や肩こり、膝痛などでした。また、リウマチの家族歴のある方は右胸鎖関節炎、頚椎症や右肘外顆炎などです。その他5名の男性の患者さんが見えました。腰椎、膝、頭痛を訴える患者さんは腱反射が亢進し過ぎで、脳外科に紹介しました。

先週金曜日にクリケットで転倒し、右肩を打撲したクリニックの事務員さんは、右肩鎖関節亜脱臼でした。この事務員は昼食の後、レントゲンを持参して私の所に見えたのです。

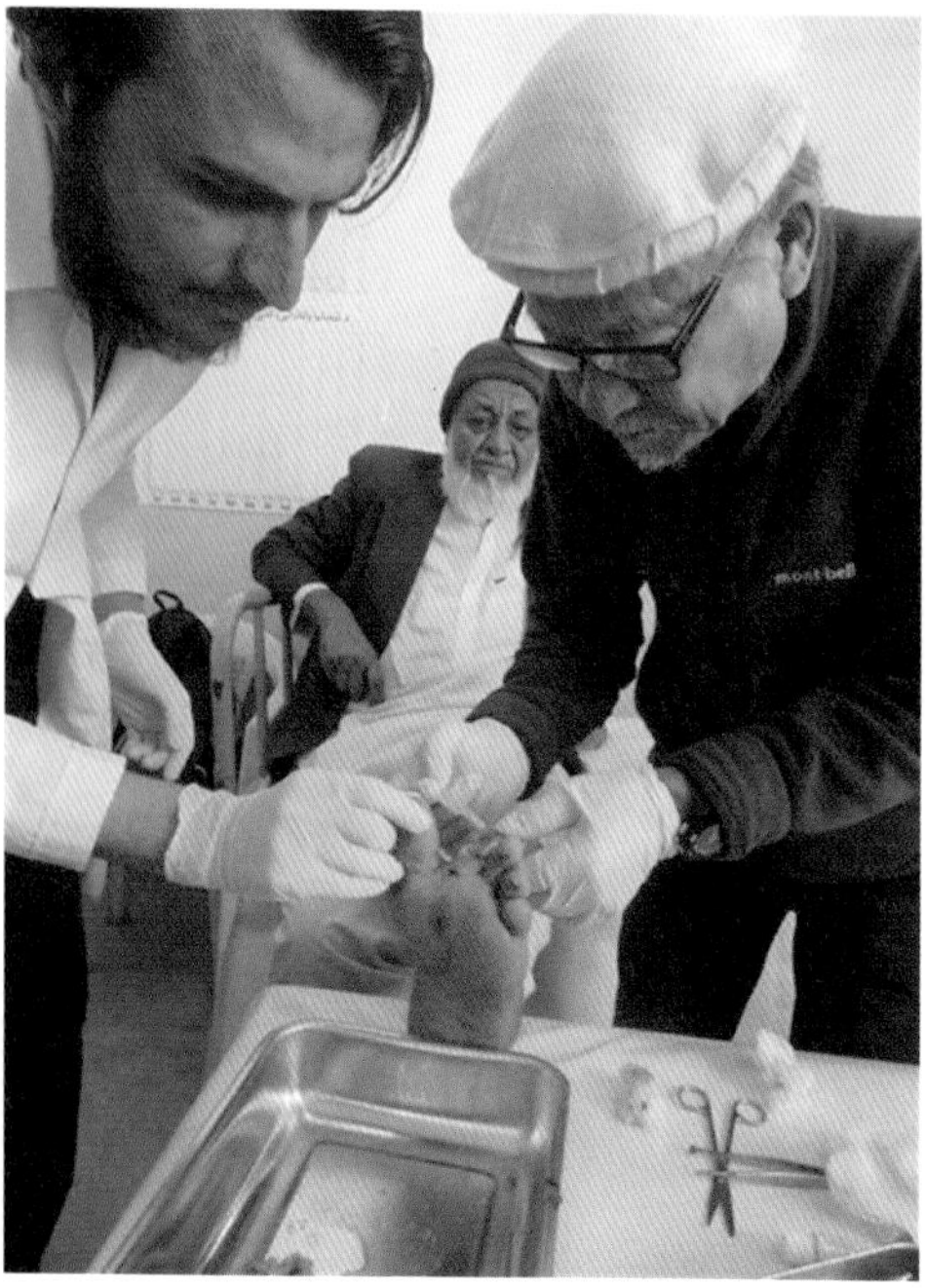

足趾感染性壊死の患者さんへの処置も

設備も不十分の病院でなんと

診療後、34名の全職員参加の会議がありました。3年ぶりにレ

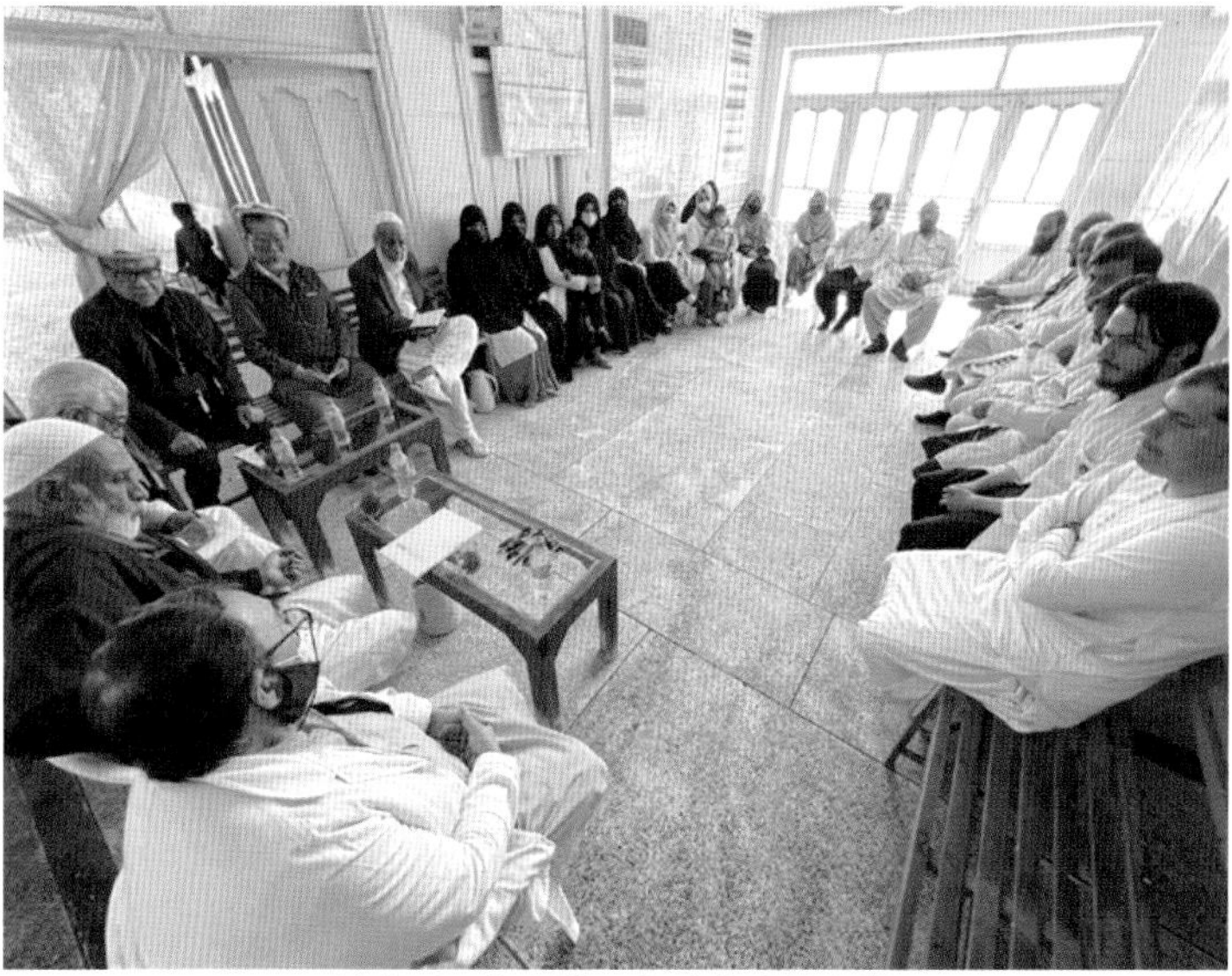

診療所で毎週開かれる全職員会議

シャードさんが帰国して初めての全職員会議です。診療所改築事業が進まない中、低賃金の中で努力している皆様にレシャードさんや事務長さんから職員へ励ましの言葉が続きました。

次いで私から、パレスチナのこと、職員の皆様が温かく受け入れてくれたこと、カルテの管理やさまざまな統計が正確なのは診療レベルの高いことを示していることを話しました。

前日に医療現場を見てとても驚いたのですが、診療実績や疾病統計が見事に経年的に集計されていたのです。また、カルテも整然と保存されていました。患者の診療録を正確に記載し、保存しておくことは高い医療水準が保持されている証左なのです。

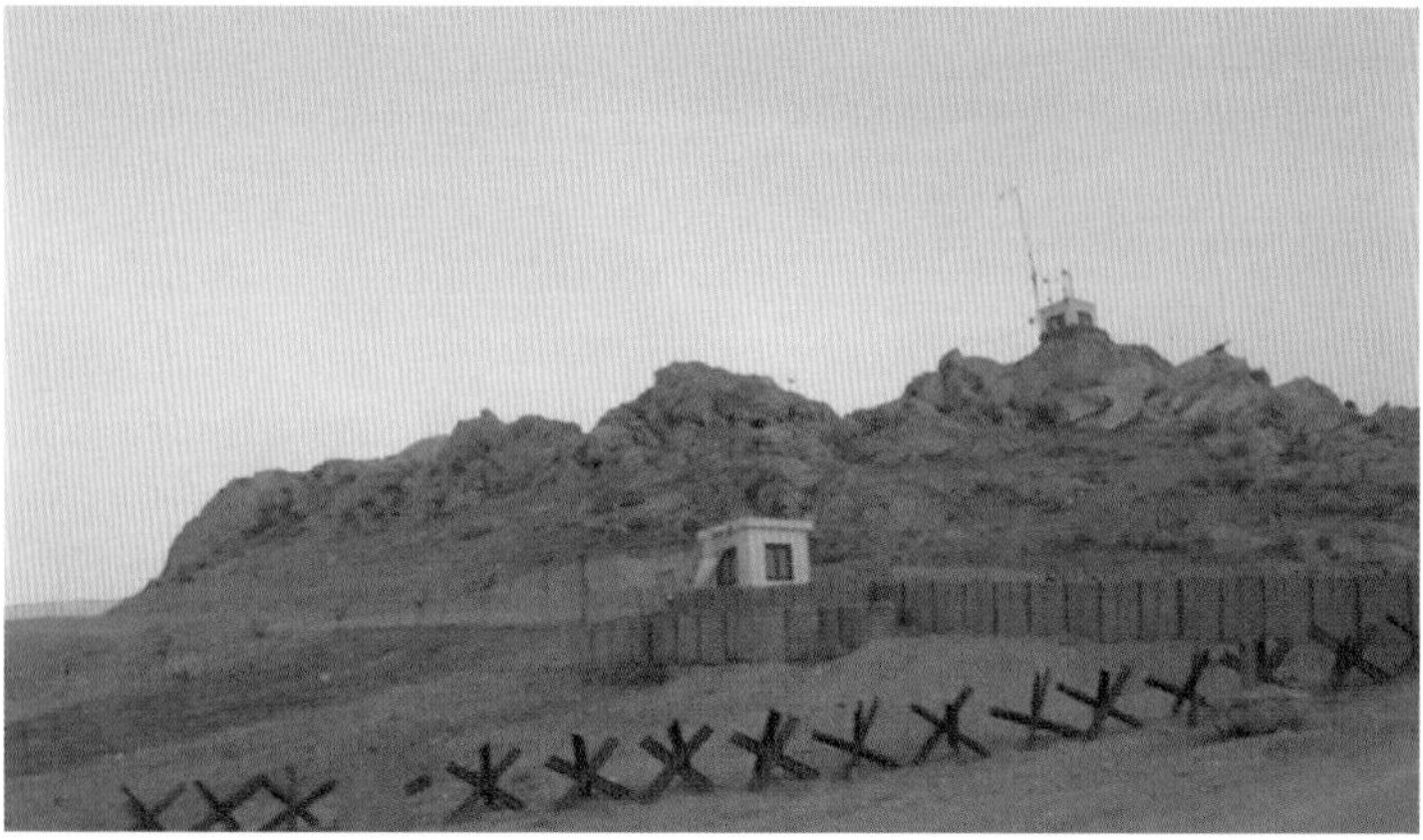

米軍侵攻時の基地跡、現在はタリバーンが使用

アフガニスタンという政治・社会状況の下で、資金難で目指す理想を実現できない、そして今日の厳しい財政状態にもかかわらず、診療をなんとか維持していること自体が称賛されるべきと考え、スタッフの皆様にお伝えしました。

レシャードさんからは、以下の4点をお話しされました。

①職員のトレーニング不足をどう補うか
②建物の損傷が激しく、修復が必要…特に外来診察室
③感染症部門を独立させたいが資金が不足
④患者さんが増加しているのもかかわらず、スペースが狭い…増築が必要だが、やはり資金が不足

我々としては①に対してなんとか努力したいと発言

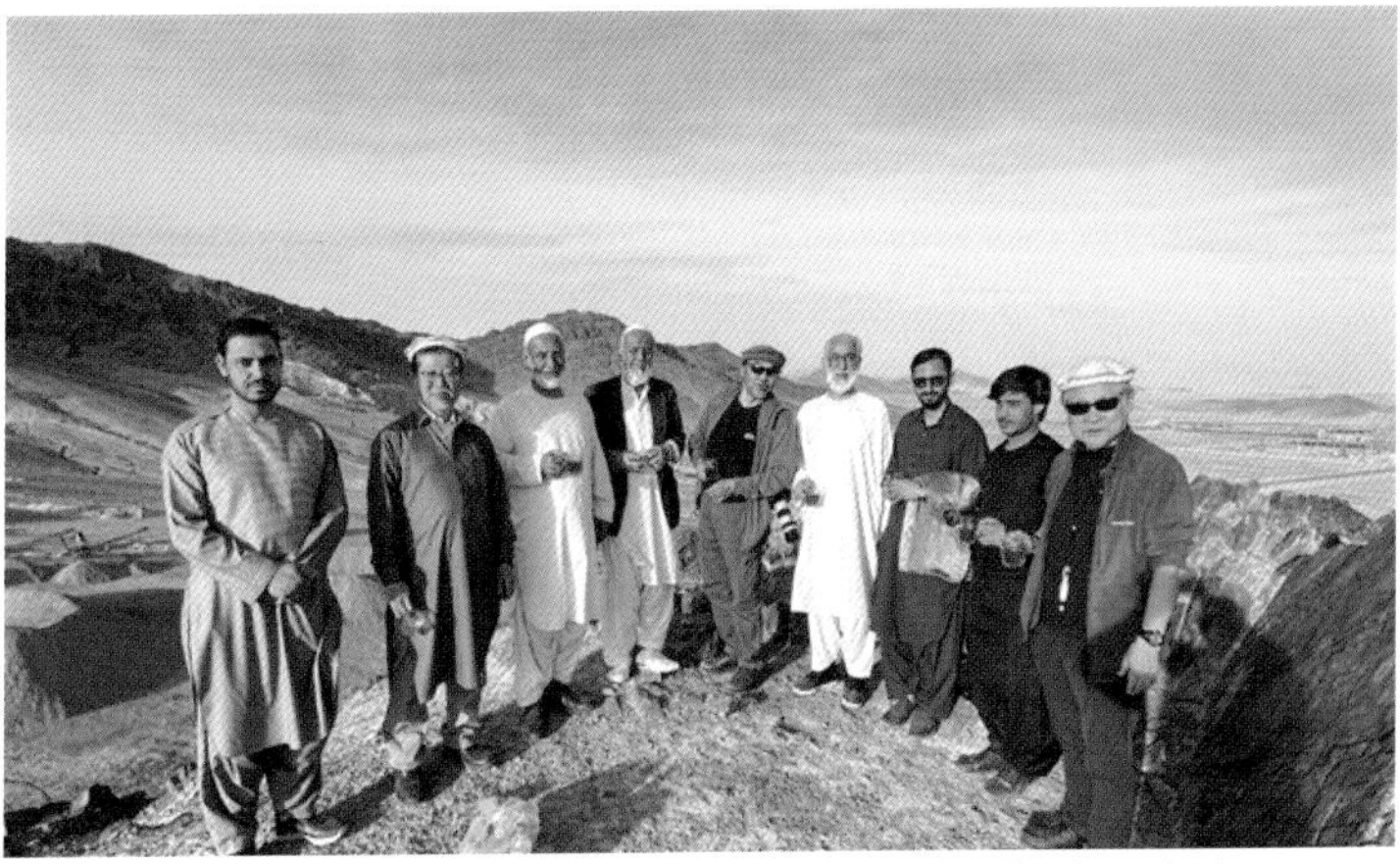
カンダハール郊外の丘までピクニック、街が一望できる

をいたしました。職員を日本に招き勉強し、技術の向上と、世界がアフガニスタンとともにあることを示すためでもありました。
その後、管理棟では、貧困で栄養失調の5家族に4kgの食糧支援が行われていました。大麦、米、豆、オリーブ油、砂糖などでした。
今日の昼は気温が29℃まで上昇し、半袖のTシャツで、職員皆様と外で昼食をいただきました。ここで川魚の焼き魚を振る舞われました。ここでも全ての職員が平等な関係でいることを追求する姿を見ることができました。
夕方、郊外の岩山の登山をしました。そこからカンダハールの町が一望できました。帰り路、昨日依頼した衣装を取りに行き、夕食を手に入れて宿舎へと向かいました。

8　今日の患者は、5歳で空爆に遭った女性や元兵士に……

2月16日（木）――患者は5歳で空爆に遭った女性や元兵士

本日は午前4時に起床し、午後から日本とつないでオンラインで行われる「医療奉仕団」ミーティングのため、勉強会の準備、パワポづくりを始めました。

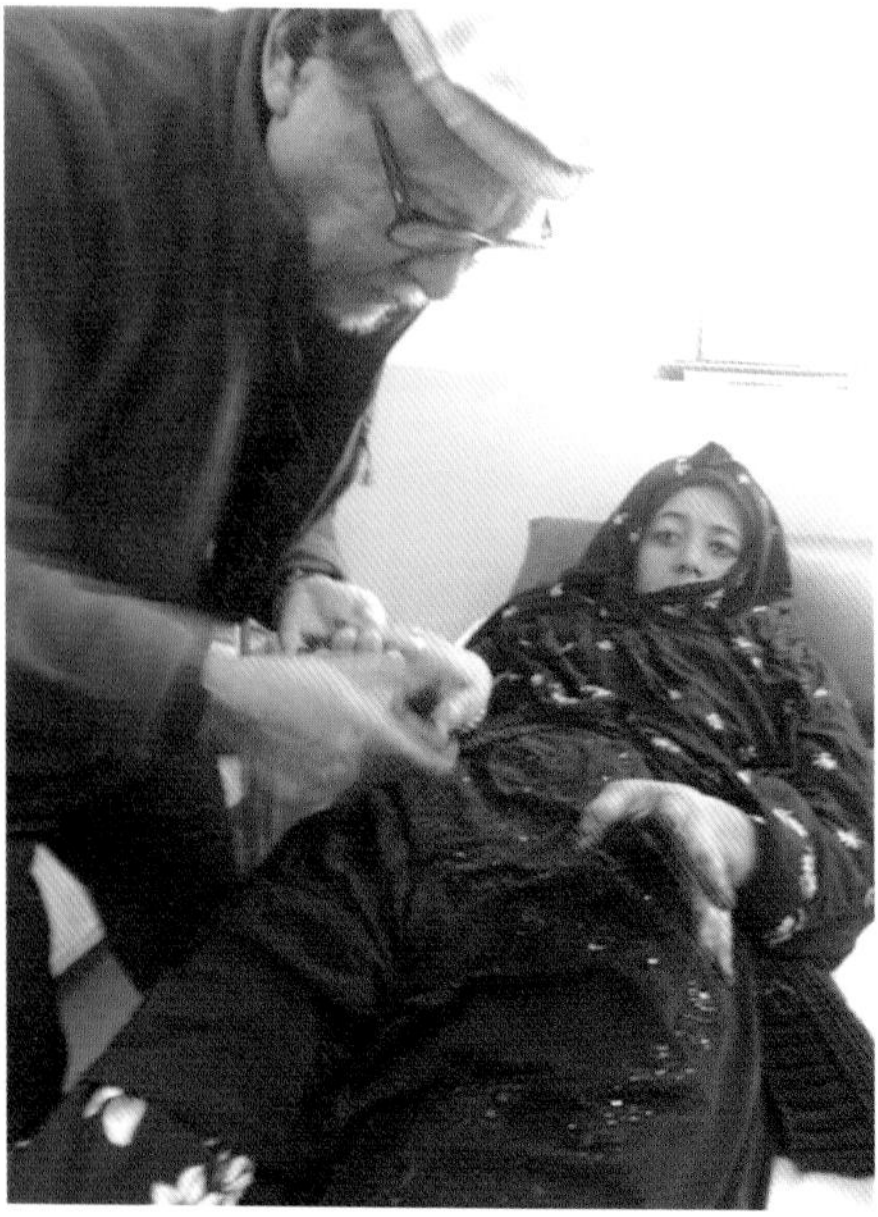

5歳時に米軍の空爆で井戸に転落した女性
後遺症が続く

8時30分にホテルを発ち、レシャードクリニックへ。本日は主に患者さんの診療です。昨日行った、ラウドさん（私たちを担当する運転手）の左第趾の処置（湿潤療法）をはじめ、5歳のときに空爆で井戸に転落した20歳の女性や、元兵士で拷問に遭った52歳の腰痛の男性など、計17名の患者さんが訪れました。

最後に、ともに診察活動をしてい

た女性医師のお母様も受診されたのです。

こうしてみると、カブールもカンダハールも運動器疾患への要求は決して少ないものではなく、結核を中心とした感染症がありながらも、パレスチナと同様な印象がありました。

2時30分から札幌の細川佳之さんの司会で「医療奉仕団」のＺｏｏｍ勉強会が開催され、現地から猫塚と清末国夫さんが参加しました。

内容はＹｏｕＴｕｂｅで視聴できるようにしますが、治安状態、移動方法などへの質問、ＪＶＣがアフガニスタンから撤退せざるを得なかった事情、ペシャワール会の「独自路線」への評価などを議論しました。

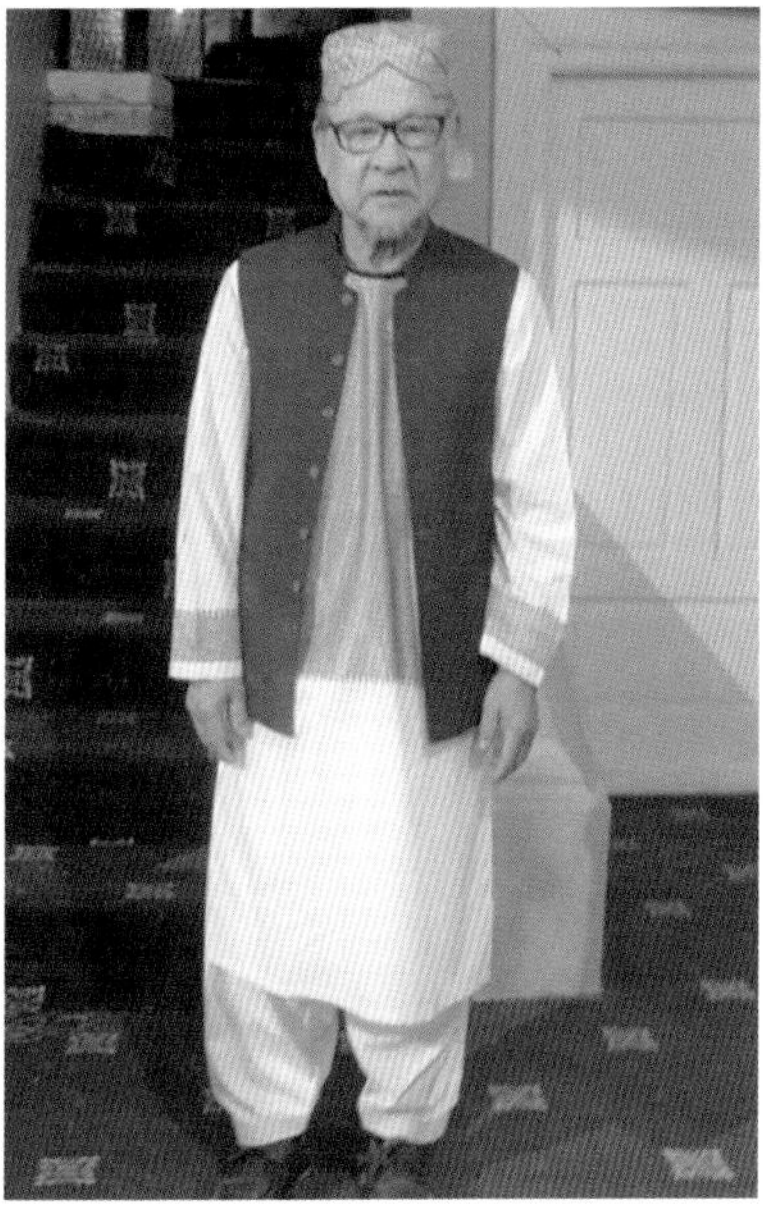
結婚式に招かれ、「正装」で準備した

また、中村哲さんの死をめぐり、水問題・ダム計画など、あくまでも噂であり、正確な情報がこれまでも把握されておらず、課題として指摘されたのでした。
さて、今夜は事務長さんの息子さんの結婚式にお呼ばれされています。3人でお祝いの毛布を購入し、プレゼントです。そして、３人とも「正装」に身を包んで出席いたします。

2月17日（金）――ピクニックをした公園には物乞いの子が

毎週金曜日は、イスラム社会の安息日です。昨日の結婚式に力を放出した翌日、レシャードさんのご親族とクリニック職員を合わせて20名以上で、カンダハール郊外にピクニックとなりました。

途中、アフマド・シャー（在位１７４７～１７７２年）国王の墳墓を見学しました。国王は庶民に対して「国王ではなくお父さん」と呼ぶようにお願いしていました。これらに象徴される国王への思慕が、このような荘厳な墳墓を作り出したのです。

その後、ピクニック場の公園へ到着。するとすでに先発隊が到着して、料理を作って待っていてくれました。２月ということでさほど混んではいませんでした。

本来、このあたり一帯は緑一面の風景でしたが、打ち続く干ばつと水不足で土地が干上がっています。緑がほとんどない中で、これからのアフガニスタンの行く末を案じざるを得ませんでした。

同時に、長らくの戦乱により農作地が放棄され、さらに農地が荒れてゆく、この悪循環がアフガニスタンの土地を痩せさせてしまったのです。

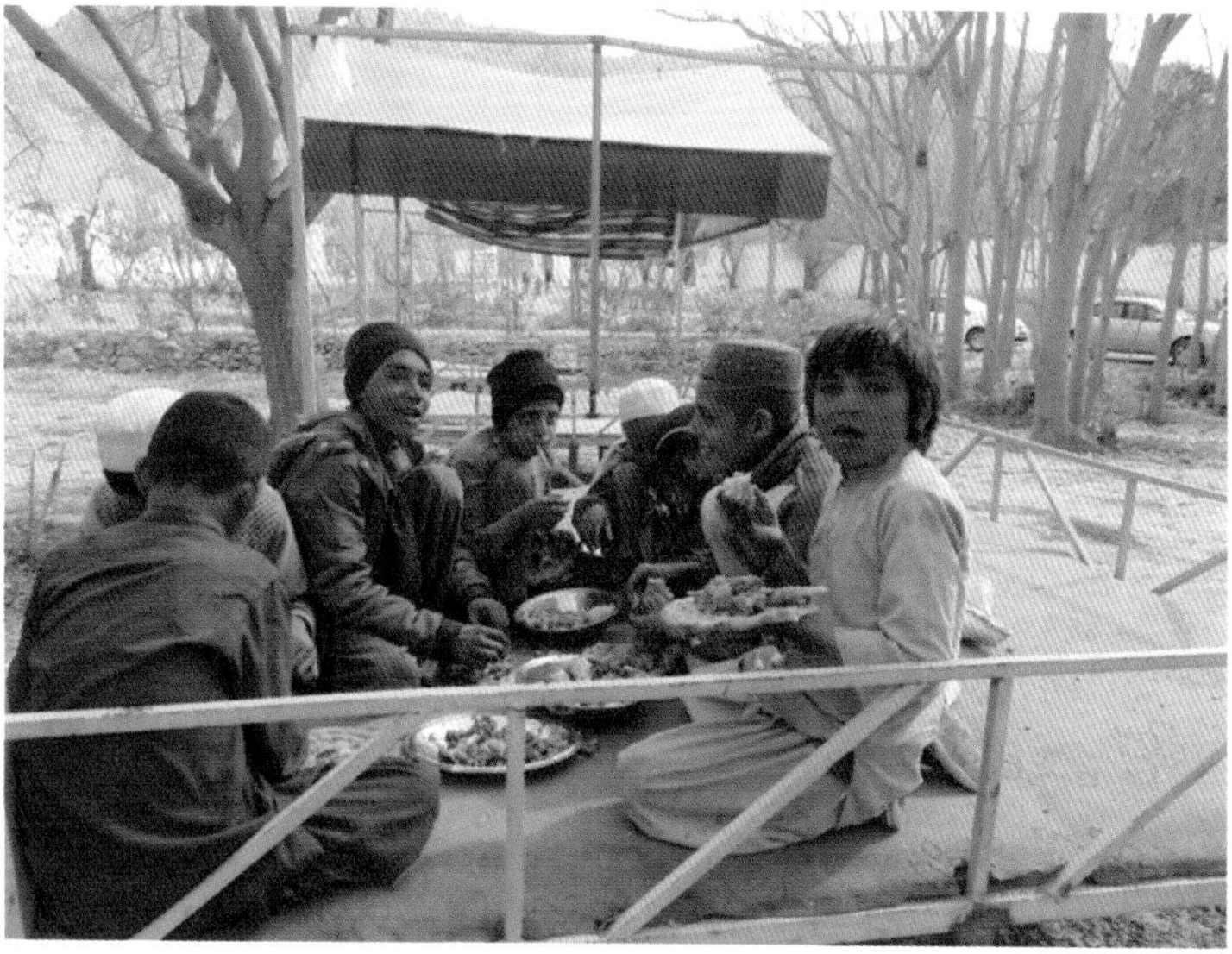

私たちの昼食後、残りを食事する子どもたち

こうした郊外に行っても、私服のタリバーン兵が銃を構えてパトロールをしています。

ここへ来る途中に元米軍基地を横目に見ながら車を走らせましたが、道路を挟んだその前には、戦乱で命を落としたアフガニスタン人のお墓も立ち並び、２００１年にアメリカが起こしたアフガニスタン戦争の傷跡を痛々しいほど感じるのでした。

同時に、通り道や公園内での貧困化した子どもたちの姿に胸を打たれました。国内には戦争孤児の施設があるにはあるのですが、そこに収容できるのはほんの一部です。多くは、物乞いをしながらその日その日を生き延びているのです。

ピクニックの食事が終了すると、レ

シャードさんはじめ参会者は、食べ物の残りを丁寧に集めてそれらの子どもたちのもとへ運んでいました。その様子を記録しに行くと、喜んでいる子どもの顔とともに、食べ物を運んでいるクリニックの若者たちの、多少のはにかみの中にも笑顔を絶やさない姿が印象的でした。

帰り道、郊外の高級ホテル跡とその近くの礼拝所を訪れ、本日の行動が終わりました。このホテルはアフガニスタン戦争の中で爆撃・破壊されたとのこと、ここでも私服のタリバーン兵が警戒を強めていました。

アフガニスタンの医療保険制度は、基本的には無料診療です。しかし、薬や点滴薬剤は自己負担です。レシャードクリニックでも診察・薬剤は無料ですが、検査の一部、レントゲンの一部も有料です。

ここで、タリバーン政権の考察として、タリバーンとは何なのかを考えてみます。

タリバーンの中に分断があります。多くのタリバーンは女子教育に賛同していますが、過激な勢力が強硬に反対しています。タリバーン全体からすると、この過激派の意見を取り入れなければ、反タリバーンがIS方向へ離脱する可能性があります。

それは、前政権時にパキスタンへ追放されたときに援助してもらった関係上、パキスタン過激派の意見も取り入れなければならないのと同じことなのです。

では、前政権とアメリカの汚職構造はどうでしょう。アメリカは大量の支援金を当時のアフ

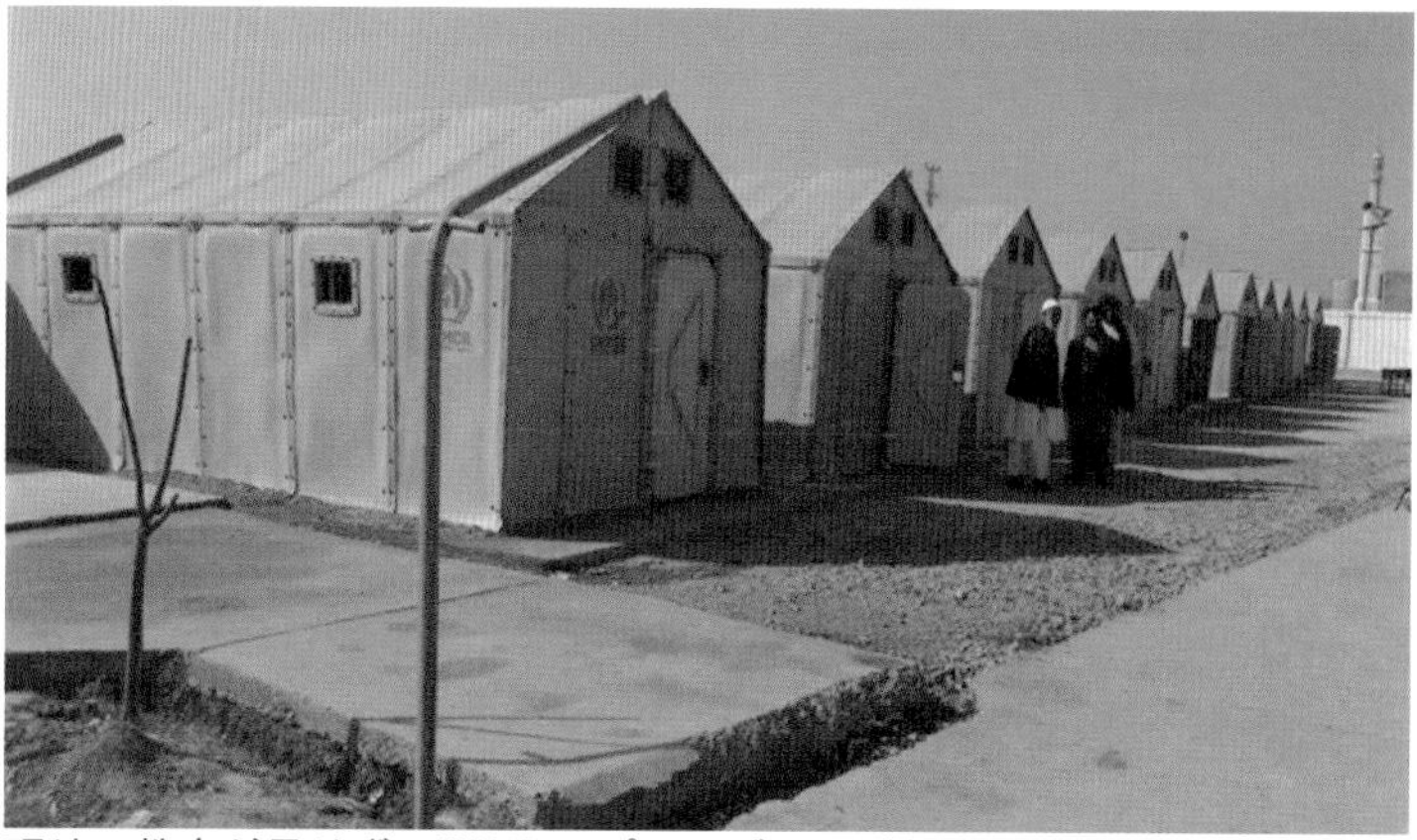

現地の教室が足りず、UNHCRのプレハブ小屋が教室として使用されている

ガニスタンに入れていましたが、アフガニスタンと米軍とともに汚職構造になっていました。

アメリカ側はアフガニスタンや支援する国際NGOに、実際よりも多額な、例えば200〜400ドルの支援を800ドル、あるいは2〜3倍と契約書を書かせて、浮いた金額を窃取するという汚職体質がはびこっていました。アフガニスタンやNGO側が断ると、アメリカ軍に命を脅かされたこともあったとのことでした。

9 医師が途上国の小学校へ 女子児童たちに希望の職業を聞くと

2月18日（土）
——小学校の女子児童に希望の職業を聞くと

この日はクリニックの門前まで、順番待ちの患者さんであふれていました。

入構してすぐ右側にあるワクチン接種所で、２名の職員が子どもと母親に医療教育をしながら、８種のワクチンを接種していました。

ＣＯＶＩＤ―19のＰＣＲ検査は外注で行い、抗原検査のキットのみありました。ＣＯＶＩＤ―19のワクチンがタリバーン政権下では不足し、１回目の接種しかできていませんでした（国際社会の中でのワクチン格差なのです）。

その後、腰痛をきたし車いすで受診された患者さんの緊急診察……骨粗しょう症での椎体圧迫骨折ですが、採血などで悪性のものでないことを確認することにしました。

本日の主な活動は、カレーズの会がカンダハールで運営するハジニカ小学校の訪問と、その近くにあるヘルスポストの視察です。

この学校は国立学校で、いわば「公立民営化」といったところです。その目的は卒業生に正式な卒業資格を受理していただき、次のキャリアアップにつなげることです。職員は48人で、給与は県から出ているとのこと。児童の数が爆発的に増加し、設備不足も相まって３部授業になっていました。

児童の数は１６００人（うち女子が５２４名）、午前中、まず訪れたのは６年生の女子児童40名クラスで、「女性の歴史」について学んでいました。２人の児童が起立して挨拶。その後、児童たちの希望職業を質問すると、圧倒的に医師、次が教師でした。先ほど起立した児童は、「医師のみならず、人の役に立つ医療職を考えている」と挙手して発言していました。

次に3年生の女子クラスです。ここは72名のクラスで（欠席者を入れると82名です）、みんな床に座り、黒板上では数学の考え方の授業中でした。帰り際に私がメモ帳を落とすと、前列の児童たちが爆笑していました。多少緊張気味でしたが、本来こうした明るい性格の子どもたちなのではないでしょうか。

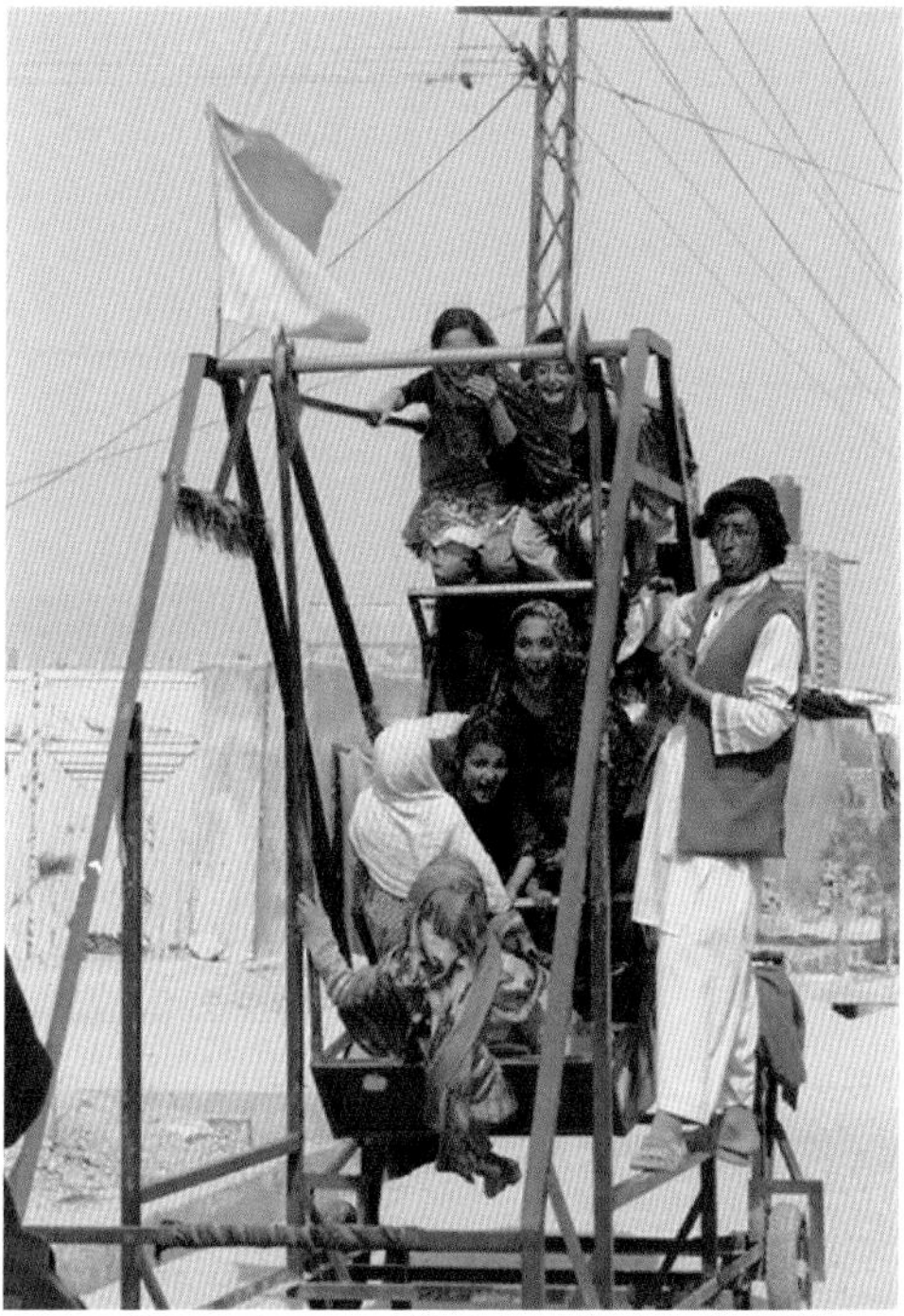
アフガニスタンでは数少ない路上の遊戯道具

一方、屋外ではＵＨＮＣＲ（国連難民高等弁務官事務所）から寄贈された10個のコンテナを教室代わりにしているのが現状です。２００９年に設立された同校も、翌年には手狭になっていました。コンテナの教室は夏は内部が～42℃にまでなるのです。その後も児童は増加の一途をたどり、施設の劣悪化は深刻

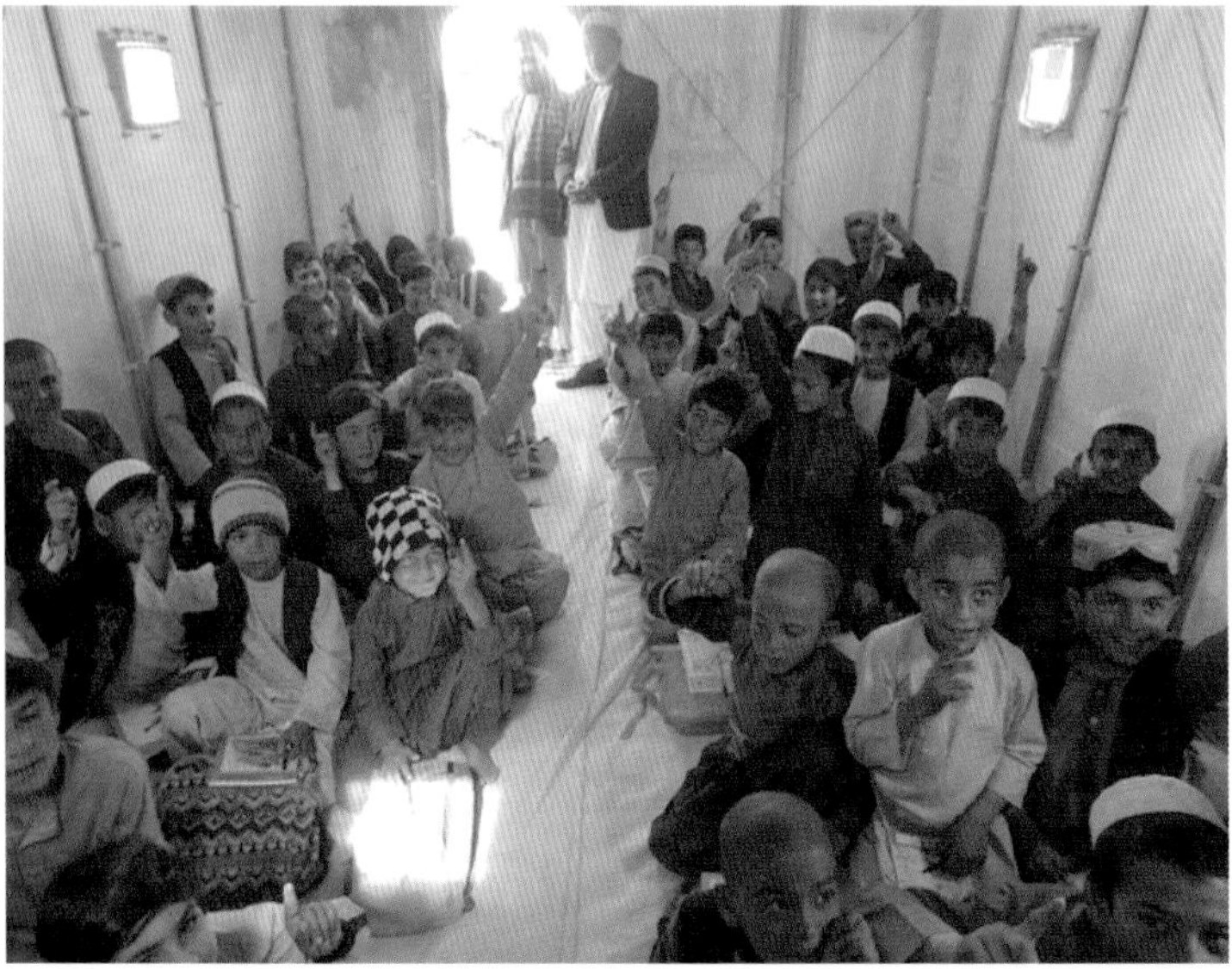

プレハブ校舎の中は、夏は猛暑、冬は寒さに耐えなければならない

です。

また、校庭では青空教室で使用する机のペンキ塗りが行われている真っ最中でした。

ここでレシャードさんから2つの提案がありました。

①3年ぶりに訪問した学校で、単に来ただけにとどまらず、児童たちと夢を共有するため形になるものを寄贈すること。具体的には、2000人分の鉛筆と60ページのノートを、現地で購入することになりました。また、教育を支える先生方にバッグを一つずつお渡しすることにしました。その費用は私たち4人で800

ドル（1人200ドル）といたしました。

②施設の手狭さを緩和するとりあえずの手段として、別棟を建設し図書館などを移し、空いた分を教室に使用する。また、職員室でもいいかもしれません。そのための建設費2000〜3000ドルも4人で保証することにいたしました（しかし、これは後ほどタリバーン当局の許可が必要なことがわかりました）。

校内には保健室があり、学校保健の拠点となっています。学校専用の先生とクリニックからの担当職員がいて、ここを訪れる児童の健康管理を行っています。簡単な投薬と、必要であればクリニックへの紹介もしています。ワクチン接種や健康教育も含めて、今後ヘルスポスト（HP時プライマリ・ケアを担う施設）として発展させる計画があるとのことでした。

「院長」を派遣したのは……

その後のスケジュールは、Haji Aziz村にあるHPの訪問・視察です。土塀で囲まれたこの村にあるHP（全部で14個ありますが、その11番目です）は民家の一室で開かれ、担当職員（ここは薬剤師）がいて、患者さんの紹介（リストの作成が凄い）や子どもたちへのワクチン接種と証明書の発行などを行っているのです。

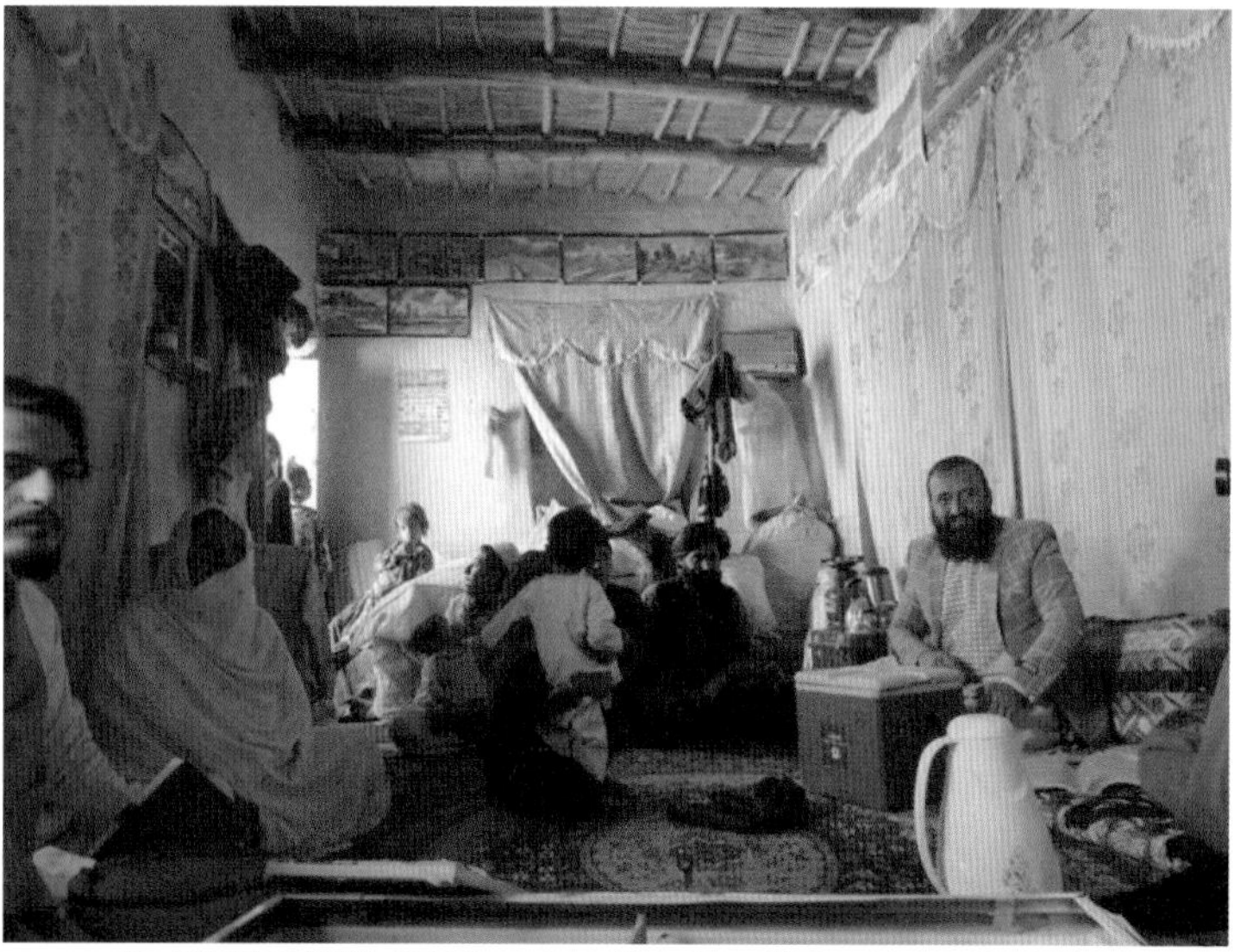

地域住民の健康を守るヘルスポスト、ボランティアにより
自宅が提供されていた

この日もワクチン接種が行われていました。また、救急箱に当面の置き薬がありました。

こうしたスケジュールの合間をぬって、整形外科患者さんの診療と、運転手であるラウドさんの足趾の処置を行いました。総計12名です。依然として腰痛・肩こりが多かったのですが、事務職員の右小指末節骨のグローム腫瘍もありました。

また、職員・その家族（とくに母親）、最後に、この間の診療の通訳を行ってくれた若手女性医師本人が、腰痛の診察と相談を受けに来たのです。

その後車は、郊外にある Aino Maina 病院を訪問しました。ワリーアジーズ院

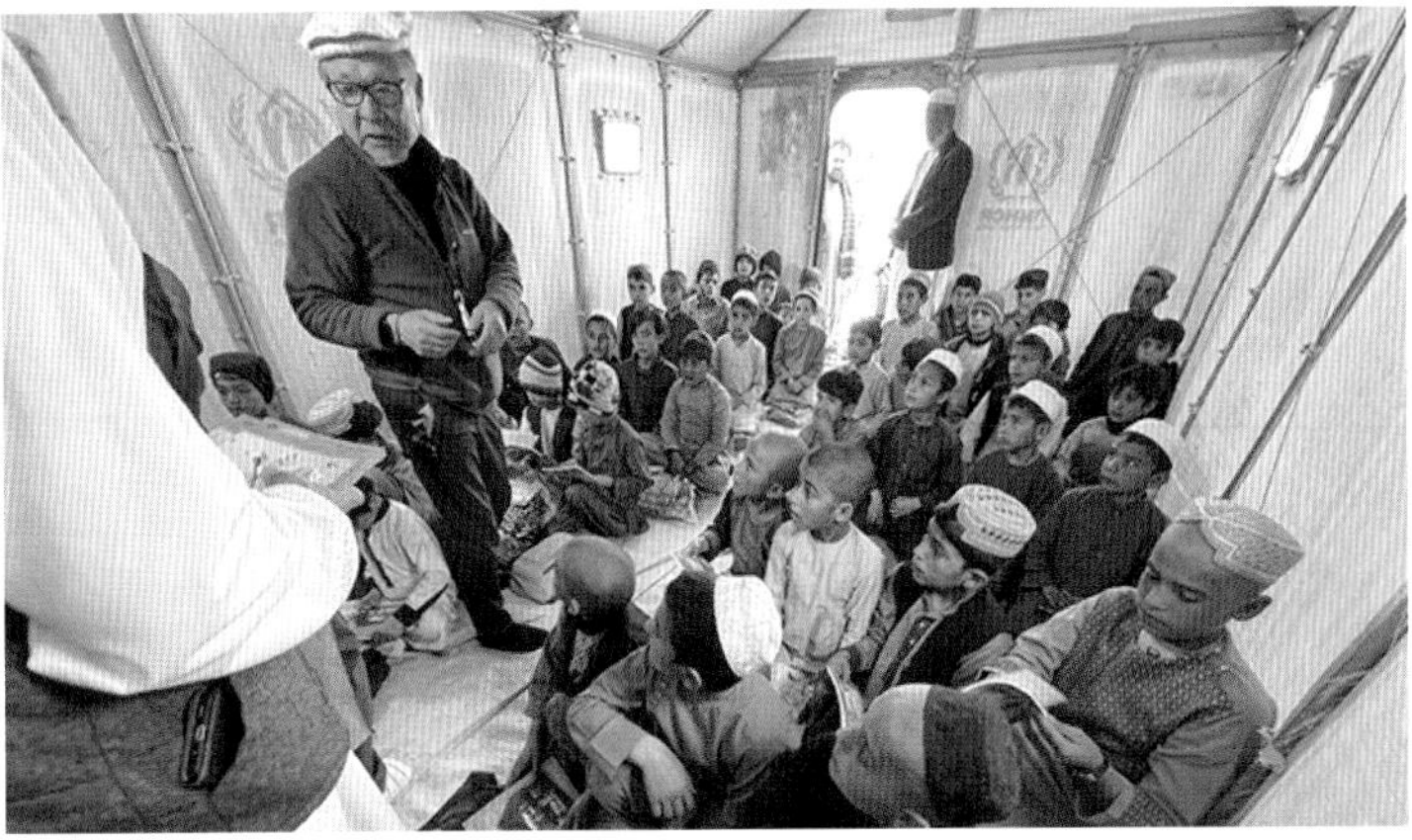

贈られたノートとボールペンに、子どもたちの笑顔が広がった

長が院内の案内と説明をしてくれました。350床のうち現在使用されているのは、内科・一般外科・小児科・産科でした。1日の手術は6〜10件、この日は9例の手術が行われていたとのことでした。

医師は8名（男性7名、産科の女性医師1名）です。視察には麻酔科・小児科・内科の医師が来てくれましたが、最後にタリバーン暫定政権から派遣された「院長」が出てきて、レシャードさんと挨拶を交わしていました。私たちを案内してくれたワリーアジーズ院長とは別の方で、二重機構となっているのです。こうしたところまで、タリバーン政権が影響力を拡げているのを感じました。

ワリーアジーズ院長からは、2028年に整形外科を開設するので指導に来てくれないかとのプロポーズを何度も受けました。

夜は、近郊にある酪農とブドウ畑を経営しているレシャード家の友人宅で食事をいただきました。結婚式に似た豪華な食事をいただきました。

10　緊張の一瞬　クリニックに突如タリバーンが

2月19日（日）――新築の民間病院に込められた想い

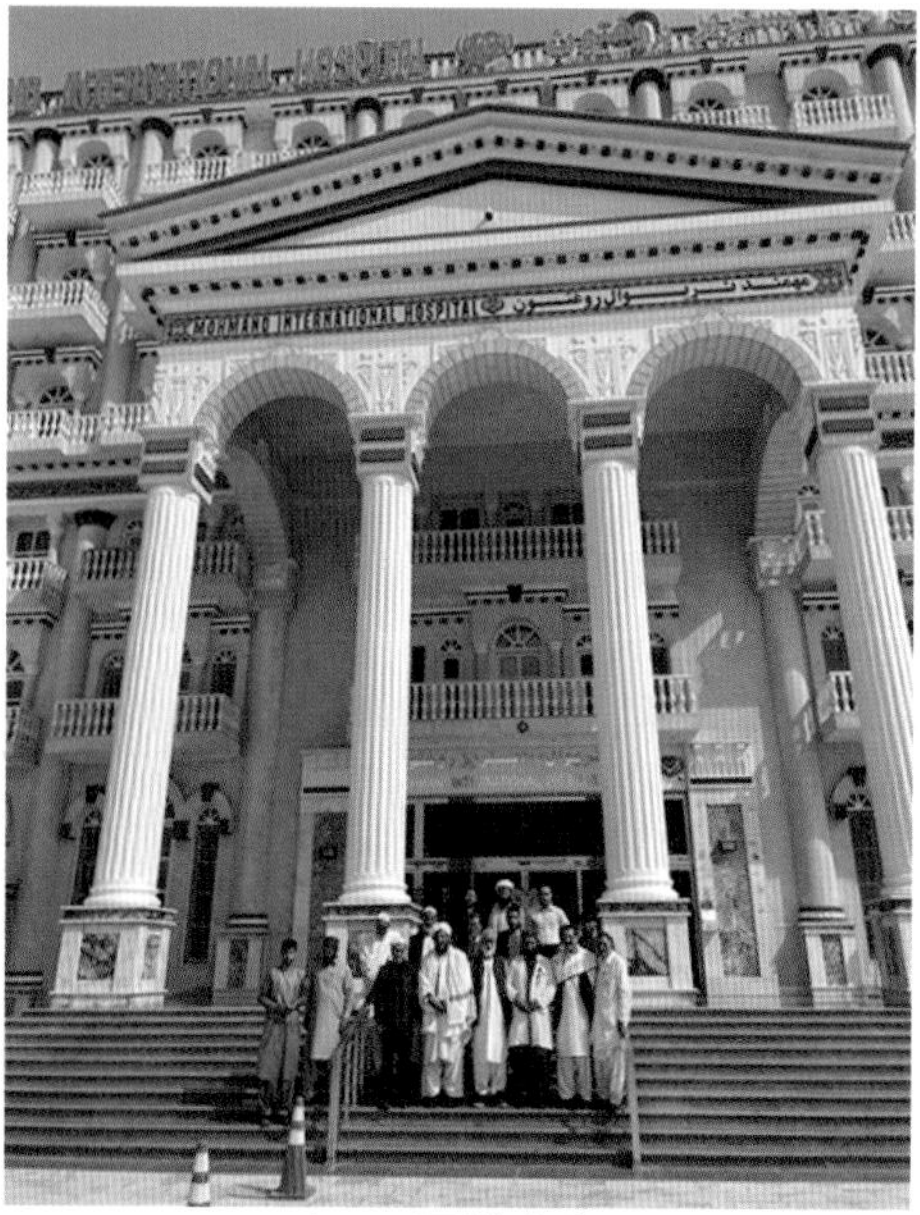

モハムマド国際病院（MIH）
アフガニスタンでは最先端の設備を誇っていた

今日は朝から病院視察です。行き先は、Mohammad International hospital（MIH）。200床の民間病院で、新築らしく威風堂々の構えです。現地でレシャードさんと合流する予定でしたが若干早く到着。駐車場でタリバーン兵士に遭遇、写真撮影を尋ねるとOKサインでした。兵士がセキュリティーに連絡し、写真撮影後に院内事務長室へと案内してくれました。

そこにレシャードさんが到着。するとそのセキュリティーは、学生時代に先生の特別講義を受けて知っていたとのことでした。レシャードさんはアフガンでは著名人なのです。

麻酔科の院長に院内を丁寧に案内していただきます。内科、外科、小児科、産婦人科、整形外科、救急などがあり、手術室も各科用に備えられていました。また、先日初めて心臓外科を開設し、第1例の手術に成功したとのことでした。

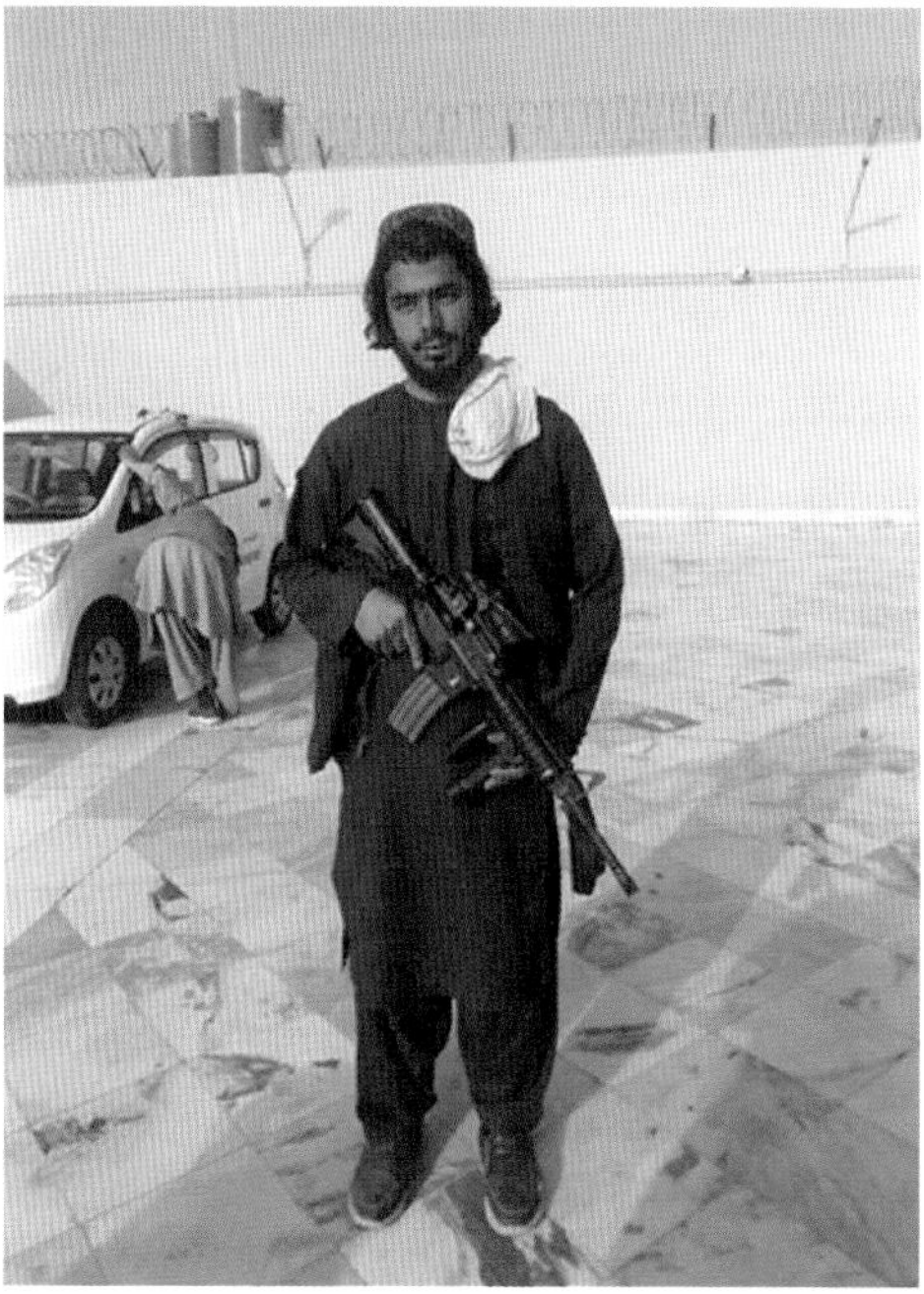

モハムマド国際病院の駐車場と病院を監視するタリバーン兵
戦闘が未経験で優しい目が印象的だった

その後、理事長にお会いしましたが、先代が「ホテル建設よりも人の役に立ちたい」と病院建設に踏み切ったとのこと。また、「以前のような平和なアフガニスタンになることを希望している」と述べていました。

この訪問で意外と時間が経過しましたが、ここから小学校の児童にノートとボールペンの贈呈を行うために急ぎました。小学校に到着し、UNHCRのコンテナ内で勉強していた3年生の男子40数人にそれぞれを贈呈いたしました。

生徒たちは、最初こそ緊張感ありありでしたが、徐々に笑顔がほころんできました。また、教師にはバッグを贈り、日ごろの労に感謝いたしました。

ところでこのコンテナ校舎、冬は寒く、夏は暑い環境で机もなく、文字通り「すし詰め」状態です。それを解消するために、校舎の改築・増築に行政当局の許可を得次第、私たちも資金援助することにしました。

クリニックへ取って返すと患者さんの診察が待っていました。本日は13名の患者さんでしたが、大変優秀な女性医師、Sitara Niazaiさんの通訳と援助が大変助かりました。パレスチナでもそうですが、現地の言葉と英語との通訳は患者さんとのコミュニケーションをとるうえで大変重要なのです。

関節リウマチから始まり、右脛骨fibrous dysplasia（線維性骨異形成症）の少年、運転手のラウドさんの親戚で肘部管症候群の女性……最後にホテルの私の部屋でラウドさん本人の右肩関節周囲炎を診察、3日間で合計41名の患者さんを診ました。

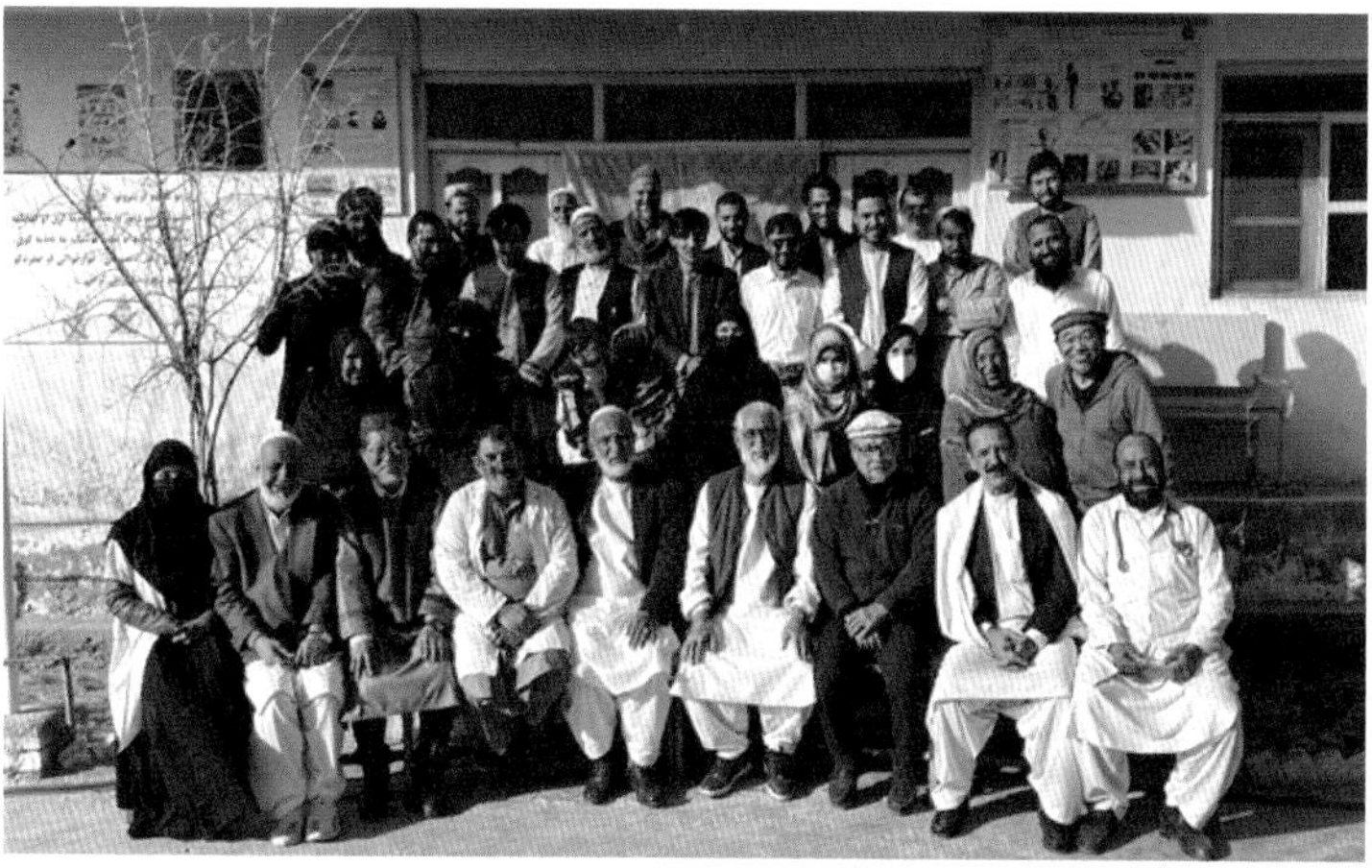

行程最後の日に診療所職員の皆様と記念撮影

クリニックに突如、タリバーンが

本日は事務長さん宅で「最後の昼食」をいただきました。野菜中心で日本人の口にもよく合う絶品をいただくことができました。感謝です。

その後、クリニック恒例の表彰式が開催されました。この1年間、優れた仕事をした職員を全員の投票で決めています。レシャードさんから100ドルの贈り物がありました。その後、全員で写真撮影を行い、また全職員にお別れを告げました。

しかし、その後タリバーンがクリニックにやってきて「女子の写真を撮ることはまかりならぬ」との指摘が！　一瞬緊張が走りましたが、「ついでに診察を」というタリバーンの希望を受け入れて、注意勧告だけに終わったのです。

ということは、厳密に言うと男性医師が女性患者さんを診てはならず……ましてや撮影などは……との疑念がわいてきます。

ところで、どうしてタリバーンがクリニック内のイベントや、女子職員の写真撮影がわかったのか。誰が通報したのか疑念がわいてきます。この疑念が、今日のアフガニスタンにおけるタリバーンによる支配の根底にあるような気がしました。

また、レシャードさんが在アフガニスタン日本大使館へ連絡し、明日4人で訪問となりました。この大使館訪問とビザ発給、日本のアフガニスタン政策など、深く複雑な内容が含まれていますので、項をあらためることにいたします。

宿に引き上げた後、レシャードさんから明日のカンダハール~カブール便の欠航を知らされました。インフラ整備が遅れているアフガニスタンではこういったことは当たり前ですが、治安悪化の改善とともに銀行業務再開を含めた国内インフラ不備は、アフガニスタンの発展にとって越えなければならない課題です。

明朝は、これからの予定変更の相談です。事務長さんの先を読んだ綿密な計画とチェックがなければ、こうした支援活動は現在のアフガニスタンではまったくもって困難です。

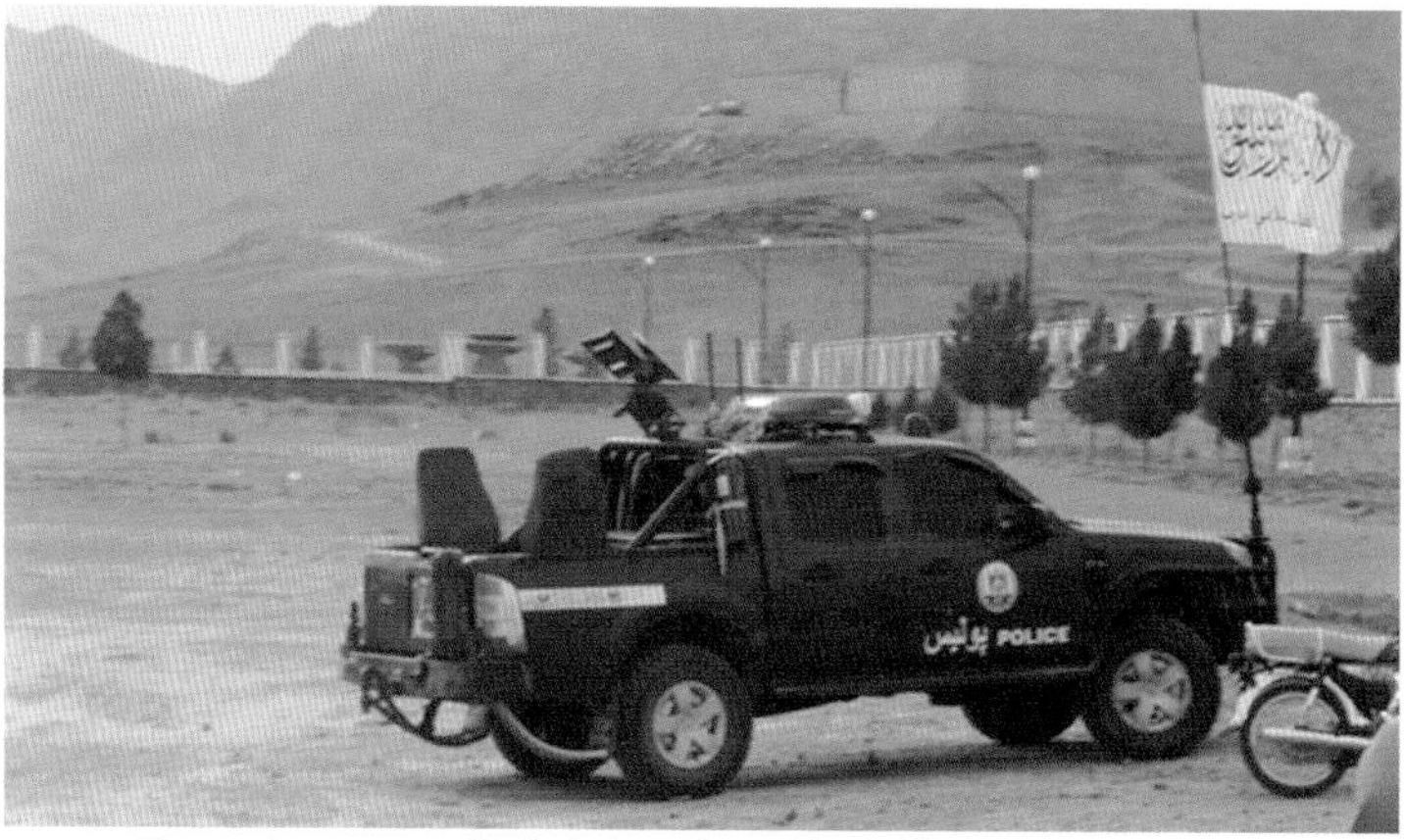

アフガニスタンにて、街中を走り住民監視を続けるタリバーンの車両

11　兵士7人に囲まれた医師、国籍をいうと一転……

2月20日（月）

――突如、7人のタリバーン兵に囲まれ……

初期の予定であれば、本日カンダハールからカブールまで移動しているところです。しかし搭乗予定のフライトが欠航になりました（その原因は不明）。

昨夜はレシャードさんが多方面に連絡を取り、2月21日の便をとるために多大な努力をしていただきました。その甲斐あって、21日9時30分発、ジッタから来るサウジアラビアの航空機FG‐270の席を取ることができました。

このように現在のアフガニスタンでは、治安が不安定なほかに、生活に必要な諸システムがスムーズに進

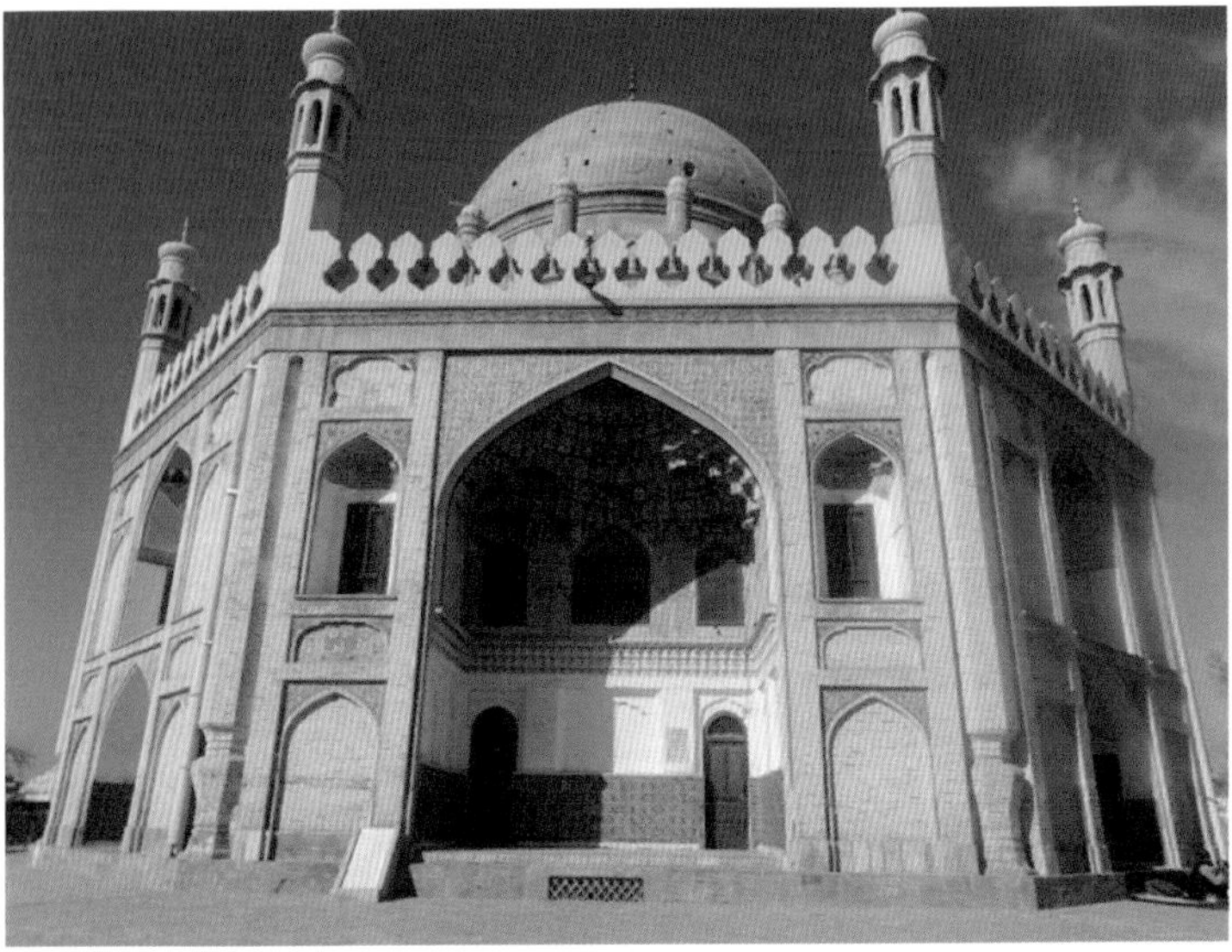

1747年にカンダハールに建てられた神殿　モザイク模様が美しい

みません。もちろん、銀行のシステムが働きませんので、すべてアフガニスタン紙幣による現金払いです（1アフガニー＝約1・6円　※2023年8月現在）。

街中は活気にあふれ、特に旧市街地と県庁の前は平日にもかかわらず車・バイク・タクシーなどでごった返しています。タリバーン政権下のアフガニスタンと聞けば、軍政が敷かれ、強権的な弾圧があるかと思いがちですが、庶民の生活力は逞しく感じるのでした。

また、子どもの物乞いにも時々遭遇し、同情と同時に彼らに「生きる力」を見ることができるのです。

しかし、これはカブールやカンダハールなどいわゆる大都市でのことです。地方や山岳地帯に行くと、激しい貧富の差の下で厳しい生活を強いられている住民が多くいるのかもしれません。

今回は治安の関係上、地方への視察は危険なので実施できませんでした。また、薬物依存患者さんの実態把握はできませんでした。いつかは実行したいものです。

さて、レシャードさんの案内で、遺跡の見学が組まれました。1747年に建てられた神殿です。美しいモザイクがなされているものでした。

その周りを、写真をとりながら一周していたところ、タリバーン兵士に我々6人が呼び止められ、我々の行動の説明を求められました。この直前まで写真を撮っており、タリバーン車両の写った画像が手元にあるかもしれない私は、一瞬緊張感が走ったのです。

7人のタリバーン兵士に囲まれ、レシャードさんが事情を説明し、内堀さんが取得していた取材許可証を提示いたしました。しかし「その中には写真を撮っていいとは書かれていない」「動画は決して取らないように」などとの指示を受け、その場でのさらなる尋問はありませんでした。

私に話しかけてきたタリバーン兵士は、私の国籍を聞くなり「中村哲先生を知っているか」などの話に移り、「知っている」と答えると、前記の注意事項を繰り返し、その場から離れることができたのでした。……ああ、また中村先生に助けられた、と感謝を胸に、その場を後にしました。

その後、旧市街地を回りクリニックへ直行です。この日も9名の患者さんが、我々の当直を待っていました。なかには、昨日訪れた小学校の校長先生のご両親や、38歳のタリバーン兵士が持続する腰痛でやってきました。

今回の訪問での診察患者さんは50名前後になりました。終了後、「奉仕団」がパレスチナ用に作成したDVDや指導パンフをオンラインで送り、ここでの診療に役立ててもらうことにいたしました。

タリバーンの多様性

過激派……現在の主流は、2001年のアメリカの侵攻とガニ政権から逃れてパキスタンに向かいました。その先で、パキスタン・タリバーンに面倒を見てもらい、深いつながりを形成しています。

穏健派もいますが、現在は少数派となっています。両者の拮抗関係で政策が実行され、2021年タリバーン暫定政権が女性の権利容認、「民主化」をうたいましたが、間もなく過激派が力をつけて、今回の女子教育制限を提示・実行されているようでした。

一方、評価できる面として、前政権と比較して治安は抜群に改善……誘拐・拉致、自爆テロ、

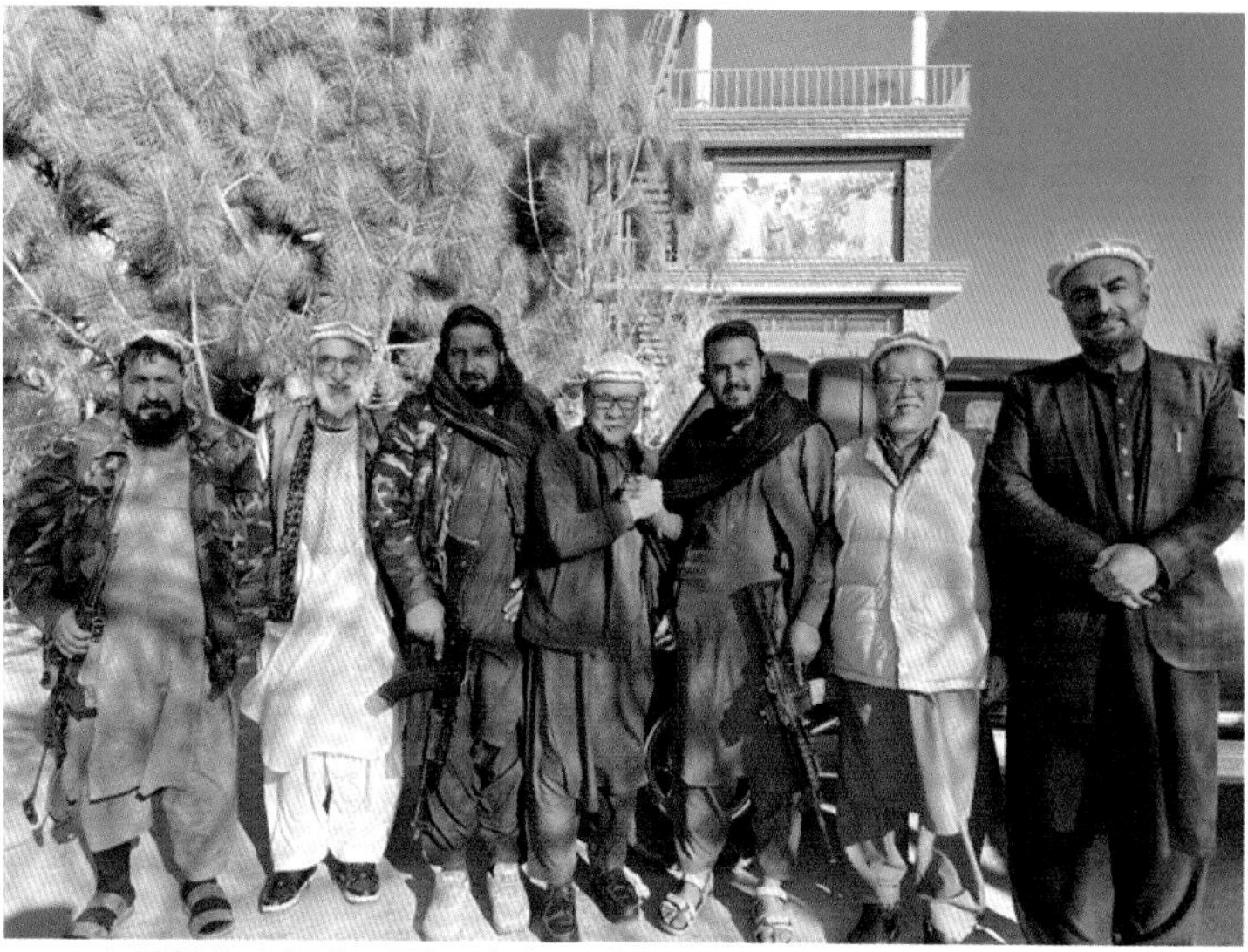
中村哲先生記念公園へ案内・護衛をしてくれたタリバーン兵と

レイプなどは激減しています。また、貧困児童に食糧券の配布など、一定の福祉政策が始まっていることが挙げられます。企業の事業者に最低賃金を指導したり、輸出入の促進を行い、韓国製薬会社の進出も見られます。

なかには目の優しいタリバーン兵もいます。アメリカ軍との実践的な戦闘経験を尋ねると、そうした実践なしの者や、警察官的なタリバーン兵がいることもわかりました。

中村哲さんを通したタリバーン兵による日本への見方は、おおかた友好的のようでした。しかし今後は政策内容やその実践度合いで、行き先は楽観できません。私は、わが国が先に述べた「外交の二重基準」からの脱却が大切ではないかと考えています。

2月21日（火）――14日目、最終日

いよいよアフガニスタン・カブールを離れる日です。最後の最後まで安全最優先の姿勢は堅持しなければなりません。

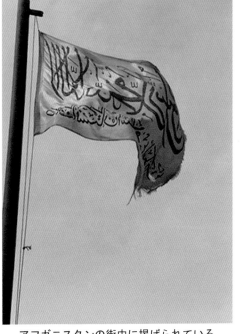

アフガニスタンの街中に掲げられている
タリバーンの旗

カブール空港での出国時に一言、モンゴル系のハザーラ人の帽子をかぶっていると「あなたはドクターナカムラに似ているね……」と言われ、何とも言えない幸せな気持ちになったと同時に、帰国後の諸課題が次々に湧いてくるのでした。

離陸した飛行機は、燃料補給のためイラン経由でトルコ・イスタンブールへ向かったのです。

こうして、初のアフガニスタン訪問は無事に終えることができました。しかしすべきこと、考えなければならないことは山積しています。今後も訪問、支援を含め活動を継続していきたいと考えています。

あとがき

本書を執筆中にも、イスラエルによるガザ軍事侵攻は悪化の一途をたどっています。パレスチナの地において直接的には1948年イスラエルによる「侵略的建国」に始まるイスラエル～パレスチナ問題は、75年の歳月と60年を超すイスラエルの軍事支配、17年目に及ぼうとする「ガザの完全封鎖」……そうした、イスラエルによるパレスチナの植民地支配とアパルトヘイト政策、定期化されたジェノサイド（集団虐殺）、さらには、民族浄化政策の遂行へとユダヤシオニズムの政策が実行されようとしています。

そうした中で、先に清末愛砂教授と共著で2023年11月に出版した『平和に生きる権利は国境を超える　パレスチナとアフガニスタンにかかわって』（あけび書房）でも、今日のパレスチナの現状と歴史、イスラエルによるパレスチナの軍事支配とガザへの軍事侵攻の実際と目的を述べています。可能であれば、ぜひ本書とともに併読をお願いする次第です。

双方の著作で強調してきたことは、私たちの活動の理念として「人間の尊厳を守ること」

と、それを実現するためには、日本国憲法前文に記されている平和的生存権、すなわち「われらは、平和を維持し、専制と隷従、圧迫と偏狭を地上から永遠に除去しようと努めてゐる国際社会において、名誉ある地位を占めたいと思ふ。われらは、全世界の国民が、ひとしく恐怖と欠乏から免かれ、平和のうちに生存する権利を有することを確認する」であります。これこそが現在のパレスチナ、ガザでの即時停戦を実現するために行動すべき日本国民の私たちが依拠する基軸ではないでしょうか。

また、２０２３年2月のアフガニスタン行でお声がけをいただいたカレーズの会（https://www.karez.org/）理事長のレシャード・カレッド先生に大変お世話なりました。先生の卓越した先見性や組織力と勇気に大いに学ぶことがありました。

当初予定していた中村哲先生が活動したジャジャラバードでのお参りと視察は、当初タリバーン政権当局の許可を得ることができませんでした。しかし、レシャード先生の粘り強い交渉により兵士の護衛付で中村記念公園まで行くことができました。中村廟での参拝では、私の胸内から熱いものがこみ上げてくるのでした。

本書の基本内容は、２０２２年8月に行われた「第14次パレスチナ医療子ども支援活動」と２０２３年2月のアフガニスタン行を中心に、それまでの活動を医療従事者向け総合医療情報インターネットサイト「m3.com に」連載されたものです。今回、同サイトのご厚意で、序章としてガザの事態への内容を追加して単著として発行することができました。そして、多忙にもかかわらず、その労を受け入れてくれた、あけび書房・岡林信一さんに感謝いたします。

本書の発行にあたり、毎週水曜日の「ミーティング」を軸に活動している「北海道パレスチナ医療奉仕団」のメンバー、10年以上にわたりパレスチナでの活動を指導・援助してくれているＵＮＲＷＡの清田明宏先生、多忙な中でも活動を快く保証していただいた職場の同僚たちと患者さん、毎年の募金や活動に参加してくれる恩師並びに医療関係者の皆様、小・中・高校と大学で学舎を共にした友人たち、そして「危険」を承知で私を支援活動に送り出してくれる妻をはじめとする子・孫ら14人の家族と私の姉兄たちに心から感謝いたします。

また、大学時代から現在までも公私にわたり私の活動を導き、支援していただいている中井秀紀先生に深謝いたします。

イスラエルによるガザ軍事侵攻が4か月間を過ぎる現在、その軍事攻撃と危険で劣悪な環境で健康を破壊し命を落したガザの人々に心からご冥福を祈ります。一日も早い「戦闘停止」とガザ・パレスチナの解放をかちとるまで、皆様と心を一つにして前に進むことを宣言いたします。

２０２３年２月７日　ガザ軍事侵攻４か月目の日に　猫塚義夫

本書を通して、「北海道パレスチナ医療奉仕団」の活動に関心を持たれ、今後、同団体の活動や主催するイベントへの参加を希望される方は、ぜひ下記までご連絡ください。ホームページにも関連情報を掲載しておりますので、ぜひご覧ください。また、活動の継続には資金が必要ですので、寄付も随時受け付けております。ご協力いただけると幸いです。

【北海道パレスチナ医療奉仕団】

ホームページ：https://hms4p.com/
メール：hokkaido.palestine@gmail.com
電話：011-780-2730（事務所電話）
　　　090-8274-3163（携帯電話）
活動支援募金振込先
　○名義：北海道パレスチナ医療奉仕団
　○郵便振替口座：02720-9-100675
　○ゆうちょ銀行：二七九支店（279）当座 0100675

＊ゆうちょ銀行からお振込みいただいた方は、お手数をおかけしますが、メールにてお名前とご住所をお知らせください。毎年作成しているパレスチナ現地への派遣報告書を送付いたします。

猫塚 義夫（ねこづか・よしお）

医師。札幌生まれ。1973年に札幌医科大学卒業後、北海道勤労者医療協会に入職。以後、米国留学を含め脊椎外科と膝関節外科を中心とする整形外科医として診療と臨床研究を進めてきた。同時に学生時代から抱いてきた社会進歩への志を実践した。障碍者へのボランティア活動に始まり、「医療9条の会・北海道」幹事長（現、共同代表）となりつつ、2010年に「北海道パレスチナ医療奉仕団」を立ち上げ、現在に至る。著書に『平和に生きる権利は国境を超える　パレスチナとアフガニスタンにかかわって』（清末愛砂と共著、あけび書房、2023年）。

医師が診たパレスチナとアフガニスタン
平和的生存権の理念と実践

2024年3月11日　初版1刷発行
著　者　猫塚義夫
発行者　岡林信一
発行所　あけび書房株式会社
〒167-0054　東京都杉並区松庵3-39-13-103
☎ 03. 5888. 4142　FAX 03. 5888. 4448
info@akebishobo.com　https://akebishobo.com

印刷・製本／モリモト印刷
ISBN978-4-87154-257-9　c3036